Pflegewissen Psychopharmaka

Otto Dietmaier
Simone Schmidt
Gerd Laux

Pflegewissen Psychopharmaka

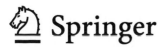 Springer

Dr. Otto Dietmaier
Klinikum am Weißenhof
Weinsberg, Deutschland

Simone Schmidt
Zentralinstitut für Seelische Gesundheit
Mannheim, Deutschland

Prof. Dr. Gerd Laux
Institut für Psychologische Medizin (IPM)
Soyen, Deutschland

ISBN 978-3-662-58426-2   ISBN 978-3-662-58427-9   (eBook)
https://doi.org/10.1007/978-3-662-58427-9

Die Deutsche Nationalbibliothek verzeichnet diese Publikation in der Deutschen Nationalbibliografie; detaillierte bibliografische Daten sind im Internet über http://dnb.d-nb.de abrufbar.

Springer
© Springer-Verlag GmbH Deutschland, ein Teil von Springer Nature 2019

Umschlaggestaltung: deblik Berlin
Fotonachweis Umschlag: © Adobe Stock/Andrzej Tokarski

Springer ist ein Imprint der eingetragenen Gesellschaft Springer-Verlag GmbH, DE und ist ein Teil von Springer Nature.
Die Anschrift der Gesellschaft ist: Heidelberger Platz 3, 14197 Berlin, Germany

Vorwort

Psychopharmaka gehören zu den am häufigsten verordneten Medikamenten überhaupt. Im Arzneiverordnungsreport 2018 stehen sie in der Übersicht der ambulanten Verschreibungen unter 40 Indikationsgruppen auf Rang 2. Gleichzeitig sind sie eine Arzneimittelgruppe, der häufig mit großen Vorbehalten, Vorurteilen und auch Ängsten begegnet wird. So gibt es in Umfragen in der Bevölkerung bei einer großen Mehrheit Aussagen wie „die Psychopharmaka machen alle abhängig" oder „diese Mittel verändern die Persönlichkeit". Immer wieder werden Vorbehalte und Berührungsängste gegenüber psychisch Erkrankten und der Psychiatrie insgesamt auch auf die Medikamente, die in diesem Fachgebiet prägend sind, projiziert. Auch die Pflege ist hier gefordert, sich mit diesen Problemen auseinanderzusetzen und kompetent Stellung zu beziehen.

Jede Person, die mit psychisch kranken Patienten arbeitet und Umgang mit Psychopharmaka hat, egal ob in der Klinik oder im ambulanten Bereich, sollte Kenntnisse zu den wesentlichen Merkmalen der einzelnen Psychopharmakagruppen besitzen und deren Wirkmechanismen, Nebenwirkungen, Wechselwirkungen und die Grundzüge des therapeutischen Umgangs mit ihnen – zumindest im Überblick – kennen. Erschwerend kommt hinzu, dass sich die Gruppe der Psychopharmaka sehr heterogen präsentiert und eine Vielzahl an verschiedenen Substanzgruppen beinhaltet, sodass eine einheitliche Bewertung dieser Medikamente nicht möglich ist.

Auch nichtärztliche Professionelle sollten über eine entsprechende psychopharmakologische Basiskompetenz verfügen, um bei Fragen der Patienten eine erste Beurteilung/Meinung abgeben zu können und nicht gleich an den Arzt verweisen zu müssen. Pflegeberufe sind in der Regel diejenigen, die unmittelbar am Patienten „dran" sind und oftmals Wirkungen und Nebenwirkungen der Medikamente als Erste beobachten können. Die Verantwortung der Pflege bei der Behandlung mit Psychopharmaka reduziert sich nicht nur auf das korrekte Aufbewahren, Richten und Verabreichen von Medikamenten, sondern auch auf die kontinuierliche Krankenbeobachtung und Weitergabe dieser Beobachtungen an den behandelnden Arzt.

Geradezu charakteristisch ist das oft beobachtete Phänomen, dass Patienten mit psychischen Erkrankungen ihren Medikamenten sehr kritisch gegenüberstehen. Dies zeigt sich auch in den hohen Non-Compliance-Raten beim Einsatz von Psychopharmaka. Pflegende stehen hier oftmals als „Mittler" im Brennpunkt. Einerseits sollen sie die Ängste und Vorbehalte des Patienten zu „seiner" Therapie ernst nehmen, andererseits können sie durch gute fachliche Kenntnisse helfen, die Skepsis des Patienten abzubauen und so auch die Compliance zu verbessern.

Dieses Buch soll allen, die in der Pflege tätig sind und mit Psychopharmaka in ihrem beruflichen Umfeld zu tun haben, dabei helfen, fachliche Kompetenz in dieser wichtigen Medikamentengruppe zu erlangen bzw. diese zu verbessern.

Das Buch gliedert sich in zwei große Teile: einen allgemeinen und einen speziellen Teil, der sich mit den einzelnen Psychopharmakagruppen im Detail befasst. Im allgemeinen Teil wird auf vielfältige Fragestellungen im Zusammenhang mit der Psychopharmakotherapie eingegangen. So u. a. auf die Wirkmechanismen, die Compliance-Probleme, die Neben- und Wechselwirkungen, die Lebensqualität, körperlichen Erkrankungen unter Psychopharmakotherapie, Sucht/Abhängigkeit, Kombinationen und Umstellungen, Schwangerschaft, Kinder und Jugendliche und den Einsatz im Alter. Ein umfangreicher besonderer Abschnitt befasst sich mit den allgemeinen pflegerischen Aspekten unter der Therapie mit Psychopharmaka und bietet u. a. auch Checklisten zum Psychopharmakaeinsatz, zum Sturzrisiko oder zur Beobachtung von Frühwarnzeichen bei bipolaren Erkrankungen.

Im speziellen Teil werden die Gruppen der Antidepressiva, Stimmungsstabilisierer, Antipsychotika, Tranquilizer, Hypnotika, Antidementiva, Psychostimulanzien und der Entzugs- und Entwöhnungsmittel detailliert dargestellt. Alle Gruppen werden aus Gründen der Übersichtlichkeit einheitlich präsentiert, beginnend mit der Einteilung, danach folgen Abschnitte zur Präparateübersicht, pharmakologischen Wirkung, zu Grundzügen der Behandlung, unerwünschten Wirkungen/Nebenwirkungen, Gegenanzeigen und wichtigen Wechselwirkungen. Jede Gruppe wird mit einem gesonderten Abschnitt zu pflegerischen Aspekten der jeweiligen Psychopharmaka abgerundet.

Im abschließenden Serviceteil finden sich Hinweise zu weiterführender Literatur und Internetlinks sowie eine umfangreiche Zusammenstellung aktueller Merkblätter zur Patientenaufklärung. Ein Substanzverzeichnis ermöglicht einen raschen Überblick über alle verfügbaren Psychopharmaka und deren Dosierungen, therapeutische Besonderheiten und Beispiele für in Deutschland, Österreich und der Schweiz verfügbare Fertigarzneimittel.

Aus eigener Erfahrung als Referenten vieler Fort- und Weiterbildungsveranstaltungen für Pflegeberufe zum Thema Psychopharmaka wissen die Autoren um den großen Bedarf gerade dieser Berufsgruppe an validen Informationen zu dieser komplexen Medikamentengruppe. Wir hoffen, dass dieses Buch dazu beitragen kann, die nötige Fachkompetenz zu verbessern und die Bedeutung der Pflegenden im Trialog mit Arzt und Patient zu unterstreichen.

Ein ganz besonderer Dank geht an Frau Sarah Busch und Frau Ulrike Niesel vom Springer Verlag Heidelberg für die Unterstützung, Förderung und Begleitung dieses Buchprojektes.

Dr. Otto Dietmaier
Weinsberg, Deutschland

Simone Schmidt
Mannheim, Deutschland

Prof. Dr. Gerd Laux
Soyen, Deutschland

Dezember 2018

Zehn goldene Regeln

- Beobachten Sie Wirkungen und Nebenwirkungen von Psychopharmaka am Patienten genau und berichten Sie diese dem behandelnden Arzt.

- Nehmen Sie Ängste und Vorbehalte des Patienten zu seinen Medikamenten ernst und versuchen Sie, die Compliance des Patienten durch eine offene Kommunikation zu verbessern.

- „Verharmlosen" Sie keine Nebenwirkungen, sondern informieren Sie ehrlich und offen zu Risiken.

- Nehmen Sie kritisch Stellung zu häufig genannten Vorwürfen, dass Psychopharmaka abhängig machen oder die Persönlichkeit verändern.

- Versuchen Sie, Grundkenntnisse zur Einteilung und den Wirkmechanismen der wichtigsten Psychopharmakagruppen zu erlangen.

- Achten Sie bei der Applikation – je nach Psychopharmakon – auf die richtige Uhrzeit/Tageszeit der Gabe.

- Raten Sie dem Patienten von eigenmächtigen Dosisänderungen und dem abrupten Absetzen der Medikamente ab.

- Empfehlen Sie dem Patienten, nicht eigenmächtig die Medikation mit freiverkäuflichen Medikamenten zu kombinieren.

- Raten Sie dazu, unter Psychopharmakagabe Alkohol generell zu meiden.

- Empfehlen Sie, unter Psychopharmakamedikation grundsätzlich vor dem Fahren eines Autos Rücksprache mit dem behandelnden Arzt zu halten.

Inhaltsverzeichnis

II   Spezieller Teil

Über die Autoren

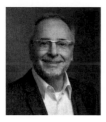

Otto Dietmaier Dr.
Studium und Promotion an den Universitäten Berlin, Tübingen und Innsbruck, danach medizinisch – wissenschaftliche Tätigkeit in der pharmazeutischen Industrie. Seit 1983 als Apotheker im Klinikum am Weissenhof, Zentrum für Psychiatrie, 74189 Weinsberg beschäftigt, aktuell in der Funktion als Leitender Pharmaziedirektor. Fachapotheker für klinische Pharmazie, spezielle Arbeitsgebiete: Psychopharmakologie (Polypharmazie, Therapieumstellungen, Interaktionen) und Therapeutisches Drug Monitoring (TDM) von Psychopharmaka. Dozent an zwei Kliniken im Rahmen der Facharztweiterbildung, Teilgebiet „Psychopharmakologie" sowie an verschiedenen Weiterbildungseinrichtungen mit Schwerpunkt Pflege (u. a. Akademie Wiesloch, Akademie Südwest).

Autor bzw. Coautor diverser Fachbücher zum Themenkreis Psychopharmakologie, u. a.: Dietmaier, Schüpbach. Psychopharmaka in der Apotheke, Deutscher Apotheker Verlag 2018, Laux, Dietmaier. Psychopharmaka, 10. Aufl., Springer 2018. Laux, Dietmaier. Praktische Psychopharmakologie, 7. Aufl., Elsevier, Urban & Fischer, 2019 (im Druck). Mitglied im wissenschaftlichen Beirat der Zeitschrift „ Psychopharmakotherapie", Wiss. Verlagsgesellschaft Stuttgart; Mitglied der TDM- Arbeitsgruppe der AGNP (Arbeitsgemeinschaft Neurologie-Psychiatrie); Mitglied im Ausschuss „Psychiatrie" der ADKA (Bundesverband Deutscher Krankenhausapotheker).

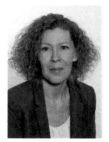

Simone Schmidt
Gesundheits- und Krankenschwester mit über 25 Jahren Erfahrung in der psychiatrischen Intensivpflege, gerontopsychiatrische Fortbildung, Qualitätsmanagerin, Qualitätsverantwortliche der Pflegedirektion im Zentralinstitut für Seelische Gesundheit in Mannheim, Sachverständige und freie Dozentin.

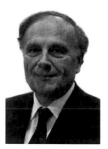

Gerd Laux Prof. Dr. med. Dipl. -Psych.
Facharzt für Neurologie, Psychiatrie und Psychotherapie, Verkehrsmedizinische Qualifikation, Professor für Psychiatrie an der Ludwig-Maximilians-Universität München, Ehem. Ärztlicher Direktor des Inn-Salzach-Klinikums, Fachkrankenhaus für Psychiatrie, Psychotherapie, Psychosomatische Medizin und Neurologie, Wasserburg a. Inn – Rosenheim – Freilassing, jetzt Leiter des Institutes für Psychologische Medizin (IPM), Vertragsarzt Zentrum für Neuropsychiatrie, Konsiliararzt in Klinik für Geriatrie, Dozent Bayerische Landesärztekammer, Mitglied von wissenschaftlichen Fachgremien, Federführender Herausgeber Fachzeitschrift Psychopharmakotherapie (PPT).

Allgemeiner Teil

Inhaltsverzeichnis

Einführung

© Springer-Verlag GmbH Deutschland, ein Teil von Springer Nature 2019
O. Dietmaier et al., *Pflegewissen Psychopharmaka*, https://doi.org/10.1007/978-3-662-58427-9_1

1

Wohl kaum eine andere Arzneimittelgruppe hat durch ihre Einführung so immense therapeutische Möglichkeiten eröffnet wie die der Psychopharmaka. In den rund 60 Jahren seit ihrer Entdeckung haben sie vielen psychisch Kranken entscheidend geholfen und dafür gesorgt, dass seelische Krankheiten auch durch Nicht-Psychiater/Nervenärzte (Allgemeinärzte) behandelt werden können. Heute sind die Psychopharmaka aus der Therapie psychischer Erkrankungen nicht mehr wegzudenken, die Weltgesundheitsorganisation (WHO, 20. Version 2017) hat 12 Substanzen aus dieser Gruppe in die Liste der unentbehrlichen Medikamente aufgenommen.

1.1 Seelische Erkrankungen – häufig und kostenintensiv

Psychische Erkrankungen wie Depressionen, Demenzen, psychosomatische Störungen, Belastungs- und Anpassungsstörungen, Alkoholismus und Schizophrenie zählen insbesondere in den modernen Industriegesellschaften zu den Hauptgründen für durch Behinderung beeinträchtigte Lebensjahre (Bericht der Weltgesundheitsorganisation WHO, Hochrechnungen der Weltbank und der Harvard Universität). In Deutschland leidet etwa jeder Dritte innerhalb eines Jahres an psychischen Störungen, die der Behandlung bedürfen, und bei den Patienten eines Allgemeinarztes beträgt der Anteil psychisch Kranker rund ein Drittel. Über 40 % der Krankschreibungen stehen im Zusammenhang mit psychischen Störungen (◘ Abb. 1.1).

Gleichzeitig haben neue Untersuchungen ergeben, dass sich viele körperliche und psychische Erkrankungen gegenseitig bedingen – z. B. erhöhen psychische Erkrankungen das Risiko für koronare Herzerkrankung, Schlaganfall und Diabetes, umgekehrt sind u. a. Herzinfarkt, Schlaganfall, Parkinson-Erkrankung, chronische Lungen- und Rheumaerkrankungen zu einem hohen Prozentsatz vor allem mit Depressionen und Angststörungen verbunden.

Auch als Ursache für Frühberentungen haben psychische Störungen stark zugenom-

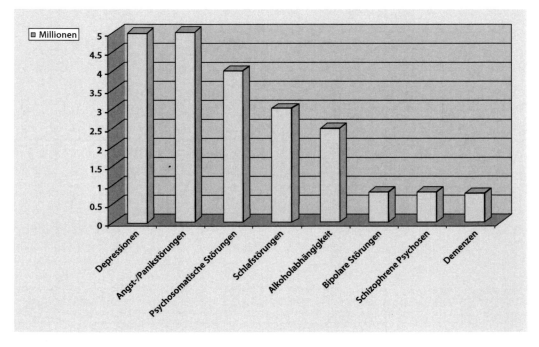

◘ **Abb. 1.1**   Häufigkeit psychischer Erkrankungen in Deutschland (Jahresprävalenz psychischer Erkrankungen in Deutschland (2014))

men, mit ca. 35 % liegen sie aktuell laut Statistik der Rentenversicherungsträger an der Spitze!

> **Die Behandlung psychischer Erkrankungen ist sozialmedizinisch von größter Bedeutung.**

Nach Angaben des Statistischen Bundesamtes betrugen die direkten Krankheitskosten für psychische und Verhaltensstörungen im Jahr 2015 44,3 Mrd. Euro, damit mehr als 13 % der gesamten Krankheitskosten.

> **Die Kosten für psychische Erkrankungen steigen überproportional.**

Der Kostenfaktor Arzneimittel schlug 2017 mit fast 40 Mrd. Euro zu Buche – 17 % der Leistungsausgaben der gesetzlichen Krankenversicherung (GKV) –, d. h. pro gesetzlich Versichertem werden ca. 550 Euro jährlich für Arzneimittel ausgegeben. Psychopharmaka gehören in Anbetracht der oben skizzierten Häufigkeit und Bedeutung psychischer Erkrankungen zu den meistverordneten Medikamenten (◘ Tab. 1.1), preislich gehören sie mit Tagestherapiekosten von z. B. durchschnittlich ca. 20 Cent für ein Antidepressivum in Deutschland zu den billigsten Medikamenten.

Bezogen auf die medizinischen Anwendungsgebiete (Indikationen) gehören die Psychopharmaka zu den verordnungsstärksten Gruppen: Insgesamt wurden 2017 mehr als 2 Mrd. Tagesdosen (DDD) Psychopharmaka verschrieben.

Wie in allen europäischen Ländern stehen auch in Deutschland Antidepressiva mit weitem Abstand an der Spitze der Psychopharmakaverordnungen. Nach einer britischen Untersuchung aus dem Jahr 2015 nahmen ca. 7 % aller Europäer in den vergangenen 12 Monaten Antidepressiva ein, ca. 4 % der Deutschen (Griechenland ca. 3 %, Portugal ca. 16 %). Hinsichtlich Antidepressiva-Tagesdosen je 1000 Personen liegt Deutschland im Mittelfeld unter dem OECD-Durchschnitt, deutlich darüber liegen Australien, Kanada, Schweden, Großbritannien, Dänemark und Spanien.

> **Auch in Deutschland zählen Psychopharmaka zu den am häufigsten verordneten Arzneimitteln. Der Umsatz dieser Arzneimittelgruppe betrug im Jahr 2017 im ambulanten Bereich der gesetzlichen Krankenversicherung (GKV) mehr als 1,6 Mrd. Euro.**

1.2 Pro und kontra Psychopharmaka

1.2.1 Ablehnung – „nur teure Placebos"

Keine andere Arzneimittelgruppe ist so umstritten und wird so emotional diskutiert wie die Psychopharmaka, viele Menschen begegnen ihnen mit Skepsis. Sie sollen abhängig machen, ruhigstellen und die Persönlichkeit verändern. Die vertretenen Ansichten sind teilweise sehr

◘ Tab. 1.1	Meistverordnete Arzneimittelgruppen in Deutschland (mod. nach Arzneiverordnungsreport 2018)		
Rang 2015	**Indikationsgruppe**	**Verordnungen (in Millionen)**	
1	Angiotensinhemmstoffe (ACE-Hemmer, Blutdrucksenker)	57,5	
2	Psychopharmaka (Psycholeptika + Psychoanaleptika)	47,8	
3	Analgetika	43,8	
4	Antiphlogistika/Antirheumatika	41,0	
5	Antibiotika	38,6	

1

undifferenziert, gefördert durch negative Schlagzeilen und eine häufig unqualifizierte Berichterstattung in den Medien bestehen erhebliche Vorurteile und Wirksamkeitszweifel gegenüber Psychopharmaka. So werden Studien an ausgewählten Patienten referiert, in denen z. B. Antidepressiva nur bei schweren Depressionen einer Placebogabe überlegen waren. Da in kontrollierten Studien an selektierten „Patienten" oft ca. 40 % der „Depressionen" auf Placebo respondieren und ca. 60 % auf ein Antidepressivum, wird ihnen insgesamt nur eine schwache Wirksamkeit attestiert.

Im Falle der referierten Depressionsstudien muss darauf hingewiesen werden, dass die Diagnose „leicht- bis mittelgradige Depression" unscharf ist und in nicht wenigen Fällen eine stressbedingte, psychoreaktive „Befindlichkeits- oder Anpassungsstörung" („Burn-out") und keine depressive Erkrankung im eigentlichen Sinne vorlag. Auch wird moniert, dass von Seiten der pharmazeutischen Unternehmen nur positive Studien (wiederholt) publiziert werden („Publication Bias"). Hierzu ist zu bemerken, dass seit einigen Jahren alle Studien in einem öffentlich zugänglichen Internet-Register aufgeführt werden und dass die Publikationsverzerrung (leider) auch für Psychotherapiestudien gilt (clinicaltrials.gov, EudraCT, PharmNetBund).

Im Folgenden soll kurz auf das **Placebophänomen** eingegangen werden: Schon 1955 wurden bemerkenswerte Wirkeffekte von wirkungslosen „Scheinmedikamenten" u. a. bei Schmerzpatienten beschrieben („the powerful placebo"). Untersuchungen zur Heilkraft von Vorstellungen konnten zeigen, dass positive Erwartungen („Glaube versetzt Berge"), Rituale („konditioniertes Lernen") und das Vertrauen zum Therapeuten von entscheidender Bedeutung sind. Bemerkenswerterweise sind Scheinmedikamente, von deren hilfreicher Wirkung man überzeugt ist (Heilserwartung), auch dann erfolgreich, wenn der Patient weiß, dass er mit einem Scheinmedikament behandelt wird („offener Placeboeffekt")! Bei psychosomatischen und psychischen Erkrankungen (z. B. Reizdarmsyndrom, Schlaf-, Angst-, depressive Störungen) spielt der Placeboeffekt eine besondere

Rolle, 30–60 % der Patienten sprechen auf diese Behandlung an. Jüngst wurden interessante biologische Effekte von Placebos auf Immunsystem und neurobiochemische Prozesse (Endorphine, Dopamin, Oxytocin) beschrieben.

Umfrageergebnisse

Repräsentative Umfragen, wie die Behandlung mit Psychopharmaka in der deutschen Bevölkerung gesehen wird, ergaben, dass (verglichen mit anderen Industriestaaten) in keinem Land der Wissensstand derartig niedrig ist. Auf die Frage nach der am besten geeigneten Behandlung für psychische Erkrankungen wie Schizophrenie oder Depression nannte nur jeder Siebte Psychopharmaka. Dagegen wurde mehr als doppelt so häufig von ihrem Gebrauch abgeraten.

An den ins Feld geführten Argumenten wird ein erschreckendes Unwissen über Psychopharmaka deutlich. Es zeigt sich, dass nicht zwischen den verschiedenen Psychopharmakagruppen differenziert wird, sondern dass sie offenbar alle mit den Beruhigungsmitteln (Tranquilizern) gleichgesetzt werden. So wird stereotyp behauptet: Psychopharmaka dienten zur Ruhigstellung, sie lieferten die Patienten den Ärzten aus, machten abhängig und verursachten schwere Nebenwirkungen.

1.2.2 Zustimmung

Demgegenüber attestierten Patienten in verschiedenen psychiatrischen Kliniken, wohl basierend auf den eigenen Erfahrungen, Psychopharmaka positivere Effekte als bei Befragungen der Bevölkerung (Laienpublikum). Die medikamentöse Behandlung nahm knapp hinter den Therapiegesprächen den zweithöchsten Rang unter den Therapiemaßnahmen ein. In der Behandlungsrealität gibt es z. B. an der Wirksamkeit von Antidepressiva keinen Zweifel: So wurden im Rahmen des vom Bundesministerium – industrieunabhängig – geförderten „Kompetenznetz Depression" 1000 Klinikpatienten evaluiert: ca. 70 % der Patienten sprachen erfolgreich auf die Antidepressivatherapie an. Auch in ambulanten Praxisstudien respondieren in der Regel 50–85 % der Patienten auf die Antidepressivatherapie. Eine große Metaanalyse konnte auch zeigen, dass Psychopharmaka ähnlich gut wirksam sind wie Medikamente gegen körperliche Krankheiten. In den wenigen kontrollierten Studien zur Psychotherapie bei Depressionen und Angststörungen konnten übrigens keinesfalls höhere Erfolgsquoten erzielt werden.

> **❯** Nur nach vorliegendem Wirksamkeitsnachweis in placebokontrollierten Studien werden Medikamente vom deutschen Bundesinstitut für Arzneimittel (BfArM) bzw. der Europäischen Medizin Agentur (EMA) zugelassen.

1.3 Ein Rückblick auf die Geschichte

Vielen ist nicht mehr bewusst, wie die Lebensumstände und Behandlungsmethoden für Menschen mit psychischen Erkrankungen vor der Zeit der Psychopharmaka waren. Jahrhundertelang war es üblich, sie wegzusperren, und sie wurden häufig als „Hexen" oder „vom Teufel besessen" betrachtet. Zur „Therapie" der Geisteskrankheiten wurden Methoden verwendet, die man heute eher als Folter bezeichnen würden, wie z. B. die Drehmaschine, das Tropfbad

(❑ Abb. 1.2), glühende Eisen oder Stricke. Als Arzneimittel dienten in erster Linie Rauschdrogen, die euphorische Zustände oder Halluzinationen erzeugten, darunter auch Alkohol, Haschisch oder Kokain, die in heutiger Zeit als Suchtdrogen gelten.

Erst nach der Französischen Revolution kam es zur Befreiung der Kranken aus Ketten und Kerkern und zu einem Umschwung in der Behandlung. Angewandt wurden jetzt eher dämpfende Arzneimittel wie Sedativa und Hypnotika, mit deren Hilfe z. B. Aggressivität oder psychotische Unruhe beherrscht werden konnten, ohne den Kranken ständig einsperren zu müssen. Doch der großzügige Einsatz dieser Mittel führte auch dazu, dass die psychiatrischen Krankenhäuser Verwahranstalten glichen.

Das Zeitalter der modernen Psychopharmaka begann 1952 mit der Entdeckung von Chlorpromazin. ❑ Tab. 1.2 zeigt die Meilensteine in der Geschichte der Psychopharmaka im Überblick. Die Entwicklung der modernen Psychopharmaka brachte eine Öffnung der psychiatrischen Krankenhäuser mit sich. Hunderttausende konnten zwar nicht von ihrer Krankheit, aber vom Zwang der Dauerhospitalisierung befreit werden. Heute ist es dank der modernen Psychopharmaka möglich, dass sehr viele psy-

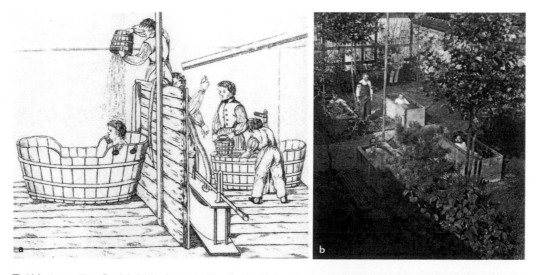

❑ **Abb. 1.2** **a** Tropfbad, **b** Bädertherapie. (Quelle: Bezirkskrankenhaus Gabersee, Archiv; mit freundlicher Genehmigung)

1

◘ Tab. 1.2   Meilensteine in der Geschichte der Psychopharmaka

Zeitraum vor dem 19. Jh.	Gebrauch psychotrop wirkender Rauschdrogen: Opium, Haschisch, Koka, Peyotl und andere mittelamerikanische Rauschdrogen, Alkohol Verwendung von Pflanzenextrakten, (z. B. Stechapfel, Mandragora, Eisenhut, Rauwolfia, Hyoscyamus, Belladonna)
19. Jh.	Mitte des 19. Jh. sind Bromide die ersten Substanzen, die als Beruhigungs- und Schlafmittel verordnet werden. Chloralhydrat wird als Schlafmittel eingeführt, Paraldehyd folgt wenig später
1903	Barbital, das erste Barbiturat, wird synthetisiert; Barbiturate stehen in den folgenden Jahrzehnten im Zentrum der medikamentösen Behandlung
1949	J. Cade entdeckt die antimanische Wirkung von Lithium
1952	J. Delay und P. Deniker berichten über die antipsychotische Wirkung von Chlorpromazin (Megaphen); es gilt als das erste „moderne" Neuroleptikum
1957	R. Kühn beschreibt die antidepressive Wirksamkeit von Imipramin (Tofranil). Die trizyklischen Antidepressiva beenden die therapeutische Ratlosigkeit früherer Zeiten in der Therapie von Depressionen
1958	P. Janssen entdeckt Haloperidol (Haldol), das erste Neuroleptikum aus der Gruppe der Butyrophenone
1960	Chlordiazepoxid (Librium) wird als erstes Derivat der Benzodiazepine durch Sternbach eingeführt; 3 Jahre später folgen Diazepam (Valium) und in den nächsten Jahren viele weitere Benzodiazepin-Tranquilizer
1972	Clozapin, die erste antipsychotisch wirksame Substanz, die keine klassischen (extrapyramidalen) Nebenwirkungen verursacht, wird zugelassen
Ab 1984	Einführung spezifisch wirkender Antidepressiva (z. B. sog. Serotonin-Wiederaufnahmehemmer wie Fluvoxamin, Fluoxetin, Paroxetin usw.)
Ab 1994	Einführung sog. atypischer Antipsychotika mit deutlich geringeren motorischen Nebenwirkungen und besserer Wirkung auf die sog. Negativsymptomatik der Schizophrenie (z. B. Risperidon, Olanzapin)
Ab 1997	Einführung neuerer Mittel mit spezifischem Wirkansatz gegen Demenzen vom Alzheimer-Typ (z. B. Donepezil)
2016	Mit dem Antipsychotikum Paliperidon Depot (Trevicta) kommt die erste 3-Monats-Depotspritze auf den Markt

chisch Kranke beruflich und sozial wieder voll integriert werden und die Therapie „humaner" gestaltet werden kann.

1.4 Fehlentwicklungen

Verständlicherweise lösten die Fortschritte in der Medikamentenentwicklung eine gewisse Psychopharmaka-Euphorie aus, und es kam häufig zu einer unkritischen und unkontrollierten Anwendung dieser Medikamente.

So wurden z. B. in der Schizophrenietherapie nur noch Neuroleptika eingesetzt und auf begleitende psycho- oder soziotherapeutische Maßnahmen verzichtet, Tranquilizer sah man als medikamentöse Konfliktlöser an.

Die Kritik daran benutzte undifferenzierte Schlagworte wie „chemische Zwangsjacke", „verordnete Anpassung" oder „Pillenkeule", die leider zum Teil heute noch en vogue sind. Etwa seit 25 Jahren hat sich der inadäquate Einsatz von Psychopharmaka zum Glück geändert und ist einem zumeist differenzierten Verordnungsmuster gewichen. Das verbreitete Negativimage kann allerdings nach wie vor dazu führen, dass Patienten – durch diese Kampagnen verunsichert und irritiert – ihre dringend benötigten Medikamente (z. B. Antipsychotika/Neuroleptika oder Antidepressiva) abrupt absetzen mit der Folge, dass sie wieder erkranken und in psychiatrische Kliniken aufgenommen werden müssen, einen Selbstmordversuch unternehmen oder Entzugserscheinungen erleiden.

1.5 Mehr Antidepressiva, weniger Beruhigungsmittel

Die zum Teil berechtigte öffentliche Kritik sowie die fachliche Information der Ärzte haben zu einer Trendwende geführt. ◘ Abb. 1.3 zeigt, wie sich die Verordnung von Psychopharmaka über einen Zeitraum von 11 Jahren (2006–2017) entwickelt hat (gilt für den ambulanten GKV-Bereich). Auffällig ist vor allem die kontinuierliche Zunahme der Verordnungszahlen für Antidepressiva, deren Anzahl an definierten Tagesdosen sich in den letzten 10 Jahren fast verdoppelt hat. Antipsychotika haben in diesem Zeitraum eine Zunahme von ca. 35 % zu verzeichnen. Der bereits seit etlichen Jahren zu beobachtende deutliche Rückgang bei der Verordnung von Beruhigungsmitteln (Tranquilizer) setzt sich fort.

Fazit
Es ist unbestritten, dass Psychopharmaka aus der Therapie nicht mehr wegzudenken sind. Bei ihrem Einsatz sind jedoch bestimmte Punkte zu beachten. Wir möchten mit diesem Buch den interessierten Leser sachlich hierüber informieren und die Möglichkeiten, Grenzen und Gefahren der Psychopharmaka aufzeigen.

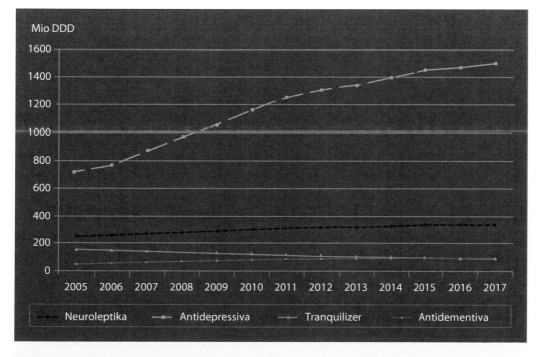

◘ **Abb. 1.3** Verordnungen von Psychopharmaka 2006 bis 2017 nach definierten Tagesdosen. (Adaptiert nach Schwabe et al. 2018)

Was sind Psychopharmaka?

© Springer-Verlag GmbH Deutschland, ein Teil von Springer Nature 2019
O. Dietmaier et al., *Pflegewissen Psychopharmaka*, https://doi.org/10.1007/978-3-662-58427-9_2

2

2.1 Definition

Der Begriff Psychopharmakon taucht bereits im Mittelalter auf, allerdings in einem völlig anderen Zusammenhang, nämlich als Titel einer Sammlung von Trost- und Sterbegebeten des Reinhardus Lorichius (1548).

Gegen Ende des 19. Jahrhunderts untersuchte der Psychiater Emil Kraepelin, wie sich verschiedene Genuss- und Arzneimittel auf einfache psychische Vorgänge auswirken. Dabei befasste er sich mit Alkohol und Tee, aber auch mit Morphium und Chloralhydrat. Mit diesen Studien wurde er zum Begründer der „Pharmakopsychologie".

> Psychopharmaka sind Substanzen, die gestörte Stoffwechselprozesse im Gehirn beeinflussen und sie bei Fehlregulationen normalisieren können.

Im weitesten Sinne ist jede therapeutisch gegebene Substanz, die in die Steuerungsfunktionen des zentralen Nervensystems eingreift und seelische Abläufe verändert („psychotroper Effekt"), ein Psychopharmakon.

Dieser Begriff ist sehr weitgefasst und beinhaltet z. B. auch zentral wirksame Schmerzmittel (Analgetika), Parkinson-Mittel und Mittel gegen Epilepsie.

2.2 Einteilung in Substanzgruppen

Psychopharmaka lassen sich nach verschiedenen Gesichtspunkten in Gruppen einteilen, und ihre wachsende Zahl hat dazu geführt, dass immer wieder neue Klassifizierungen vorgeschlagen wurden. Manche Einteilungen orientieren sich an der chemischen Struktur, konnten sich jedoch nicht durchsetzen, da chemisch nahe verwandte Stoffe klinisch oft sehr unterschiedliche Wirkungen hervorrufen; andere gehen von den biochemischen oder neurophysiologischen Wirkmechanismen aus.

Heute werden die Psychopharmaka im engeren Sinne (= klassische Psychopharmaka) üblicherweise in folgende Gruppen eingeteilt:

Gruppeneinteilung von „klassischen" Psychopharmaka
- Antidepressiva
- Stimmungsstabilisierer
- Antipsychotika/Neuroleptika
- Tranquilizer (Beruhigungsmittel)
- Hypnotika (Schlafmittel)
- Antidementiva
- Psychostimulanzien
- Entzugs- und Entwöhnungsmittel

Weitere Bezeichnungen, die sich bei der Klassifikation von Psychopharmaka finden, sind u. a. Antimanika (Mittel zur Behandlung der Manie – hierzu zählen Neuroleptika/Antipsychotika und Stimmungsstabilisierer), Sedativa (Beruhigungsmittel), Anxiolytika (Mittel gegen Angsterkrankungen) sowie Antiaddiktiva (Entzugs- und Entwöhnungsmittel).

Neue Aktualität hat eine eigentlich schon alte Klassifikation erhalten, die bereits 1957 von Delay vorgeschlagen wurde, da sowohl die Weltgesundheitsorganisation (WHO) als auch die europäische Arzneimittelbehörde (EMA) in der sog. ATC-Klassifikation (Anatomisch – Therapeutisch – Chemisch) für die Einteilung der Psychopharmaka die Untergruppen „Psycholeptika bzw. Psychoanaleptika" verwendet:

- **Psycholeptika** – Mittel mit vorwiegend dämpfender Wirkung auf die Psyche – beinhalten Antipsychotika, Tranquilizer/Anxiolytika sowie Hypnotika/Sedativa,
- **Psychoanaleptika** – mit vorwiegend anregender Wirkung auf die Psyche – umfassen Antidepressiva, Stimmungsstabilisierer, Psychostimulanzien und Antidementiva.

Neben den chemischen Substanzen gibt es Medikamente, die aus Pflanzen bzw. Pflanzeninhaltsstoffen gewonnen werden: Man bezeichnet sie als Phytopharmaka. Auch einige Vertreter mit Wirkungen auf die Psyche finden sich darunter, z. B. Johanniskraut (► Kap. 16) oder Lavendel (► Kap. 19).

Fazit

Exakte Abgrenzungen zwischen den einzelnen Psychopharmakagruppen sind nicht immer möglich. Untersuchungen zur Überprüfung der Wirkeigenschaften sowie die teilweise sich überschneidenden Anwendungsgebiete neuerer Substanzen weisen darauf hin, dass die Übergänge zwischen Antipsychotika, Antidepressiva, Stimmungsstabilisierern und Tranquilizern fließend sein können und zum Teil dosisabhängig sind.

Wie wirken Psychopharmaka?

© Springer-Verlag GmbH Deutschland, ein Teil von Springer Nature 2019
O. Dietmaier et al., *Pflegewissen Psychopharmaka*, https://doi.org/10.1007/978-3-662-58427-9_3

3

Psychopharmaka greifen je nach Substanzgruppe in sehr unterschiedlicher Wirkungsweise in zahlreiche Abläufe und Mechanismen des zentralen Nervensystems (ZNS) ein. So können sie an der Bildung (Synthese) neuer Überträgersubstanzen (Neurotransmitter) und deren Speicherung und Freisetzung beteiligt sein. Teilweise beeinflussen sie die Effekte abbauender Enzyme, vor allem üben sie direkte Wirkungen auf Rezeptoren und die Neuroplastizität des Gehirns aus. In diesem Zusammenhang darf nicht vergessen werden, dass es sich bei den neurobiologischen Funktionen des ZNS um äußerst komplexe Vorgänge handelt, die in einem Umfeld von ungefähr 100–1000 Mrd. Nervenzellen des menschlichen Gehirns ablaufen. Trotz beeindruckender Erkenntnisse der modernen Hirnforschung sind die Ursachen vieler psychischer Krankheiten bislang noch nicht vollständig geklärt.

3.1 Die Rolle der Neurotransmitter

Psychopharmaka entfalten ihre Wirkung vor allem über sog. Neurotransmitter (körpereigene Botenstoffe, Überträgersubstanzen), deren Ausschüttung sie hemmen oder fördern können. Diese Neurotransmitter übertragen Signale und Informationen zwischen Nervenzellen (◘ Abb. 3.1).

Die wichtigsten Neurotransmitter sind:
- Dopamin
- Noradrenalin
- Serotonin
- Acetylcholin
- GABA (Gamma-Aminobuttersäure)
- Glutamat

Wird die chemische Übertragung von Nervenzellerregungen krankheitsbedingt gestört, kommt es zu Veränderungen an den Bindungsstellen (Rezeptoren) der Neurotransmitter sowie zu einer Störung ihres Kreislaufs (Ausschüttung, Wiederaufnahme, Abbau).

Da Veränderungen in der Zahl oder Empfindlichkeit der Rezeptoren und nachgeschalteter Regelkreise sowie das Wachstum von Nervenzellen nur langsam ablaufen, tritt die

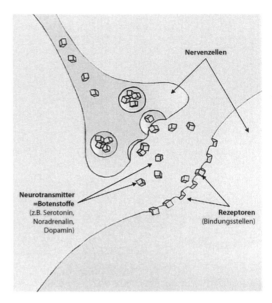

◘ Abb. 3.1 Erregungsübertragung zwischen Nervenzellen durch Neurotransmitter – Wirkungsort der Psychopharmaka

Wirkung von Psychopharmaka teilweise verzögert ein (z. B. Antidepressiva).

3.1.1 Depressionen

Depressionen gehen offenbar mit einem Mangel an Noradrenalin und/oder Serotonin einher. Dafür spricht u. a., dass es unter einer Behandlung mit Reserpin – einem Medikament, das früher gegen Bluthochdruck eingesetzt wurde und das den Noradrenalinspiegel senkt – zu offensichtlich medikamentös bedingten Depressionen kommt. Ein ursprünglich zur Behandlung von Tuberkulosekranken entwickeltes Medikament, Iproniazid, das die Serotonin- und Noradrenalinspiegel anhebt, führte hingegen zu einer Verbesserung von Stimmung und Antrieb. So wurde es zu einem der ersten antidepressiv wirksamen Medikamente. Fast alle bislang bekannten Antidepressiva wirken ähnlich, indem sie erniedrigte Noradrenalin- und/oder Serotoninrezeptoren im Gehirn aktivieren und über Veränderungen der Signalübertragung zu adaptiven Veränderungen an den Strukturen der Nervenzelle (sog. Neuroplastizität) sowie zur Neusynthese von

Nervenzellen führen. Neuerdings kam eine Substanz (Agomelatin) auf den Markt, die auch in den Melatoninstoffwechsel eingreift.

3.1.2 Schizophrene und drogeninduzierte Psychosen

Die Therapie dieser Psychosen beruht vor allem auf der sog. Dopaminhypothese der Schizophrenie. Überschießende dopaminerge Aktivität im Gehirn führt zu einer psychotischen Symptomatik (Wahn, Halluzinationen, Erregung), wie sie auch bei einer schizophrenen Erkrankung auftreten kann. Auch die Gabe dopaminerger Substanzen, der sog. Dopaminagonisten, die z. B. im Rahmen einer Therapie der Parkinson-Erkrankung eingesetzt werden, kann – vor allem bei Überdosierung – ein ähnliches Krankheitsbild hervorrufen. Zur Behandlung schizophrener Psychosen werden deshalb Medikamente eingesetzt, die Dopaminrezeptoren blockieren und so die Überaktivität des Neurotransmitters Dopamin ausgleichen. Sie sind antipsychotisch wirksam und werden als Neuroleptika oder Antipsychotika bezeichnet. Bestimmte Drogen wie z. B. Amphetamin oder LSD verstärken die Freisetzung von Dopamin. Es kommt dadurch zu einem psychoseähnlichen Bild mit Halluzinationen und Wahnvorstellungen (wie bei der Schizophrenie). Auch diese drogeninduzierten Psychosen können durch Antipsychotika positiv beeinflusst werden.

3.1.3 Unruhezustände, Angst- und Schlafstörungen

Gamma-Aminobuttersäure (GABA) ist der wichtigste Neurotransmitter mit hemmender Wirkung im menschlichen Gehirn (soweit bislang bekannt). Die hemmende Wirkung wird durch Beruhigungsmittel wie die Benzodiazepin-Tranquilizer, aber auch durch manche Antiepileptika verstärkt. Neuere Ansätze in der Therapie von Schlafstörungen zielen auf den Melatoninstoffwechsel. Das körpereigene Neurohormon

Melatonin regelt u. a. den Schlaf-Wach-Zyklus im menschlichen Organismus.

3.1.4 Demenzen

In der Therapie von Demenzen stehen heute cholinerge und glutamaterge Strategien im Vordergrund. Mit dem cholinergen Angriffspunkt der Acetylcholinesterasehemmer (Antidementiva) wird versucht, zu niedrige Konzentrationen des Neurotransmitters Acetylcholin im Gehirn auszugleichen. Mangel an Acetylcholin geht mit Konzentrations-, Lern-, Gedächtnis- und Aufmerksamkeitsstörungen einher, die durch gesteigerte cholinerge Aktivität verbessert werden sollen. Das glutamaterge Wirkprinzip beruht auf der Erkenntnis, dass langanhaltende gesteigerte Freisetzung von Glutamat – ein Vorgang, der im Zusammenhang mit Demenzerkrankungen beobachtet wird – letztendlich zu einem Untergang von Neuronen im Gehirn führt. Glutamat ist ein wichtiger Neurotransmitter im zentralen Nervensystem, der beim Gesunden essenzielle (unerlässliche) Funktionen wie z. B. Gedächtnisbildung oder Lernprozesse unterstützt. Durch Memantin (Antidementivum) sollen die beim Dementen durch massiv erhöhte Glutamatkonzentrationen betroffenen Hirnregionen vor einer dauerhaften Überflutung geschützt werden.

3.2 Rezeptoren, Signalübertragung, Nervenzellplastizität

Befunde der letzten Jahre deuten darauf hin, dass nicht der alleinige Mangel oder Überschuss einzelner Neurotransmitter für die Entstehung psychischer Erkrankungen entscheidend ist, sondern ein oft stressinduziertes Ungleichgewicht zwischen verschiedenen Überträgersystemen, Störungen der Signalübertragung und Genexpression sowie adaptive Veränderungen von Nervenzellen.

Ausgehend von der Stressforschung wurde auch die Bedeutung bestimmter Psychohormone und ihrer Vorstufen erkannt (z. B. Glukokortikoide, Kortisol).

3

Fazit

Psychopharmaka greifen in den krankheitsbedingt gestörten Gehirnstoffwechsel ein und regulieren ihn. Die jeweils wichtigsten betroffenen Neurotransmitter oder Stoffwechselkreise der einzelnen Psychopharmakagruppen sind:

- Antidepressiva: Noradrenalin, Serotonin
- Antipsychotika: Dopamin
- Stimmungsstabilisierer: Natrium-, Kalium-, Kalziumkanäle
- Tranquilizer: Gamma-Aminobuttersäure
- Hypnotika: Gamma-Aminobuttersäure, Melatonin
- Antidementiva: Acetylcholin, Glutamat,
- Psychostimulanzien: Dopamin, Noradrenalin

Psychopharmaka – wann und für wen?

© Springer-Verlag GmbH Deutschland, ein Teil von Springer Nature 2019
O. Dietmaier et al., *Pflegewissen Psychopharmaka*, https://doi.org/10.1007/978-3-662-58427-9_4

4

Voraussetzung und Richtschnur für jede Behandlung – auch im rechtlichen Sinne – ist eine Diagnose, also das Vorliegen und die möglichst exakte Beschreibung einer Krankheit. Gerade für eine Pharmakotherapie gilt es, therapeutische Zielsymptome zu definieren. Gleichzeitig muss der Arzt das persönliche Erleben und die Verarbeitung einer Krankheit, also das „Kranksein", berücksichtigen.

> ❯ Basis ist eine vertrauensvolle, empathische Arzt-Patienten-Beziehung und eine psychotherapeutische Grundhaltung.

Seit es möglich war, psychische Funktionen mehr oder weniger gezielt mit Psychopharmaka zu beeinflussen, kam es zu einer stürmischen Entwicklung: Psychopharmaka gehören heute zu den am meisten verordneten Medikamenten und werden von fast jedem Arzt routinemäßig eingesetzt. Es dürfte unbestritten sein, dass sich die Behandlungsmöglichkeiten seelischer Krankheiten durch diese Substanzen entscheidend erweitert haben. Sie dürfen aber niemals das Arzt-Patienten-Gespräch, die sorgfältige körperliche Untersuchung, die Berücksichtigung psychosozialer Aspekte und ggf. eine psychotherapeutische Behandlung ersetzen.

4.1 Wann sind Psychopharmaka unverzichtbar?

In der Behandlung der psychischen Krankheiten, die traditionell als „Psychosen" bezeichnet werden – d. h. Erkrankungen, bei denen organische Veränderungen und Stoffwechselstörungen im Gehirn vorliegen, wie z. B. depressive oder bipolar (manisch/depressive) affektive Störungen bzw. schizophrene Psychosen – sind Psychopharmaka unverzichtbar. Hier haben sie zur Humanisierung der Psychiatrie beigetragen. Dank ihrer Hilfe sind diese Erkrankungen – zum Teil entscheidend – behandelbar geworden und wurden die Voraussetzungen für soziotherapeutische und psychologische Behandlungsmaßnahmen geschaffen.

> ❯ An den sozialpsychiatrischen Fortschritten der letzten Jahrzehnte (Öffnung der „Anstalten", Bettenreduktion, Verkürzung der Verweildauer in Nervenkliniken, Möglichkeit ambulanter Behandlung) hatte die Entwicklung wirksamer Psychopharmaka einen entscheidenden Anteil.

4.2 Wann sind Psychopharmaka hilfreich?

Einen hohen Stellenwert haben Psychopharmaka in der Behandlung von Symptomen wie Depressivität, Wahnvorstellungen, Schlafstörungen, Angst-, Panik- und Zwangsstörungen, Erregungszuständen sowie bei chronischen Schmerzsyndromen und zur vorübergehenden Sedierung (z. B. vor operativen Eingriffen). Hilfreich sind Psychopharmaka auch in der Behandlung von Demenzen und Aufmerksamkeits-/Hyperaktivitäts-Störungen (ADHS).

Bei reaktiven seelischen Störungen (Krisen, die durch die Umgebung oder bestimmte Situationen bedingt sind, sog. Belastungs- und Anpassungsstörungen) sollten Psychopharmaka nur in begründeten Fällen angewandt werden, denn oft können entlastende Gespräche, Zuwendung, Stressbewältigungstraining und Entspannungsverfahren sie bereits zum Abklingen bringen.

Entwicklungsbedingte seelische Störungen (sog. Neurosen) bedürfen einer gezielten Psychotherapie, z. B. in Form einer Verhaltenstherapie oder einer Partner- bzw. Familientherapie. Schwerere Neurosen können, wenn sie sich akut verschlimmern oder wenn in einer akuten Krise Selbstmordgefahr besteht, (vorübergehend) eine medikamentöse Behandlung mit Psychopharmaka erforderlich machen. ❑ Tab. 4.1 zeigt die Hauptindikationen von Psychopharmaka auf.

> ❯ Der Stellenwert von Psychopharmaka in der Behandlung psychischer Störungen ist sehr unterschiedlich und hängt von der Art der psychischen Erkrankung ab. Wichtig sind Psychopharmaka insbesondere zur Behandlung von Schizophre-

◻ Tab. 4.1 Hauptindikationen von Psychopharmaka

Indikation	Tranquilizer	Hypnotika	Antidepressiva	Neuroleptika/ Antipsychotika
Schlafstörungen	(+)	(+)	+	(+)
Erregungszustände	++	–	–	+
Angst-/Panikstörungen	+	–	+	–
Zwangsstörungen	–	–	+	–
Depressionen	(+)	–	++	+
Psychotische Zustände/ Schizophrenien	(+)	–	–	++

– nicht indiziert, *(+)* kurzfristige Gabe, + mögliche Therapie, ++ bevorzugte Therapie

nien, Depressionen, bipolaren Erkrankungen, Angst-, Panik- und Zwangsstörungen sowie zur Akutintervention bei Unruhe- und Erregungszuständen. Bei Konflikt- und Belastungsstörungen stehen psychotherapeutische Maßnahmen im Vordergrund.

4.3 Grenzen und Gefahren bestimmter Psychopharmaka

Während ihre große Bedeutung in der Behandlung der oben genannten Krankheiten kaum abzustreiten ist, zeigen sich die Grenzen, ja Gefahren der Psychopharmaka, wenn sie unkritisch eingesetzt werden und nur zur „Ruhigstellung" oder zur Erleichterung des Lebens („happy pills") dienen. Das ist vor allem ein Nachteil der Tranquilizer (Beruhigungsmittel), also der Psychopharmakagruppe, die lange Zeit am häufigsten verordnet wurde. Sie können Konflikte zudecken und so den für eine Psychotherapie erforderlichen Leidensdruck reduzieren. Der fatale Irrglaube, mit ihrer „Hilfe" ließe es sich besser und leichter leben, führt schließlich zu einer unkontrollierten Einnahme, der „Gebrauch" wird zum „Missbrauch". Heute wird die Zahl der Medikamentenabhängigen insgesamt in Deutschland auf etwa 1–1,5 Mio. geschätzt. Bei den Medikamenten handelt es sich vor allem

um Schmerzmittel (Analgetika), Schlafmittel (Hypnotika) und Beruhigungsmittel (Tranquilizer) (▶ Kap. 10). Auch Psychostimulanzien (Amphetamine) werden missbräuchlich zur Leistungssteigerung („Hirn-/Neuro-Doping") eingesetzt.

4.4 Individuelle Faktoren

Die Wirkung von Psychopharmaka – insbesondere von Beruhigungsmitteln – ist grundsätzlich auch von Persönlichkeitsfaktoren und der individuellen Situation abhängig. Eine Rolle spielt ebenfalls die Einstellung zum Medikament: Manche Patienten erwarten „Wunder" von „ihrem" Medikament, andere schreiben den auftretenden Nebenwirkungen gar die eigentliche Schuld an ihrem Kranksein zu.

Im Beipackzettel sind heute aus juristischen Gründen auch ganz seltene Nebenwirkungen erwähnt. Dies kann manche Patienten stark verunsichern und ihr Vertrauen in das Medikament (und zum verordnenden Arzt) untergraben. Möglicherweise verändern oder beenden sie daraufhin eigenmächtig die Therapie. Doch fehlende Therapietreue kann sich für den Patienten als nachteilig erweisen (▶ Kap. 5). Entscheidend ist daher immer die Abwägung, was gefährlicher ist, das Medikament oder die Krankheit.

4.5 „Gute Natur, böse Chemie"...

Seit einigen Jahren werden im Rahmen des zunehmenden ökologischen Bewusstseins pflanzliche Medikamente als nebenwirkungs- und risikofrei („harmlos") propagiert, während die synthetisch hergestellten, chemisch definierten Präparate als „gefährlich" apostrophiert werden. Dieser Denkweise liegen mehrere Irrtümer zugrunde: Zum einen sind pflanzliche Mittel keineswegs generell harmlos (man denke an Morphium, Digitalis [Fingerhut] und an zum Teil gefährliche Wechselwirkungen von Johanniskraut), zum anderen sind die wirksamkeitsbestimmenden Inhaltsstoffe der Pflanzen ebenfalls chemische Substanzen. Im Übrigen sollte nicht vergessen werden, dass auch unser Körper überwiegend aus „Chemie" aufgebaut ist.

Richtig ist aber, dass Phytopharmaka nicht generell als „Placebos" (eigentlich wirkungslose Scheinmedikamente) abgetan werden können, sondern dass für einige Pflanzenextrakte bei sachgerechter Anwendung (Indikation, Dosierung) echte Wirksamkeit auch im naturwissenschaftlichen Sinne (Aufdeckung des Wirkungsmechanismus) nachgewiesen werden konnte (z. B. hochdosiertes Johanniskraut, Ginkgo biloba).

4.6 Psychotherapie statt Psychopharmaka?

Grundsätzlich muss für jeden Patienten ein **individueller Gesamtbehandlungsplan** mit unterschiedlicher Gewichtung und definiertem Zeitablauf der zum Einsatz kommenden Therapieverfahren aufgestellt werden. Die Behandlung von psychisch Kranken darf sich grundsätzlich nie allein auf die Anwendung von Medikamenten beschränken; erforderlich ist in jedem Fall ein Gesamtbehandlungsplan. Kernpunkt der Therapie ist eine psychotherapeutische Grundhaltung, die Bereitschaft, auf den Einzelnen mit seinen persönlichen Problemen einzugehen. Diese Probleme können sowohl zur Krankheit beigetragen haben als auch

erst durch sie entstanden sein. Das Gespräch mit dem Kranken bildet die Grundlage, auf der sich Vertrauen entwickeln kann und auf der Therapie erst möglich wird.

Die häufig gestellte Frage: „Was wirkt besser, Medikamente oder Psychotherapie?" lässt sich wie die Frage an einen Dirigenten: „Was ist das bessere Instrument, die Geige oder die Trompete?" beantworten: Mal die Geige, mal die Trompete, oft klingen – je nach Musikstück – beide zusammen am besten!

> Der leider nach wie vor anzutreffende Standpunkt „Medikamente oder Psychotherapie" ist längst überholt und als unsinnig anzusehen, denn zum Umgang mit seelisch Kranken gehört immer eine psychotherapeutische Grundhaltung. In vielen Fällen ist nur durch die Kombination beider Behandlungsverfahren ein optimales Therapieergebnis möglich.

Wie gut das „therapeutische Klima" – die Arzt-Patienten-Beziehung – ist, spielt auch bei der Therapie mit Psychopharmaka eine zentrale Rolle; wichtig ist eben nicht nur, **was**, sondern auch **wie** ein Medikament verordnet wird (M. Balint spricht sogar von der „Droge Arzt").

Die vielfältigen psychotherapeutischen Behandlungsverfahren sollen hier nicht aufgezählt werden, denn zum einen sollte die Wahl einer bestimmten Methode ohnehin erst nach sorgfältiger Diagnosestellung erfolgen und zum anderen ist nicht jede Form der Psychotherapie für jeden Kranken geeignet (es gibt u. a. „aufdeckende" psychoanalytische Verfahren, verhaltenstherapeutische, symptomorientierte Techniken oder stützende, d. h. supportive Therapien und Entspannungsverfahren).

4.7 Gesamtbehandlungsplan, Begleittherapien

Neben den psychotherapeutischen Verfahren können Psychopharmaka noch mit einer Reihe anderer sinnvoller Behandlungsmethoden („Begleittherapien") kombiniert werden, wie Beschäftigungs-/Ergotherapie, Kreativ- (Musik-,

Kunsttherapie) und Körpertherapie. Oft bietet aber erst die Therapie mit Psychopharmaka die Voraussetzung für psycho- und soziotherapeutische Behandlungsmaßnahmen.

In der Behandlung von Depressionen können neben einem Antidepressivum z. B. eine Schlafentzugsbehandlung, evtl. auch eine Lichttherapie (bei sog. saisonalen, d. h. Herbst-/Winter-Depressionen) und in schweren Fällen eine Elektrokrampftherapie oder transkranielle Magnetstimulation eingesetzt werden. Kombiniert werden diese Maßnahmen mit kognitiver Verhaltenstherapie oder interpersoneller Psychotherapie, Entspannungsverfahren, kreativen Therapien (z. B. Musiktherapie) und Körpertherapieverfahren.

Schizophrene Psychosen werden üblicherweise mit einer Kombination aus einem Neuroleptikum bzw. Antipsychotikum, stützender Psychotherapie, kognitiven Trainingsprogrammen, sozialem Kompetenztraining, Psychoedukation, Verhaltenstherapie und ggf. Familientherapie behandelt.

Bei Demenzen kann die Medikation durch körperliche Aktivierung, Erinnerungstherapie, Realitätsorientierungs- und ein sog. Gedächtnistraining („Hirnjogging") ergänzt werden (▶ Abschn. 21.8.)

Zu den psychosozialen Therapien zählen u. a. „Milieutherapie", Ergotherapie, „Selbsthilfe" sowie soziale und berufliche Rehabilitation.

▪ Abb. 4.1 zeigt die verschiedenen Säulen der psychiatrischen Therapie auf.

Fazit

Psychopharmaka sind in der Behandlung seelischer Krankheiten unverzichtbar. Ein zentrales Problem ist dabei das Motiv der Verordnung/der Einnahmegrund: Während ein Teil der Patienten immer wieder leichtfertig rasch Psychopharmaka verordnet bekommt, werden sie einem anderen Teil ungerechtfertigt vorenthalten. Der Stellenwert der Psychopharmakabehandlung hängt also entscheidend von der Art der psychischen Störung ab.

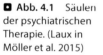

▪ **Abb. 4.1** Säulen der psychiatrischen Therapie. (Laux in Möller et al. 2015)

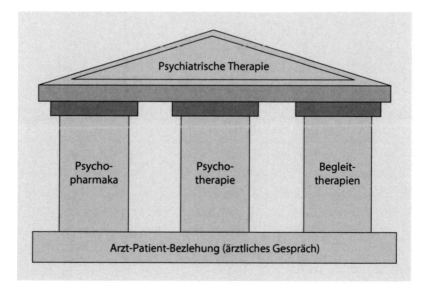

Compliance (Einnahmezuverlässigkeit) und Patienteninformation

© Springer-Verlag GmbH Deutschland, ein Teil von Springer Nature 2019
O. Dietmaier et al., *Pflegewissen Psychopharmaka*, https://doi.org/10.1007/978-3-662-58427-9_5

5

5.1 Definition und Zielsetzung

Der Begriff „Compliance" soll die Bereitschaft, die Mitarbeit, das „Mitmachen" des Patienten bei therapeutischen Maßnahmen umschreiben. Im englischsprachigen Raum wird heute zunehmend auch von „Adherence" (Adhärenz) gesprochen. Diese beschreibt das Festhalten an einer getroffenen Vereinbarung und betont die therapeutische Allianz, den Kontrakt zwischen Patienten und Arzt. Der deutsche Begriff „Therapietreue" würde dem gut entsprechen. Nach vorliegenden Untersuchungen halten sich bis zu 50 % der Patienten nicht an die vom Arzt verordnete Therapie. Im Bereich der Psychiatrie kommt der Compliance-Problematik insbesondere in der Langzeitbehandlung schizophrener und affektiver Psychosen eine große Bedeutung zu (Rezidivprophylaxe mit Antipsychotika bzw. Stimmungsstabilisierern und Antidepressiva). Das Absetzen der Medikation führt gerade bei diesen Krankheiten zu Rückfällen mit entsprechend fatalen persönlichen und psychosozialen Folgen.

Die Gründe, weshalb Patienten ihre Medikamente nicht regelmäßig bzw. nicht wie verordnet einnehmen oder eigenmächtig absetzen (Non-Compliance), sind vielschichtig. Vermutlich spielen Faktoren wie die krankheitsbedingte mangelnde Einsicht in die Notwendigkeit einer Therapie oder eine geringe Motivation, mangelndes Wissen und Vorurteile bzw. Ängste eine Rolle.

— Faktoren, die die Compliance fördern (◘ Abb. 5.1):
  — positive Erwartungen an die Behandlung
  — subjektiv als positiv erlebte Wirkung des Medikaments
  — Information/Aufklärung des Patienten und der Angehörigen
  — Vertrauensverhältnis zum behandelnden Arzt
— Faktoren, die sich ungünstig auswirken:
  — mehrmals tägliche Einnahme mehrerer Tabletten
  — Nebenwirkungen des Medikaments
  — „abschreckende" Beschreibung auf dem Beipackzettel
  — fehlende Information/Aufklärung des Patienten/der Angehörigen
  — nichtkooperative Angehörige
  — Verunsicherung durch Medien

◘ **Abb. 5.1**   Compliance-Faktoren

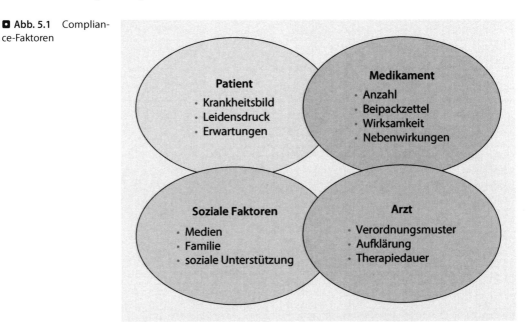

◘ Tab. 5.1 Beispiel für Psychoedukation – Informationsgruppe für Patienten mit Psychose

Zeitlicher Ablauf	Gegenstand der Sitzung	Inhalt
1. Sitzung	Symptome der Psychose	Symptome sammeln und ordnen in Störungen im Bereich der Gedanken, Gefühle, Kommunikation, Arbeit, Tagesablaufgestaltung
2. Sitzung:	Krankheitsmodell	Erklärung, wie eine Psychose entsteht, anhand des Vulnerabilitäts (= Empfindlichkeits)-Stress-Modells
3. Sitzung	Medikamente	Informationen über Wirkungen und Nebenwirkungen; unterschiedliche Wirkung abhängig von der Dosierung; Einteilung der Medikamente und ihre Rolle im Gesamtbehandlungsplan
4. Sitzung	Vorsorge	Aktive Beeinflussung des Erkrankungsverlaufs; individuelle Frühwarnzeichen benennen; Handlungsalternativen entwickeln

Ziel muss es sein, vom Patienten nach entsprechender Aufklärung eine „informierte Zustimmung" (engl.: informed consent) zur Medikamenteneinnahme zu erhalten.

Nicht wenige Patienten lassen sich durch die – juristisch bedingte – Auflistung sämtlicher möglicher, auch seltenster, Nebenwirkungen im Beipackzettel abschrecken. Besser wäre eine verständliche Beschreibung der wirklich relevanten und wahrscheinlichen Nebenwirkungen. Beispiele hierfür sind die von uns entwickelten Merkblätter zur Patientenaufklärung (Anhang).

5.2 Patienteninformation (Psychoedukation)

Unter Psychoedukation versteht man die Information, Beratung und Schulung von Patienten in Bezug auf ihre Krankheit, z. B. deren Entstehung und Ursachen, Behandlungsmöglichkeiten und Krankheitsverlauf. Entscheidend ist hierbei, dass die Informationen gut verständlich sind und dass sich der Patient aktiv beteiligen kann, am besten, indem er an Gruppengesprächen teilnimmt. Als spezielle Themen werden u. a. Frühwarnzeichen eines Krankheitsrückfalls, Verhalten in Krisensituationen oder Wirkungen/Nebenwirkungen von Medikamenten besprochen.

> ❯ Auch bei einer medikamentösen Therapie ist das vertrauensvolle Patienten-Arzt-Gespräch ein wichtiger Eckpfeiler der Behandlung.

Unser Zeitalter der Informationsgesellschaft und Selbstbestimmung hat zu einer veränderten Arzt- und Patientenrolle geführt: Im Sinne einer Patientenmitbestimmung erfolgt so weit wie möglich eine gemeinsame Therapieentscheidung („shared decision making", „partizipative Entscheidungsfindung"), der Patient beschließt nach entsprechender Information aktiv gemeinsam mit dem Arzt die Therapie.

> ❯ Vor allem bei Psychosen und schweren Depressionen sollten mögliche Nachteile und Nebenwirkungen der Medikamenteneinnahme gegenüber den Krankheitsauswirkungen (einschließlich Wiedererkrankungsrisiko) gegeneinander abgewogen werden.

◘ Tab. 5.1 zeigt beispielhaft den Verlauf von Sitzungen zur Psychoedukation.

5

Behandlungshinweise für: _____				Datum: _____		
Arzneimittel	morgens	mittags	nach-mittags	abends	nachts	Hinweise

Ihr nächster Arzttermin
am _____ um _____ Uhr

Bringen Sie mit

_____

_____

_____

Ihr behandelnder Arzt wünscht Ihnen gute Besserung

Bitte Einnahme nicht eigenmächtig ändern.

Stempel/Unterschrift

◘ Abb. 5.2   Medikamentenverordnungsplan

5.3 Medikationsplan und Hilfsmittel

Von seinem Arzt erhält der Patient einen Medikationsplan (◘ Abb. 5.2), aus dem Einnahmezeitpunkt und Dosis der einzunehmenden Medikamente übersichtlich hervorgehen. Seit dem 01.10.2016 haben Patienten sogar Anspruch auf einen sog. bundeseinheitlichen Medikationsplan, wenn sie mindestens drei zulasten der gesetzlichen Krankenkasse verordnete, systemisch wirkende Medikamente gleichzeitig einnehmen bzw. anwenden. Die Anwendung muss dabei dauerhaft – mindestens über einen Zeitraum von 28 Tagen – vorgesehen sein. Wichtig ist auch, dass sich der Patient in gewissem Maß selbstverantwortlich um die Behandlung kümmert und eigene Beobachtungen festhält, z. B. indem er ein Schlaftagebuch führt oder den Depressionsverlauf mit einem „Stimmungsbarometer" aufzeichnet. Dem Arzt kann er auf diese

Weise den Verlauf der Krankheit und die Effekte der Medikamente „objektiv" darlegen. Nebenwirkungen sollten möglichst genau beschrieben werden (zu welchem Zeitpunkt nach Medikamenteneinnahme aufgetreten, Stärke, Dauer, welche „Gegenmaßnahmen" wurden ergriffen).

Zur Erleichterung der Einnahme verschiedener Arzneimittel zu unterschiedlichen Zeitpunkten („richtige Dosis zur richtigen Zeit") wurden in den letzten Jahren Arzneikassetten (z. B. Dosett) entwickelt (Beispiel ◘ Abb. 5.3).

Jüngst wurden elektronische Memo-Hilfen zur Medikamenteneinnahme entwickelt, z. B. die App „MyTherapy" (◘ Abb. 5.4).

Ein Medikamentenpass kann, insbesondere bei der Langzeitanwendung von Psychopharmaka (Lithium, Depot-Antipsychotika), die Kooperation von Seiten des Patienten unterstützen (► Kap. 18).

Die Einnahme von frei verkäuflichen Medikamenten (Selbstmedikation) sollte ebenfalls

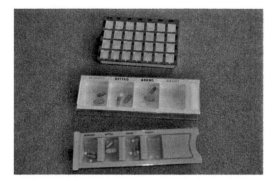

▣ Abb. 5.3 Arzneikassette

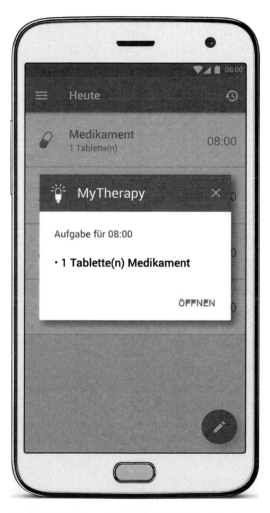

▣ Abb. 5.4 Internet-Memo-Systeme. Beispiel: die App „MyTherapy". (Quelle: My Therapy/smartphone gmbh)

dokumentiert werden. Deren Wechselwirkungen (z. B. Johanniskraut) mit verordneten Medikamenten können durchaus beachtliche Risiken beinhalten (▶ Kap. 6).

Etwaige Dosisänderungen nach Arztanruf sollten sofort im Medikamentenplan vermerkt werden, ebenso Befundmitteilungen (z. B. Lithiumspiegel).

Eine wichtige Rolle spielen auch Angehörigenseminare, die von fast allen größeren stationären psychiatrischen Einrichtungen angeboten werden. Oft werden diese auch für die Betreuung von Kranken mit chronischer Psychose im Rahmen der Behandlung durch psychiatrische Institutsambulanzen (PIA) durchgeführt.

5.4 Umgang mit Generika

Ein nicht zu unterschätzender Faktor im Zusammenhang mit der Einnahmetreue des Patienten ist die Entscheidung, von einem Originalpräparat auf ein sog. Generikum umzustellen. Nach Ablauf des Patentschutzes eines Präparats werden zahlreiche Generikapräparate auf den Markt gebracht, die den internationalen Substanznamen (INN, z. B. Olanzapin) und den Namen des Herstellers tragen. Für alle diese Präparate gilt, dass sie die sog. Bioäquivalenz nachweisen müssen. Dies bedeutet, dass sie hinsichtlich bestimmter wichtiger Wirkeigenschaften, wie z. B. Schnelligkeit der Auflösung im Körper, Zeit bis zum Erreichen der maximalen Wirkung oder Dauer der Wirkung, mit dem Originalpräparat vergleichbar sind bzw. sich in einem Bereich von 85–120 % gegenüber dem Original bewegen dürfen.

Die Deutsche Pharmazeutische Gesellschaft empfiehlt in ihrer Leitlinie „Gute Substitutionspraxis", bei psychischen Erkrankungen mit einem Medikamentenwechsel auch unter verschiedenen Generika u. a. wegen der Gefahr der Verunsicherung vorsichtig zu sein. Gänzlich verzichtet werden soll darauf bei ängstlichen oder agitierten (unruhigen) Patienten und speziell auch dann, wenn eine Umstellung beim Patienten Befürchtungen für eine Verschlechterung seines Zustands auslösen könnte. Bei Demenzpatienten können Umstellungen generell problematisch sein. Für diese gilt im Besonderen, dass jede Änderung der gegebenen Medikamente, ob dies Form, Farbe, Größe oder Schluckbarkeit betrifft, zu Non-Compliance führen kann. Konterkariert wird das Ganze durch sog. Rabattverträge der Krankenkassen mit bestimmten Herstellern. Aufgrund dessen sind die Apotheken gezwungen, nur Präparate dieser Hersteller je nach Krankenkasse abzugeben.

> ❯ Der nicht seltene mehrfache Wechsel (aufgrund von Rabattverträgen der Krankenkassen mit bestimmten Herstellern) von wirkstoffgleichen Generikumpräparaten kann gerade bei psychiatrischen Patienten zu Verunsicherung, Irritationen und sogar Non-Compliance führen. Deshalb ist eine gezielte Aufklärung und Beratung auch in der Apotheke wichtig, um ein unkontrolliertes Absetzen der Präparate zu verhindern.

5.5 Einfluss von Darreichungsformen

Psychopharmaka gibt es wie andere Medikamente in verschiedenen Darreichungsformen. Dabei handelt es sich um eine Art Verpackung für den Wirkstoff oder verschiedene sog. Trägersubstanzen, in die der Wirkstoff eingebettet ist. Die unterschiedlichen Formen eines Arzneimittels (in der Fachsprache: Galenik) tragen entscheidend dazu bei, ob es lang oder kurz wirkt, ob seine Wirkung sofort oder mit einer gewünschten Verzögerung eintritt, ob der Wirkstoff im Körper auf einmal oder nur portionsweise zur Verfügung steht.

5.5.1 Ampullen (zur Injektion oder Infusion)

Wenn ein möglichst rascher Wirkungseintritt erreicht werden soll, ist es am besten, das Medikament zu spritzen (intravenöse oder intramuskuläre Injektion). Auch bei Patienten, die krankheitsbedingt nicht in der Lage sind, Arzneimittel zu schlucken, ist das die ideale Applikationsart.

Ein wichtiges Instrument in der psychiatrischen Therapie stellen Depotampullen dar. Ihre besondere galenische Verarbeitung gewährleistet, dass der Wirkstoff sehr langsam im Körper freigesetzt wird und die Abstände zwischen den einzelnen Gaben (Dosierungsintervalle) dementsprechend groß sein können. Bislang liegen von den Psychopharmaka nur die Antipsychotika in Depotform vor und müssen, je nach Wirkstoff und Anwendungsgebiet, in 1- bis 12-wöchigen Abständen gespritzt werden. Ganz aktuell gibt es seit Mitte 2016 ein neues Depot-Antipsychotikum (Trevicta), das nur noch vierteljährlich i. m. verabreicht werden muss.

5.5.2 Tabletten, Kapseln oder Dragees

Sie werden über den Mund eingenommen und daher als orale Arzneiformen bezeichnet. Dragees sind Tabletten mit einem lackartigen Überzug. Kapseln besitzen eine geschmacksneutrale Hülle aus Gelatine oder Stärke. Häufig sind sie mit einem magensaftresistenten Überzug (zum Schutz vor der Auflösung durch den Magensaft) versehen, damit der Wirkstoff erst im Darm freigesetzt wird. Man schluckt sie am besten mit reichlich Wasser und sollte sie möglichst nicht im Liegen einnehmen. Eine interessante Weiterentwicklung bei diesen festen oralen Arzneiformen sind kleine Plättchen (Schmelztabletten), die sich sekundenschnell im Mund auflösen, sodass der Wirkstoff direkt über die Mundschleimhaut in den Körper gelangt (z. B. Tavor Expidet-Plättchen, Zyprexa Velotab) und so das Schlucken von Tabletten oder anderen festen oralen Arzneiformen nicht notwendig ist. Die Resorption (Aufnahme in den Körper) geschieht allerdings wie bei Tabletten über die Magenschleimhaut.

5.5.3 Tropfen und Saft

Bei diesen flüssigen oralen Arzneiformen werden Messpipetten oder Messlöffel in der Packung mitgeliefert. Es ist wichtig, diese Dosierungshilfen bei der Einnahme zu verwenden, da sich die angegebenen Dosierungen auf sie beziehen. Da bei vielen Tropfen oder Säften der Wirkstoff nicht in gelöster Form, sondern als Suspension vorliegt, darf man nicht vergessen, die Flasche vor dem Gebrauch gut zu schütteln, damit sich der Wirkstoff gleichmäßig in der Flüssigkeit verteilt.

5.5.4 Orale Einnahme oder besser Depotgabe?

In der Schizophreniebehandlung müssen die verordneten Antipsychotika wegen der Gefahr eines Rückfalls längerfristig eingenommen werden. Das Rückfallrisiko verringert sich bei regelmäßiger Einnahme der Medikamente deutlich gegenüber Patienten, die keine Antipsychotika bekommen (▸ Kap. 18). Grundsätzlich stehen dabei Arzt und Patient vor der Wahl, die orale Akuttherapie mit Tabletten oder flüssigen Arzneiformen fortzusetzen oder sich für eine Therapie mit sog. Depotspritzen zu entscheiden. Orale Arzneiformen müssen in der Regel mindestens einmal täglich eingenommen werden, während Depotspritzen in ein- bis mehrwöchigen Intervallen bis hin zu einem vierteljährlichen Abstand verabreicht werden. Die gleichmäßige Wirkstofffreigabe und länger andauernde Wirkung der Depotformen haben gleichbleibende Blutkonzentrationen des Medikaments zur Folge. Bei oraler Therapie dagegen resultieren durch die tägliche Verabreichung schwankende Wirkstoffbelastungen. Wenn die Medikamenteneinnahme vergessen wird, ist die Zufuhr des Wirkstoffs unterbrochen und der Wirkstoffspiegel sinkt. Bei unregelmäßiger Einnahme besteht ein erhöhtes Rückfallrisiko. Die sichere, zuverlässige Freisetzung des Wirkstoffs bei Depotgabe und die regelmäßigen Arzttermine sind für Patient und Arzt von Vorteil. Da das Medikament nach der Injektion gleichmäßig aufgenommen wird, ist in der Regel meist eine geringere Wirkstoffmenge als bei der täglichen oralen Therapie erforderlich. Dies kann auch weniger Nebenwirkun-gen zur Folge haben. Nach neueren Untersuchungen ist die Häufigkeit eines Rückfalls unter Depot-Antipsychotika niedriger als unter Tabletten oder Tropfen. Die Entscheidung zu einer Depotbehandlung fällt allerdings nicht immer leicht. Schließlich ist jede Injektion ein körperlicher Eingriff und kann schmerzhaft sein. So ist in jedem Einzelfall zu entscheiden, welche Art der Anwendung für den jeweiligen Patienten die vorteilhaftere ist.

❯ Patienten, die eine Therapie mit Depot-Antipsychotika erhalten, sollten einen sog. Depotpass führen, in dem die jeweils fälligen Injektionstermine vermerkt sind.

5.6 Dosierung

Psychopharmaka werden grundsätzlich individuell dosiert. Manche müssen mehrmals täglich eingenommen werden, andere nur einmal am Tag (z. B. Retardpräparate). Bei Antipsychotika ist im Akutstadium der Erkrankung meist eine höhere Dosierung notwendig, nach eingetretener Besserung wird die Dosis verringert bis zur sog. Erhaltungsdosis. Bei Antidepressiva sollte die in der Akuttherapie gegebene Dosierung in der Regel unverändert über Monate (sog. Erhaltungstherapie) fortgesetzt werden. Zur besseren Verträglichkeit werden manche Psychopharmaka (z. B. Antidepressiva) auch „einschleichend" dosiert, also langsam gesteigert. Es gibt allerdings eine ganze Anzahl an Substanzen, bei denen keine „Aufdosierung" notwendig ist, sondern direkt mit der klinisch effektiven Dosis begonnen werden kann.

Die Häufigkeit der Einnahme wird in hohem Maße durch die sog. Halbwertszeit des Wirkstoffes bestimmt. Sie gibt an, in welcher Zeitspanne die Wirkstoffmenge um die Hälfte abnimmt. Halbwertszeiten von 20 h und mehr erlauben in der Regel, das Medikament nur einmal täglich einzunehmen, kürzere Halbwertszeiten machen die 2- oder mehrmalige Verabreichung eines Medikaments erforderlich. Allerdings können mit Hilfe moderner Retar-

◘ Tab. 5.2 Psychopharmaka: Einnahmeschwerpunkt morgens oder abends (beispielhafte Auswahl)

Substanzgruppe	Bevorzugte Einnahme am Morgen bzw. möglichst nicht später als 16.00 Uhr	Bevorzugte Einnahme am Abend bzw. bei mehreren Tagesdosen abendlicher Einnahmeschwerpunkt
Antidepressiva	Bupropion (Elontril)	Agomelatin (Valdoxan)[a]
	Citalopram (Cipramil)	Amitriptylin (Saroten)
	Fluoxetin (Fluctin)	Doxepin (Aponal)
	Milnacipran (Milnaneurax)	Maprotilin (Ludiomil)
	Moclobemid (Aurorix)	Mirtazapin (Remergil)
	Paroxetin (Seroxat)	Trimipramin (Stangyl)
	Tranycypromin (Jatrosom)	
	Venlafaxin (Trevilor)	
Antipsychotika	Amisulprid (Solian)	Chlorprothixen (Truxal)
	Aripiprazol (Abilify)	Levomepromazin (Neurocil)
	Cariprazin (Reagila)	
	Flupentixol (Fluanxol)	Melperon (Eunerpan)
	Risperidon (Risperdal)	Pipamperon (Dipiperon)
		Promethazin (Atosil)
		Quetiapin (Seroquel Prolong)

[a]Einnahme direkt beim Zubettgehen

dierungsverfahren (retardiert = verzögert freigesetzt; z. B. Tabletten mit verzögerter Wirkstofffreisetzung) auch Substanzen mit eigentlich kürzerer Halbwertszeit nur noch 1-mal täglich eingenommen werden (z. B. Quetiapin retard, Venlafaxin retard).

5.7 Einnahmezeitpunkt

Substanzen mit deutlich aktivierender Wirkung bzw. Schlafstörungen als Nebenwirkung sollten bevorzugt am Morgen oder spätestens am Nachmittag eingenommen werden. Im Gegensatz dazu empfiehlt es sich, Psychopharmaka mit sedierenden Effekten besser abends oder mit abendlichem Dosisschwerpunkt zu verabreichen. Beispiele dafür und Einnahmeempfehlungen finden sich in ◘ Tab. 5.2.

Die meisten Psychopharmaka können ohne besondere Beachtung bestimmter Einnahmezeiten (vor, zum oder nach dem Essen) eingenommen werden. Es gibt aber auch Beispiele wie das Antipsychotikum Ziprasidon (Zeldox), bei dem die Bioverfügbarkeit, also die Substanzmenge, die vom Körper aufgenommen wird, durch gleichzeitige Nahrungseinnahme deutlich erhöht wird. Andere Psychopharmaka, wie die Verzögerungsform von Quetiapin (Seroquel Prolong), sollen nicht zusammen mit einer Mahlzeit eingenommen werden.

Bei Medikamenten, bei denen eine Blutspiegelbestimmung vorgenommen werden soll (z. B. Lithium oder Clozapin), ist wichtig, dass die Blutentnahme ca. 12 h nach der letzten Medikamenteneinnahme erfolgt und die nächste Dosis des Psychopharmakons erst nach der Blutentnahme eingenommen wird.

Je nach vorliegendem Krankheitsbild muss die Einnahme regelmäßig erfolgen, manchmal aber auch nur bei Bedarf (z. B. Tranquilizer, Schlafmittel).

❗ **Von der eigenmächtigen Einnahme von Tranquilizern ohne (fach-)ärztliche Kontrollen ist wegen der Gewöhnungsgefahr (▶ Kap. 10) unbedingt abzuraten.**

Jede Dosisänderung sollte möglichst nur nach Rücksprache mit dem behandelnden (Fach-) Arzt erfolgen! Patienten mit Psychoseerfahrung können Antipsychotika individuell nach ihrer psychischen Stabilität dosieren; Frühwarnzeichen eines Psychoserückfalls erfordern eine sofortige Dosiserhöhung.

Fallbeispiel

Frau A. S. hat von ihrem Hausarzt wegen einer anhaltenden depressiven Verstimmung Citalopram 20 mg (einmal täglich) verschrieben bekommen. Eine Woche später kommt sie wieder in die Praxis und klagt über immer wieder auftretende Übelkeit und Durchfälle. Auch könne sie seit der Einnahme des Präparats deutlich schlechter einschlafen, und ihre Traurigkeit hätte sich auch nicht gebessert. Im Gespräch stellte sich heraus, dass sie das Medikament abends eingenommen hatte. Die Empfehlung lautete, die Tabletten zu halbieren und immer morgens eine halbe Tablette einzunehmen. Dies sollte sie eine Woche lang durchführen und dann auf eine ganze Tablette morgens steigern. Zum nächsten vereinbarten Termin nach 2 Wochen war ihre Stimmung leicht verbessert, die Nebenwirkungen auf den Schlaf und im Magen-Darm-Trakt waren unter dem neuen Therapieregime nicht mehr aufgetreten.

5.8 Wirkungsbeginn

Bei vielen Psychopharmaka dauert es Tage (z. B. Antipsychotika), Wochen (z. B. Antidepressiva) oder Monate (z. B. Antidementiva), bis die gewünschte Wirkung eintritt. Andererseits können Nebenwirkungen häufig bereits vor Eintritt der eigentlichen Medikamentenwirkung auftreten (z. B. deutlich sedierende oder auch aktivierende Effekte). Dies kann dazu führen, dass der Patient, wenn er darüber nicht informiert ist, die Behandlung abbricht. Daher ist die Aufklärung über mögliche Symptome einer Krankheit, erwünschte Wirkungen der Medikamente und ihre unerwünschten Effekte von großer Bedeutung. Nicht bei allen Psychopharmaka ist von einem langsamen Wirkungsbeginn auszugehen. So tritt die beruhigende oder angstlösende Wirkung der Benzodiazepine in der Regel sehr schnell (bei vielen Substanzen innerhalb von ca. 1/2–1 h) ein.

5.9 Einnahmedauer

Es gibt keine allgemein gültige Regel, für wie lange Zeit Psychopharmaka eingenommen werden müssen. Die Dauer der Einnahme hängt vom individuellen Krankheitsverlauf ab. Nicht wenige psychische Erkrankungen erfordern es, dass die Medikamente auch nach Abklingen der Beschwerden noch weiter eingenommen werden, um den Zustand zu stabilisieren und einen Rückfall zu verhüten (Rezidivprophylaxe). Dies ist beispielsweise bei Antidepressiva, Antipsychotika und besonders bei Lithium bzw. anderen Stimmungsstabilisierern der Fall. Diese Medikamente müssen gerade, weil es den Patienten gut geht, weiter eingenommen werden. Leider gehört es zum psychiatrischen Alltag, dass Patienten wiedererkranken, weil sie die (zur Rückfallverhütung meist niedrig dosierten) Medikamente eigenmächtig abgesetzt haben.

Wenn eine Erkrankung erstmalig aufgetreten ist, wird heute empfohlen, die Behandlung mit **Antidepressiva** noch 6–12 Monate nach Abklingen der Akutsymptomatik weiterzuführen (Erhaltungstherapie). Bei wiederholten depressiven Episoden ist je nach Verlauf der Erkrankung mitunter eine jahrelange Behandlung mit Antidepressiva oder auch Lithium bzw. **anderen Stimmungsstabilisierern** notwendig.

5

Antipsychotika sollen bei einer Ersterkrankung über einen Zeitraum von 1–2 Jahren gegeben werden. Bei einer Wiedererkrankung wird im Allgemeinen eine Behandlungsdauer von 2–5 Jahren vorgeschlagen. Patienten, die sehr häufig erkranken, sollten eine Dauertherapie erhalten.

> ❯ Patienten setzen ihr Antidepressivum leider in über der Hälfte der Fälle binnen 3 Monaten ab, Depot-Antipsychotika/-Neuroleptika (zur Langzeittherapie/Rückfallverhütung!) werden durchschnittlich nur 200 Tage eingesetzt, 50 % der Patienten werden <10 Monate behandelt!

Für Benzodiazepin-Tranquilizer gilt wegen der Abhängigkeitsgefahr die Empfehlung, sie so kurz wie möglich, maximal 3 Monate lang einzusetzen. Schlafmittel sollten in der Regel nicht länger als 4 Wochen kontinuierlich eingenommen werden. Hinweise zum richtigen Absetzen von Psychopharmaka finden sich in ▶ Kap. 11.

Fazit
Die Einnahmedauer von Psychopharmaka lässt sich nicht einheitlich festlegen. Manche müssen über einen längeren Zeitraum genommen werden (z. B. Antipsychotika), andere dürfen in der Regel nicht zu lange eingesetzt werden (z. B. Benzodiazepin-Tranquilizer).

Welche Neben- und Wechselwirkungen sind wichtig?

© Springer-Verlag GmbH Deutschland, ein Teil von Springer Nature 2019
O. Dietmaier et al., *Pflegewissen Psychopharmaka*, https://doi.org/10.1007/978-3-662-58427-9_6

Beim Einsatz wirksamer Medikamente muss neben der erwünschten Hauptwirkung immer auch mit Nebenwirkungen gerechnet werden. Die Nebenwirkungen eines Arzneimittels sind eng mit dessen jeweiligen Wirkungen, z. B. an Rezeptoren im Gehirn oder auf Überträgersubstanzen in Nervenzellen verknüpft.

Generell kann man zwischen **erwünschten** und **unerwünschten Nebenwirkungen** unterscheiden: So ist z. B. die Sedierung durch Tranquilizer eine erwünschte (Neben-)Wirkung, wenn sie als Schlafmittel verwendet werden. Doch im allgemeinen Sprachgebrauch und auch in diesem Buch werden unter Nebenwirkungen die unerwünschten Effekte (UAW) verstanden. Ob und wie häufig Nebenwirkungen auftreten, unterliegt vielfältigen Einflüssen.

Grundsätzlich ist zu sagen, dass erst die genaue Kenntnis der Nebenwirkungen (Art und Häufigkeit) es ermöglicht, bei einem Medikament das Risiko durch die Behandlung gegen das Krankheitsrisiko abzuwägen. Im Allgemeinen ist das Risiko einer unbehandelten Krankheit um ein Vielfaches höher als das Risiko durch das gegen sie eingesetzte Medikament.

6.1 Besonderheiten

In diesem Zusammenhang ist interessant, dass auch sog. Placebos, also wirkstofffreie Scheinmedikamente, Nebenwirkungen auslösen können („Nocebo-Effekt"). So werden in Placeboversuchen von 10–25 % der Teilnehmer Kopfschmerzen, Übelkeit, Müdigkeit und Konzentrationsschwäche angegeben, vor allem wenn diese konkret nach entsprechenden Nebenwirkungen gefragt werden.

Bei bestimmten Personengruppen sind gehäuft Nebenwirkungen festzustellen. Dazu gehören z. B. alte Menschen oder Säuglinge und Kleinkinder. Sie reagieren oft sehr empfindlich und anders als erwartet auf Arzneimittel. Verantwortlich hierfür ist eine Reihe von Faktoren, die vornehmlich die Pharmakokinetik (z. B. Verstoffwechslung, Ausscheidung) im Körper betreffen.

6.2 Der Beipackzettel

Informationen zu den möglichen Nebenwirkungen eines Arzneimittels liefert der Beipackzettel. Er gibt sowohl den Schweregrad der Symptome als auch die Häufigkeit ihres Auftretens an. Aus Haftungsgründen müssen die Herstellerfirmen alle Nebenwirkungen auflisten, auch die seltensten, die nur in Einzelfällen aufgetreten sind. Um dem behandelnden Arzt und dem Patienten die Einschätzung des Nebenwirkungsrisikos zu erleichtern, werden nach den neuen Vorgaben des Bundesinstituts für Arzneimittel und Medizinprodukte die **Häufigkeitsangaben der Nebenwirkungen** folgendermaßen definiert:

- „Sehr häufig" bedeutet in ≥ 10 % der Fälle,
- „häufig" entspricht 1–10 %,
- „gelegentlich" entspricht 0,1–1 %,
- „selten" bedeutet 0,01–0,1 %,
- „sehr selten" heißt $\leq 0,01$ %.

In der Regel treten schwere Nebenwirkungen eher selten und leichtere häufiger auf.

Weitere Hinweise zu wichtigen bzw. relevanten Nebenwirkungen finden Sie auch in den Merkblättern zur Patientenaufklärung (Anhang).

6.3 Nebenwirkungen einzelner Psychopharmakagruppen

Für die Psychopharmaka gilt, dass Antipsychotika und Antidepressiva häufiger Nebenwirkungen verursachen als Tranquilizer und Schlafmittel. Die häufigsten Nebenwirkungen der klassischen Neuroleptika sind typische Bewegungsstörungen (sog. extrapyramidalmotorische Störungen), Müdigkeit und Herz-Kreislauf-Störungen. Bei den neueren Mitteln, den sog. **Antipsychotika der zweiten Generation**, treten Bewegungsstörungen seltener auf, dafür stehen unerwünschte Wirkungen wie Gewichtszunahme oder negative Auswirkungen auf den Stoffwechsel (Diabetes!) im Vordergrund. Gewichtszunahme ist ein Problem bei vielen Psychopharmaka, nicht nur bei Antipsychotika. Auch bei den **Antidepressiva** unterscheidet sich das Nebenwirkungsspektrum der klassischen und der neueren Substanzen: Während bei den klassischen trizyklischen Antidepressiva am häufigsten Mundtrockenheit, Hypotonie und Erhöhungen der Leberwerte auftreten können, überwiegen bei den neueren Mitteln, wie z. B. den Serotonin-Wiederaufnahmehemmern, Nebenwirkungen wie Übelkeit und Erbrechen sowie Unruhe und Schlafstörungen. Nebenwirkungen treten typischerweise meist in den ersten Behandlungstagen auf und klingen im Laufe der Therapie ab. Einige Nebenwirkungen wie z. B. sexuelle Störungen oder Gewichtszunahme werden in der Regel erst nach längerer Therapiedauer auffällig.

Bei längerfristigem Gebrauch von trizyklischen Antidepressiva oder klassischen Neuroleptika können das Denkvermögen und das Gedächtnis beeinträchtigt werden. Diesbezüglich sind die neueren Substanzen aus diesen beiden Gruppen in der Langzeitanwendung deutlich vorteilhafter.

In der Regel sind Psychopharmaka gut verträglich. Die meisten im Beipackzettel beschriebenen Nebenwirkungen werden Anwender bei sich selbst kaum beobachten. UAWs klingen oft im Laufe der Behandlung ab. Bei Nebenwirkungen, die inakzeptabel sind, gibt es in der Regel Alternativen, die besser vertragen werden.

> Bei Beobachtung von Nebenwirkungen durch Pflegende sollte der behandelnde Arzt informiert werden.

6.4 Überdosierungen und Vergiftungen

Neben trizyklischen Antidepressiva kann vor allem Lithium toxisch sein, sodass diesen beiden Gruppen in diesem Zusammenhang besondere Beachtung zukommt.

Bei Vergiftungen mit **trizyklischen Antidepressiva** kommt es zu ZNS-Störungen mit Verwirrtheit, Halluzinationen und raschem Übergang in ein Koma mit epileptischen Anfällen.

Anticholinerge Effekte äußern sich u. a. in Harnverhalt und Darmverschluss. Besonders gefährlich sind die toxischen Wirkungen am Herzen: Es kann zu Kammertachykardien, Erregungsbildungs- und Reizleitungsstörungen kommen. In der Regel sind bei Vergiftungen mit trizyklischen Antidepressiva immer intensivmedizinische Maßnahmen erforderlich.

Hinsichtlich der Toxizität und damit der Arzneimittelsicherheit weisen die neueren Antidepressiva (z. B. selektive Serotonin-Wiederaufnahmehemmer – SSRI) im Vergleich zu den trizyklischen Substanzen erhebliche Vorteile auf.

Intoxikationen mit **Lithium** sind vor allem bei Nichtbeachtung der vorgeschriebenen Blutspiegelkontrollen möglich. Generell muss bei erhöhten Lithiumkonzentrationen im Serum verstärkt mit Nebenwirkungen gerechnet werden. Ab einer Konzentration von ca. 2 mmol/l drohen ernste Vergiftungserscheinungen, die sich in ZNS-Nebenwirkungen, Magen-Darm-Störungen und Schädigungen von Herz und Nieren zeigen.

Verstärkte Beeinträchtigungen der Beweglichkeit können vor allem bei Überdosierungen **hochpotenter Antipsychotika** auftreten, während bei den niederpotenten trizyklischen Substanzen die Symptome eher einer Vergiftung mit trizyklischen Antidepressiva ähneln. In der Gruppe der Antipsychotika ist **Clozapin** die Substanz mit der engsten therapeutischen Breite. Plasmaspiegelbestimmungen sind deshalb dringend anzuraten, da bei Überdosierungen sehr schnell Krampfanfälle auftreten können.

Überdosierungen von **Benzodiazepinen** haben in der Regel keine schwerwiegenden Folgen. Meist lässt sich nur eine ausgeprägte Schläfrigkeit und Benommenheit beobachten, in seltenen Fällen kann es aber auch zu Koma mit deutlichem Blutdruckabfall kommen. Tödliche Ausgänge sind sehr selten. Gefährlicher sind Vergiftungen mit **Schlafmitteln**, in erster Linie älteren Substanzen wie Chloralhydrat oder Barbituraten, aber auch, insbesondere bei Kindern, mit freiverkäuflichen Antihistaminika.

6

6.5 Gegenanzeigen

Unter Gegenanzeigen sind Zustände oder Erkrankungen zu verstehen, bei denen ein Arzneimittel nicht angewendet werden darf. Man unterscheidet zwischen absoluten und relativen Gegenanzeigen. Bei absoluten Gegenanzeigen darf das Arzneimittel auf keinen Fall eingesetzt werden. Relative Gegenanzeigen sind gleichbedeutend mit Anwendungsbeschränkungen. Das betrifft Zustände, Erkrankungen oder Personengruppen, bei denen ein Medikament nur unter Beachtung bestimmter Vorsichtsmaßnahmen (z. B. regelmäßige Kontrolluntersuchungen oder Reduzierung der Dosis) verwendet werden darf.

6.5.1 Absolute Gegenanzeigen

Als absolute Gegenanzeigen für den Einsatz von Antidepressiva, Neuroleptika und Tranquilizern gelten bekannte Überempfindlichkeiten gegen diese Stoffe sowie akute Vergiftungen mit zentral dämpfenden Pharmaka (z. B. Schlafmittel, Schmerzmittel) oder mit Alkohol. Bei akutem Delirium, Engwinkelglaukom und schweren Herzerkrankungen (Überleitungsstörungen) dürfen trizyklische Antidepressiva nicht eingesetzt werden. Neuere Antidepressiva aus der Gruppe der Serotonin-Wiederaufnahmehemmer und trizyklische Antidepressiva dürfen keinesfalls gemeinsam mit sog. Monoaminoxidase(MAO)-Hemmern gegeben werden. Hier sind bei einer Therapieumstellung auch bestimmte Wartezeiten zu beachten (▶ Abschn. 16.6). Absolute Gegenanzeigen bei Benzodiazepinen sind ein akutes Engwinkelglaukom und darüber hinaus die Verabreichung an Personen mit bekannter Medikamenten-, Drogen- und Alkoholabhängigkeit. Auch Kinder und Jugendliche dürfen keine Benzodiazepine verabreicht bekommen, mit wenigen Ausnahmefällen wie Prämedikation vor chirurgischen Eingriffen oder bei epileptischen Anfällen. Die hier genannten Gegenanzeigen sind nur beispielhaft. Eine genaue

Auflistung der jeweiligen Gegenanzeigen ist den Beipackzetteln bzw. den Gebrauchsinformationen für Fachkreise zu entnehmen.

6.5.2 Relative Gegenanzeigen

Die Liste der relativen Gegenanzeigen ist bei allen Psychopharmaka umfangreicher als die der absoluten Gegenanzeigen. Dem Laien fällt die Differenzierung oft schwer, er sollte sie dem Arzt überlassen. Patienten sollten am besten alle unter „Gegenanzeigen" ausgesprochenen Anwendungsbeschränkungen als Verbote betrachten.

6.6 Wechselwirkungen (Interaktionen)

Polypharmazie, die gleichzeitige Gabe mehrerer Arzneimittel, ist heute in der Praxis eher die Regel als die Ausnahme. Je mehr Arzneimittel miteinander kombiniert werden, desto wahrscheinlicher wird allerdings auch das Auftreten von unerwünschten Wechselwirkungen. In den Fachinformationen für die in Deutschland auf dem Markt befindlichen verschreibungspflichtigen Arzneimittel wird auf ca. 7000 mögliche Interaktionen hingewiesen. Auch Psychopharmaka werden häufig untereinander und mit anderen Substanzklassen kombiniert, wobei es zu einer gegenseitigen Beeinflussung der Arzneistoffe kommen kann. Derartige Wechselwirkungen können sowohl positiver Art, d. h. therapeutisch nützlich, als auch negativ sein.

Im heutigen Sprachgebrauch versteht man unter Wechselwirkungen **unerwünschte Interaktionen**. Diese können eine unzureichende Arzneimittelwirkung durch Abschwächung und Verkürzung der Wirkdauer oder auch Nebenwirkungen durch verstärkte und verlängerte Effekte zur Folge haben.

❯ **Wechselwirkungen sind nicht nur zwischen Arzneimitteln, sondern auch mit Nahrungs- und Genussmitteln möglich!**

Fallbeispiel

Herr R. B., ein 35-jähriger Patient mit der Diagnose „chronische Schizophrenie", erhielt während eines stationären Aufenthalts in einem psychiatrischen Krankenhaus das Antipsychotikum Olanzapin (z. B. Zyprexa). Bei einer routinemäßigen Überwachung des Blutspiegels des Medikaments wurde festgestellt, dass der Spiegel des Olanzapins bei Herrn B. deutlich unter dem empfohlenen therapeutischen Bereich lag, obwohl er das Medikament in einer Dosierung von 20 mg/Tag erhielt. Eine erneute Kontrolle nach einer Woche ergab wieder zu niedrige Blutspiegel. Daraufhin wurde der Patient von den Mitarbeitern der Station verdächtigt, das Medikament nicht einzunehmen bzw. die Einnahme vorzutäuschen. Der Fall wurde einem Spezialisten des die Bestimmung der Plasmaspiegel durchführenden Labors vorgestellt. Auf dessen Nachfrage nach weiteren gleichzeitig gegebenen Medikamenten wurde nur das Benzodiazepinpräparat Lorazepam (z. B. Tavor) genannt. Eine weitere Nachfrage ergab, dass der Patient starker Raucher war. Daraufhin erfolgte der Hinweis, dass aus der Literatur bekannt ist, dass Zigarettenrauch die Blutspiegel von einigen Medikamenten wie z. B. Zyprexa (Olanzapin) deutlich verringern kann. Die Empfehlung war, entweder dem Patienten eine Einschränkung seines Zigarettenkonsums nahezulegen oder, falls dies nicht möglich war, die Olanzapindosis zu erhöhen. Da der Patient beim Rauchen zu keinen Veränderungen bereit war, wurde die Olanzapindosis auf 30 mg/Tag erhöht. Darunter verbesserte sich die klinische Symptomatik des Patienten deutlich, und der Blutspiegel des Medikamentes erreichte den empfohlenen therapeutischen Bereich.

Wichtig ist im Zusammenhang mit dem geschilderten Fall, dass bei einer eventuellen Beendigung des Zigarettenkonsums die Blutspiegel bei unveränderter Gabe der vorher erforderlichen höheren Dosierung des Medikaments Olanzapin massiv ansteigen können. In diesem Fall ist eine Senkung der Tagesdosis dringend notwendig.

Laut den Ergebnissen neuerer Untersuchungen (AMSP = Arzneimittelsicherheit in der Psychiatrie) war bei ungefähr 3/4 der Patienten, die Psychopharmaka einnehmen, Polypharmazie zu beobachten. Nicht-Psychopharmaka wurden von etwa 50 % der stationären Patienten benutzt. Gerade auf diese Wechselwirkungen zwischen Psychopharmaka und Nicht-Psychopharmaka ist besonderes Augenmerk zu richten. Es sollte allerdings nicht vergessen werden, dass die meisten Wechselwirkungen keine negativen Folgen für den Patienten haben, oft sind sie auch dosisabhängig und beherrschbar. Für die Gruppe der Psychopharmaka gibt es jedoch einige Wechselwirkungen, die tatsächlich potenziell gefährlich sein können und generell vermieden werden sollten.

Beispiele für besonders riskante Kombinationen unter Psychopharmakotherapie finden sich in ◘ Tab. 6.1

◘ **Tab. 6.1** Beispiele für riskante Kombinationen von Psychopharmaka mit anderen Medikamenten

Kombination	Beispiele	Mögliche klinische Folgen
2 Substanzen mit möglicher blutbildschädigender Wirkung	Antipsychotikum Clozapin + Stimmungsstabilisierer Carbamazepin	Leukopenie, Agranulozytose (Absinken bis hin zum Verlust der weißen Blutkörperchen)
2 Substanzen mit serotonergem Wirkprofil	MAO-Hemmer Tranylcypromin + Antidepressivum Clomipramin	Verstärkte serotonerge Effekte bis hin zum Serotoninsyndrom
2 Substanzen mit QTc-Zeit-verlängernden Eigenschaften (Veränderungen im EKG)	Antipsychotikum Ziprasidon + Antidepressivum Citalopram	QTc-Zeit-Verlängerung, maligne Arrhythmien, Torsade de pointes (Herzrhythmusstörungen bis hin zum Herzstillstand)

Eine Auswahl von wichtigen unerwünschten Wechselwirkungen mit anderen Medikamenten findet sich für jede Psychopharmakagruppe im jeweiligen ► Abschn. 16.7 des speziellen Teils. Wer sich einen umfassenden Überblick über die Vielzahl an möglichen Wechselwirkungen verschaffen möchte, sei auf die am Ende dieses Buches genannte weiterführende Literatur zu diesem Thema verwiesen.

Generell gilt für alle Psychopharmaka mit sedierender Wirkkomponente (Tranquilizer, Hypnotika, Antidepressiva, Neuroleptika), dass eine Kombination mit anderen ZNS-hemmenden Substanzen und Alkohol zu einer verstärkten Sedierung führen kann. Auch starke Schmerzmittel, viele „Grippemittel" und Medikamente gegen Reisekrankheit, Erbrechen oder Allergien können zentral dämpfende Nebenwirkungen haben und sollten deshalb mit Vorsicht mit Psychopharmaka kombiniert werden.

> ❯ Bei Einnahme von Psychopharmaka ist grundsätzlich Vorsicht geboten bei Selbstmedikation mit frei verkäuflichen psychoaktiven Präparaten. Das Risiko von Wechselwirkungen ist insbesondere bei Johanniskraut sehr hoch (► Kap. 16).

Kontrolluntersuchungen

© Springer-Verlag GmbH Deutschland, ein Teil von Springer Nature 2019
O. Dietmaier et al., *Pflegewissen Psychopharmaka*, https://doi.org/10.1007/978-3-662-58427-9_7

Grundsätzlich dürfen Psychopharmaka nicht ohne regelmäßige ärztliche Kontrolle verordnet und eingenommen werden (◘ Abb. 7.1). Vor Beginn der Therapie mit Antidepressiva bzw. Antipsychotika sollte eine umfassende körperliche Untersuchung stattfinden, bei der auch Puls, Gewicht und Blutdruck gemessen sowie ein EKG gemacht werden sollten. Laborchemisch sind das Blutbild, die Leber- und Nierenwerte sowie bei Antipsychotika die Blutzuckerwerte und der Lipidstatus zu bestimmen; bei Frauen in gebärfähigem Alter empfiehlt es sich, einen Schwangerschaftstest durchzuführen.

7

7.1 Kontrolluntersuchungen bei Antidepressivatherapie

In ◘ Tab. 7.1 wird eine Übersicht über die empfohlenen Kontrolluntersuchungen bei einer Therapie mit trizyklischen bzw. neueren Antidepressiva gegeben.

7.2 Kontrolluntersuchungen bei Antipsychotikatherapie

◘ Tab. 7.2 zeigt notwendige Kontrollen unter klassischen nicht-trizyklischen Neuroleptika und Antipsychotika der 2. Generation. Für trizyklische Neuroleptika der 1. Generation und für Clozapin bestehen separate Empfehlungen für Kontrolluntersuchungen (► Abschn. 7.3).

7.3 Weitere erforderliche Kontrollen

▪ **Trizyklische Antidepressiva**
Während einer Behandlung mit trizyklischen Antidepressiva sind regelmäßige Blutbildkontrollen zwingend notwendig. Die Bestimmung des Blutspiegels sollte bei unklaren klinischen Befunden bzw. Nebenwirkungen erfolgen. Bei älteren Patienten sowie Patienten mit Herz-Kreislauf-Erkrankungen sollten in viertel- bis halbjährlichen Abständen EKG-Kontrollen

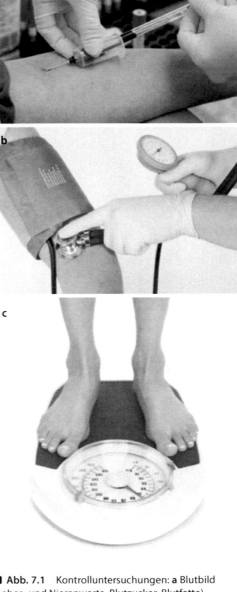

◘ **Abb. 7.1**   Kontrolluntersuchungen: **a** Blutbild (Leber- und Nierenwerte, Blutzucker, Blutfette) (© Vladimir Shevelev/fotolia.com), **b** Puls- und Blutdruckmessung (© Stephanie Eckgold/fotolia), **c** Gewichtskontrolle (©Kurhan)

durchgeführt werden. Bei Patienten mit hirnorganischen Störungen muss, wenn sie Antidepressiva einnehmen, das EEG regelmäßig kontrolliert werden.

◻ **Tab. 7.1** Empfohlene Kontrolluntersuchungen bei Antidepressivatherapie

Zeitpunkte	Blutbild[a]	Leberwerte[b]	Nierenwerte	EKG[c]	EEG[d]	RR, Puls[e]
Antidepressiva, tri- und tetrazyklisch						
Monat 1	✓✓	✓	✓	✓	✓	✓
Monate 2–6 (jeweils pro Monat)	✓✓ Monate 2 und 3 ✓ Monate 4–6	✓ Monate 2, 3 und 6	✓ nur Monat 6	✓ nur Monat 6		✓ Monate 2, 3 und 6
Anschließend viertel- oder halbjährlich	✓ vierteljährlich	✓ vierteljährlich	✓ halbjährlich	✓ halbjährlich		✓ vierteljährlich
Antidepressiva, neuere, nicht-trizyklische						
Monat 1	✓	✓	✓	✓	✓	✓
Monate 2–6 (jeweils pro Monat)	✓ nur Monat 6	✓ nur Monat 6	✓ nur Monat 6			✓ nur Monat 6
Anschließend viertel- oder halbjährlich	✓ halbjährlich	✓ halbjährlich	✓ halbjährlich			✓ halbjährlich

[a]Mianserin in den ersten 3 Monaten wöchentlich, später dann wie bei TZA
[b]Bei Agomelatin zu Beginn und nach 3, 6, 12 und 24 Wochen, danach wenn klinisch indiziert
[c]Bei Citalopram und Escitalopram vor Behandlungsbeginn, ca. 1 Woche nach Behandlungsbeginn sowie nach Änderungen der Dosis oder der Komedikation; insbesondere bei Risikopatienten weitere Kontrollen je nach klinischem Bedarf
[d]Nur bei Risikopatienten (z. B. Anfallsleiden, hirnorganische Störungen) bzw. bei Bupropion
[e]Bei Venlafaxin, MAO-Hemmern und Bupropion kürzere Untersuchungsintervalle

■ **Clozapin**

Für Clozapin gelten besondere Auflagen. So ist eine regelmäßige Kontrolle des Blutbilds zwingend notwendig, da Leukopenien, Agranulozytosen, Thrombopenien, Eosinophilie und Panzytopenie vorkommen können. Es ist vorgeschrieben in den ersten 18 Behandlungswochen die Leukozytenzahlen wöchentlich zu kontrollieren, danach dann monatlich. Wenn Fieber, Halsschmerzen, Angina, Mundschleimhautentzündungen und grippeähnliche Symptome auftreten, sind sofortige Blutbildkontrollen durchzuführen. Sinkt die Leukozytenzahl unter Werte von 3000/mm³, muss Clozapin abgesetzt werden. Die Bestimmung des Blutspiegels von Clozapin ist bei unklaren klinischen Befunden bzw. Nebenwirkungen unbedingt empfehlenswert.

■ **Antipsychotika**

Neuere Untersuchungen zeigen, dass während einer Therapie mit Antipsychotika auch regelmäßige EKG-Kontrollen ratsam sind. Bei der Therapie mit Antipsychotika und insbesondere mit denen der 2. Generation gilt heute die Empfehlung, bestimmte Parameter wie Gewicht (Bauchumfang), Blutdruck, Blutfette sowie Blutzucker regelmäßig zu überwachen. Die im ► Kap. 9 angegebenen Werte sollten dabei nicht überschritten werden.

Tab. 7.2 Empfohlene Kontrolluntersuchungen bei Antipsychotikatherapie

Zeitpunkte	Blutbild	Leberwerte	Nierenwerte	EKG[a]	EEG[b]	RR, Puls	Blutzucker/-fette	Gewicht
Klassische Neuroleptika, nicht-trizyklisch (z. B. Haloperidol)								
Monat 1	✓	✓	✓	✓	✓	✓	✓	✓✓
Monate 2–6 (jeweils pro Monat)	Monate 3 und 6	nur Monat 6	Monate 3 und 6	nur Monat 6		Monate 3 und 6	Monate 3 und 6	✓✓ Monate 2 und 3 ✓ Monate 4–6
Anschließend viertel- oder halbjährlich	✓ halbjährlich	✓ halbjährlich	✓ vierteljährlich	✓c halbjährlich		✓ vierteljährlich	✓ halbjährlich	✓d monatlich
Antipsychotika der 2. Generation (SGA)								
Monat 1	✓	✓	✓	✓	✓	✓	✓	✓✓
Monate 2–6 (jeweils pro Monat)	Monate 3 und 6	nur Monat 6	Monate 3 und 6	nur Monat 6		Monate 2, 3 und 6	Monate 2, 3 und 6	✓✓ Monate 2 und 3 ✓ Monate 4–6
Anschließend viertel- oder halbjährlich	✓ halbjährlich	✓ halbjährlich	✓ halbjährlich	✓c halbjährlich		✓ vierteljährlich	✓e vierteljährlich	✓d monatlich

[a]Bei Thioridazin, Fluspirilen, Pimozid, Ziprasidon und Sertindol deutlich kürzere Kontrollabstände lt. Fachinfo
[b]Nur bei Risikopatienten (z. B. Anfallsleiden, hirnorganische Störungen)
[c]Bei unauffälligen Befunden reicht eine jährliche Überprüfung
[d]Bei stabilen Patienten können vierteljährliche Kontrollen ausreichen
[e]Bei Nicht-Risikopatienten reicht eine halbjährliche Bestimmung, bei Olanzapin und Clozapin vierteljährliche Kontrollen während der ganzen Therapiedauer

■ **Tranquilizer und Benzodiazepine**

Unter einer Therapie mit Tranquilizern und Benzodiazepinen sind keine Kontrollen der Laborwerte notwendig.

■ **Lithium**

Vor und während einer Lithiumbehandlung (▶ Kap. 17) sind folgende Kontrollen durchzuführen: Blutdruck, Gewicht, Blutbild, Urinuntersuchung. Neben dem Lithiumspiegel sollten in regelmäßigen Abständen auch die Nieren- und Schilddrüsenwerte bestimmt werden. Ein EKG vor Beginn der Therapie und später zur Kontrolle wird empfohlen. Bei Frauen in gebärfähigem Alter empfiehlt es sich, vor einer Lithiumtherapie einen Schwangerschaftstest durchzuführen. Generell gilt für alle Stimmungsstabilisierer, dass es unter der Therapie zur Gewichtszunahme kommen kann. Aus diesem Grund ist eine regelmäßige Gewichtskontrolle zu empfehlen.

■ **Carbamazepin**

Wird Carbamazepin eingesetzt, müssen Blutbild, Leber- und Nierenwerte regelmäßig kontrolliert werden; in den ersten Behandlungsmonaten sind die Blutspiegel engmaschig zu bestimmen. Ein EKG vor Beginn der Therapie und später zur Kontrolle wird empfohlen. Bei Frauen in gebärfähigem Alter empfiehlt es sich, vor einer Carbamazepintherapie einen Schwangerschaftstest durchzuführen.

■ **Lamotrigin**

Bei einer Lamotrigintherapie sollen Blutbild, Leber- und Nierenwerte regelmäßig überwacht werden.

■ **Valproinsäure**

Für Valproinsäure gilt, dass Blutbild, Leber- und Nierenwerte sowie Pankreas- und Gerinnungsparameter in vorgeschriebenen Intervallen überprüft werden. Der Blutspiegel sollte im empfohlenen Bereich liegen. Bei Frauen in gebärfähigem Alter ist zwingend notwendig, vor Therapiebeginn einen Schwangerschaftstest durchzuführen.

Fazit

Unter einer Therapie mit Psychopharmaka sind bestimmte Kontrolluntersuchungen erforderlich. Sie dienen der Arzneimittelsicherheit, denn eventuelle Nebenwirkungen können frühzeitig erkannt und behoben werden.

Psychopharmaka und Lebensqualität

© Springer-Verlag GmbH Deutschland, ein Teil von Springer Nature 2019
O. Dietmaier et al., *Pflegewissen Psychopharmaka*, https://doi.org/10.1007/978-3-662-58427-9_8

„Lebensqualität" ist in den letzten Jahren zu einem Schlagwort in der öffentlichen Diskussion geworden und hat auch im Bereich der psychiatrischen Behandlung zunehmende Bedeutung erlangt.

Lebensqualität beinhaltet neben Faktoren wie dem subjektiven Wohlbefinden auch die sozialen Beziehungen, einen gewissen Grad an (persönlicher und finanzieller) Unabhängigkeit, einen persönlichen Lebensstil und vieles andere mehr. Krankheit ist in diesem Gefüge in der Regel ein Störfaktor und führt zu einer Minderung der Lebensqualität. Die Behandlung einer Krankheit hat zwar zum Ziel, die Gesundheit wiederherzustellen und damit eine Normalisierung zu erreichen, doch in allen Bereichen der Medizin kann die Therapie selbst Nebenwirkungen haben und in vielfältiger Weise zu Beeinträchtigungen führen.

Psychopharmaka beeinflussen durch ihre Wirkung auf das zentrale Nervensystem z. B. das Reaktionsvermögen, die Aufmerksamkeit und die Konzentrationsfähigkeit. Gewohnte Alltagstätigkeiten im Berufsleben und im Straßenverkehr können dadurch – vor allem zu Beginn einer Behandlung – wesentlich beeinträchtigt sein. Jeder Patient muss deshalb vor Einleitung einer Therapie darauf aufmerksam gemacht werden. Dabei darf man aber auch nicht übersehen, dass psychische Störungen bereits für sich betrachtet eine Beeinträchtigung der Lebensqualität bedeuten und dass durch sie die bisher gewohnten Lebensentfaltungsmöglichkeiten eingeschränkt sind.

8.1 Fahrtauglichkeit /Verkehrstüchtigkeit und Fähigkeit zum Bedienen von Maschinen

In unserer Gesellschaft kommt der privaten und beruflichen Mobilität und damit der Fahrtauglichkeit ein eminent hoher Stellenwert zu. Nicht selten können Arbeitsplatz und soziokulturelle Veranstaltungen, aber auch Arzt oder Tagesklinik nur mit dem eigenen Auto zumutbar erreicht werden. Gleichzeitig stellen Tempo und Verkehrsdichte immer höhere Anforderungen an den Fahrer, und die Häufigkeit von schuldhaft verursachten Verkehrsunfällen mit positivem Nachweis von Alkohol oder einer Kombination von Alkohol und Arzneimitteln bei den Fahrern nimmt zu.

Untersuchungen belegen die Bedeutung psychisch verändernder (psychotroper) Medikamente für die Fahrtüchtigkeit. So zeigte eine Untersuchung an älteren Kraftfahrern, dass Personen, die psychotrope Mittel einnahmen, im Durchschnitt 1,5-mal häufiger in schwere Verkehrsunfälle verwickelt waren. Wie die Auswertung der Daten von über 20.000 Verkehrsunfällen in Schottland ergab, ist das Verkehrsunfallrisiko unter Benzodiazepinen und trizyklischen Antidepressiva deutlich erhöht. An 3 von 4 tödlichen Unfällen war jemand beteiligt, der Benzodiazepine verordnet erhielt!

Der behandelnde Arzt sollte Psychopharmaka sorgfältig auch unter verkehrsmedizinischen Aspekten auswählen und eine stets individuelle Beurteilung der Fahrtauglichkeit unter Berücksichtigung des Krankheitsbildes und -verlaufs, der individuellen Reaktion auf das verordnete Präparat und die Dosierung treffen. Der Patient sollte angehalten werden, sich selbst zu beobachten, und dahingehend informiert werden, dass er keine eigenmächtige Selbstmedikation vornimmt. Es gilt: kein Alkohol unter Psychopharmaka (Informationspflicht des Arztes!).

Bei der Beurteilung des Einflusses von Psychopharmaka auf das Verkehrsverhalten darf die psychische Grunderkrankung nicht außer Acht gelassen werden. Diese Erkrankung allein ist oft schon Anlass zu einer wesentlichen Verminderung der Fahrtauglichkeit.

> **Krankheitsbedingte Beeinträchtigungen der Fahrtauglichkeit sind zumeist gravierender als die psychopharmakabedingten – so zeigen unbehandelte Depressive schlechtere psychomotorische Leistungen als medikamentös gut eingestellte Patienten.**

Im Hightech-Zeitalter stellen viele Alltagssituationen des modernen Lebens (z. B. Bedienung von Bank- und Fahrkartenautomaten, von PC

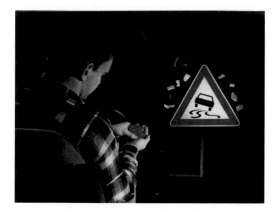

Abb. 8.1 Fahrtauglich trotz oder dank Psychopharmaka? (Quelle: ©Gordon Bussiek, photocase.com)

und Smartphone, Internetnutzung, Roboter an vielen Arbeitsplätzen) beträchtliche Anforderungen an kognitiv-psychomotorische Funktionen. Mental-kognitive und psychomotorische Nebenwirkungen von Psychopharmaka sind deshalb von eminenter Bedeutung!

Auch bei bestimmungsgemäßer Einnahme können **Psychopharmaka** vor allem zu Behandlungsbeginn aufgrund sedierender Effekte die Reaktions- und Konzentrationsfähigkeit herabsetzen und so zu Leistungsbeeinträchtigungen führen (Abb. 8.1). Der Patient sollte zu Beginn einer psychopharmakologischen Behandlung im Allgemeinen nicht selbst Auto fahren bzw. nicht an Maschinen arbeiten, bei denen rasches Reaktionsvermögen nötig ist oder Verletzungsgefahr besteht. Empfehlenswert ist deshalb der Einnahmebeginn am Wochenende oder an freien Tagen.

Aus juristischer Sicht ist der Arzt verpflichtet, seine Patienten bei der Verordnung von Psychopharmaka ausreichend darüber aufzuklären und diese Aufklärung auch zu dokumentieren (siehe Merkblätter im Anhang).

8.1.1 Antidepressiva

Studien zeigten unter sedierenden älteren Antidepressiva („Trizyklika" wie Amitriptylin und Doxepin) ein erhöhtes Verkehrsunfallrisiko mit Verletzungsfolgen. Circa 15 % der Patienten mit depressiven Erkrankungen waren zum Zeitpunkt der Entlassung aus stationärer Behandlung – eingestellt auf ein Antidepressivum – nicht fahrtauglich. Bei bestimmungsgemäßer längerfristiger Einnahme ist allerdings die Mehrzahl der Patienten durch Adaptationsprozesse an das Medikament fahrtüchtig. Wichtig ist zu wissen, dass in einer unbehandelten depressiven Episode meist eine Einschränkung der Fahrtüchtigkeit vorliegt!

Neuere, selektive Antidepressiva (SSRI wie z. B. Citalopram oder Sertralin, Venlafaxin, Mirtazapin, Agomelatin) zeigen günstigere Effekte auf psychomotorische Leistungsparameter als ältere, sedierende (sog. trizyklische) Antidepressiva. So waren in Studien über 70 % der Patienten unter Venlafaxin oder Agomelatin uneingeschränkt fahrtüchtig.

Bei Patienten mit bipolaren affektiven Störungen sind unter Stimmungsstabilisierern (Lithium, Lamotrigin) auch in der Remission knapp 20 % nicht als fahrtüchtig einzuschätzen. Dies zeigt die Bedeutung der zugrunde liegenden psychiatrischen Krankheit für psychomotorische Funktionen.

8.1.2 Antipsychotika/ Neuroleptika

Es liegen nur wenige Untersuchungen zur Verkehrssicherheit vor. Aufgrund der hohen Variabilität von Leistungsfunktionen schizophrener Patienten (unterschiedliche Patientengruppen) muss die Beurteilung der Maschinen- und Fahrtauglichkeit stets im Einzelfall möglichst mit objektiven psychologischen Tests erfolgen. Circa 27 % der schizophrenen Patienten waren zum Zeitpunkt der Entlassung aus stationärer Behandlung als fahruntüchtig anzusehen. Patienten unter sog. Antipsychotika der 2. Generation (Quetiapin, Olanzapin, Risperidon, Clozapin) wiesen in Studien bessere Ergebnisse bezüglich Konzentration und Vigilanz auf als unter konventionellen Antipsychotika (Haloperidol, Flupentixol).

8

8.1.3 Tranquilizer und Hypnotika

Von diesen Medikamenten gehen die größten Fahrtauglichkeitsbeeinträchtigungen aus: Tranquilizer und Hypnotika beeinflussen durch ihren sedierenden Effekt das Konzentrationsvermögen und die Aufmerksamkeit (Reaktionszeitverlängerung, Gedächtniseinbußen). Bei Hypnotika muss immer auch an die Gefahr einer möglichen Nachwirkung („Hang-over") gedacht werden. Besonders gefährdet sind Patienten, die ihr Schlafmittel zu spät einnehmen oder Hypnotika mit einer sehr langen Halbwertszeit benutzen, aber auch, wenn es durch regelmäßige Einnahme dieser Substanzen zu einer Kumulation (Anhäufung des Wirkstoffs) kommt. Unter verkehrsmedizinischen Gesichtspunkten sind kurzwirksame Benzodiazepine ohne aktive Metaboliten günstiger als solche mit mehreren Metaboliten, die zur Kumulation führen.

Benzodiazepine werden mit einem 1,5- bis 5,5-fach erhöhten Verkehrsunfallrisiko bewertet!

Die Beeinträchtigungen sind abhängig von Dosis sowie Halbwertszeit/Wirkdauer. Benzodiazepin-Hypnotika hatten Residualeffekte auch noch 16–17 Stunden nach Einnahme des Medikamentes.

> Tranquilizer und Hypnotika (Benzodiazepine) stellen unter den Medikamenten/ Psychopharmaka das höchste Fahrtauglichkeitsrisiko dar!

Unter den Z-Substanzen (Zolpidem, Zopiclon) konnten nach abendlicher Einnahme am nächsten Morgen keine oder geringere die Verkehrssicherheit beeinträchtigenden Residualeffekte beobachtet werden.

8.1.4 Psychostimulanzien

Psychostimulanzien wirken zentral erregend und können mit Steigerung der Aggressivität, Zittern, Herzklopfen, Schwindel und Konzentrationsstörungen einhergehen, sodass die Fähigkeit, verantwortungsvoll ein Kraftfahrzeug zu führen oder eine Maschine zu bedienen, vermindert ist. Eine Ausnahme stellt die Situation der ADHS-Behandlung dar: Patienten mit ADHS weisen störungsbedingt ein deutlich erhöhtes Verkehrsdelikt- und Unfallrisiko auf. Dieses wird durch eine Stimulanzientherapie (Methylphenidat) erfolgreich reduziert! Kontrollierte Studien zeigten den günstigen Effekt des Psychostimulans Methylphenidat auf die Fahrtauglichkeit junger Patienten.

8.2 Störungen der Sexualität

Sexuelle Funktionsstörungen werden bei Patienten mit psychischen Erkrankungen häufig beobachtet. In Untersuchungen berichten 50–75 % der Patienten über mindestens leichtere sexuelle Störungen. Diese können Symptome der Krankheit oder auch Folgeerscheinungen als Reaktion auf z. B. erlebte depressive Verstimmungen sein. Häufig werden sexuelle Funktionsstörungen auch als Nebenwirkungen der Psychopharmaka aufgeführt. Eine eindeutige Zuordnung dieser Effekte auf ein dafür ursächliches Medikament ist wegen der bei psychischen Krankheiten oftmals eingeschränkten Sexualität nicht immer möglich. Die in der Literatur angegebenen Zahlen scheinen dabei eher zu niedrig zu sein, da viele Patienten und auch Therapeuten dieses Thema ungern ansprechen. In Untersuchungen durchgeführte gezielte Nachfragen ergaben deutlich höhere Nebenwirkungshäufigkeiten in diesem Bereich.

Alle Psychopharmaka können sexuelle Störungen verursachen. Beeinträchtigungen der Libido, Erektions- und Ejakulationsstörungen, Anorgasmie und Impotenz werden als unerwünschte Nebenwirkungen sowohl bei Antipsychotika und Antidepressiva als auch bei Lithium und – seltener – Benzodiazepinen beobachtet.

8.2.1 Antidepressiva

Besonders häufig in diesem Zusammenhang werden Antidepressiva aus der Gruppe der Serotonin-Wiederaufnahmehemmer (SSRI) wie z. B. Citalopram, Paroxetin und Sertralin genannt. Männer scheinen eher davon betroffen zu sein als Frauen. So ist bekannt, dass es z. B. durch serotoninselektive Antidepressiva zu einer Verzögerung der Ejakulation kommen

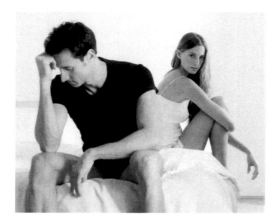

Abb. 8.2 Wenn Psychopharmaka sexuelle Störungen auslösen, kann therapeutisch versucht werden, die Dosis zu reduzieren oder das Medikament zu wechseln. (Quelle: ©imagesource.com)

kann. Auch für die älteren trizyklischen Antidepressiva werden sexuelle Beeinträchtigungen beschrieben, wobei bei dieser Gruppe Frauen empfindlicher reagieren. Sexuelle Nebenwirkungen (■ Abb. 8.2) bei Antidepressiva treten in der Regel nicht als akute Effekte, sondern meist bei längerer Therapie nach mehreren Wochen auf. Therapeutisch kann versucht werden, die Dosis zu reduzieren, doch oftmals ist ein Wechsel auf eine andere Substanz notwendig.

❯ Antidepressiva ohne nennenswerte sexuelle Nebenwirkungen sind z. B. Agomelatin (Valdoxan), Mirtazapin (Remergil), Reboxetin (Solvex), Bupropion (Elontril) oder Moclobemid (Aurorix).

Eine Besonderheit ist das Antidepressivum Trazodon, das in mehreren Fällen Priapismus (eine Dauererektion ohne Lustempfinden) verursachte, bei dem vereinzelt ein chirurgischer Eingriff erforderlich war. Allerdings ist diese Nebenwirkung mit einer Häufigkeit von 0,01 % extrem selten.

8.2.2 Antipsychotika

Aus Befragungen von Patienten mit einer schizophrenen Psychose ist bekannt, dass Störungen des Sexuallebens neben Bewegungsstörungen und Gewichtszunahme als wichtigste Beeinträchtigungen ihrer Lebensqualität im Rahmen einer Langzeitbehandlung genannt wurden. Häufigste Ursache für antipsychotikabedingte sexuelle Nebenwirkungen sind Erhöhungen des Prolaktinspiegels. Das Hormon Prolaktin besitzt vielfältige Wirkungen in unserem Körper, darunter vor allem hormonelle und immunologische Effekte. Die Folgen dieser verstärkten Ausschüttung von Prolaktin (Hyperprolaktinämie) werden deutlich unterschätzt. Frauen sind davon wesentlich vielfältiger und häufiger betroffen als Männer.

Es kann zu Störungen wie z. B. Amenorrhö (Ausbleiben der Menstruationsblutung) oder Galaktorrhö (Milchfluss) kommen. Bei Männern können Potenzstörungen und selten auch eine Gynäkomastie (Brustvergrößerung) auftreten. Viele ältere hochpotente Neuroleptika wie z. B. Haloperidol oder Benperidol, aber auch neuere Substanzen der 2. Generation wie Amisulprid (Solian), Risperidon (Risperdal) und Paliperidon (Xeplion) bewirken eine verstärkte Ausschüttung von Prolaktin.

❯ Antipsychotika mit nur geringem Einfluss auf den Prolaktinspiegel sind Clozapin (z. B. Leponex), Olanzapin (z. B. Zyprexa), Quetiapin (z. B. Seroquel), Ziprasidon (z. B. Zeldox) und Aripiprazol (z. B. Abilify).

8.3 Eingeschränkte Wirkung durch Ernährung und Genussmittel

Auf Genussmittel wie **Nikotin** und **Alkohol** (■ Abb. 8.3) sollte während einer Behandlung mit Psychopharmaka möglichst vollständig verzichtet werden und der Konsum von Tee, Kaffee und koffeinhaltigen Getränken nur zurückhaltend erfolgen. Hier spielen nicht nur allgemeinmedizinische Überlegungen eine Rolle, sondern auch pharmakologische Gesichtspunkte. Denn Alkohol führt zu einer Verstärkung, Nikotin zu einer Verminderung der Wirkung von Psychopharmaka. Koffeinhaltige Getränke können Angst und innere Unruhe erzeugen bzw. verstärken. Durch Kaffee, Tee und andere Zubereitungen, die Gerbstoffe enthalten (z. B. Antidurchfallmittel), kann es zu

8

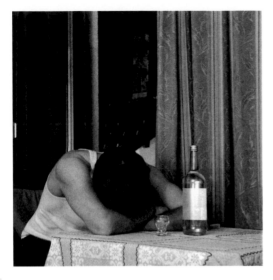

einer Wechselwirkung mit älteren trizyklischen Neuroleptika und Antidepressiva kommen, die deren Wirkung abschwächt.

Bei der Ernährung ist zu berücksichtigen, dass während einer Lithiumbehandlung keine kochsalzarmen **Diäten** und Abmagerungskuren durchgeführt werden dürfen.

❶ **Während der Behandlung mit dem MAO-Hemmer Tranylcypromin muss der Patient auf Nahrungsmittel verzichten, die viel Tyramin enthalten. Tyramin ist ein blutdrucksteigerndes Amin und kann, in größeren Mengen verzehrt, eine Blutdruckkrise auslösen. Zu vermeiden sind daher Nahrungsmittel wie z. B. gereifter, stark fermentierter Käse in jeglicher Form, alle sonstigen fermentierten oder nicht frischen Speisen (z. B. Salami, Gepökeltes, Corned Beef), Fleisch- und Hefeextrakte, überreife oder getrocknete Früchte, Leber und Leberwurst, saure Sahne in größeren Mengen, Rotwein, Sherry, Wermut bzw. Bier in größeren Mengen.**

Vor Einleitung der Therapie ist deshalb mit dem Patienten genau abzuklären, ob er eine entsprechende Diät einhalten und auf die ge-

nannten Lebensmittel verzichten kann. Für den MAO-Hemmer Moclobemid gelten diese Diäteinschränkungen nicht!

8.4 Gewicht

Einige Antipsychotika und Antidepressiva sowie Lithium und Valproinsäure können bei längerer Einnahme zu einer deutlichen Gewichtszunahme führen (○ Tab. 8.1).

Als Ursachen werden neben dem Einfluss der psychischen Grunderkrankung weitere Risikofaktoren diskutiert: So findet sich häufig Heißhunger in Form von „Kohlenhydrat-Craving" als Ausdruck einer gestörten Regelung von Appetit und Essverhalten. Auch ein generell verminderter kalorischer Grundumsatz und eine eingeschränkte Glukosetoleranz werden als Ursachen genannt. Zudem können hormonelle Effekte und immunmodulatorische Einflüsse sowie direkte Wirkungen auf verschiedene Neurotransmitter eine Rolle spielen. Insbesondere die bei manchen Psychopharmaka ausgeprägte antihistaminerge Wirkung wird für gewichtssteigernde Effekte verantwortlich gemacht. Gewichtszunahme tritt bei Frauen häufiger auf und ist in den ersten Therapiewochen in der Regel ausgeprägter. Nach ca. einem 3/4–1 Jahr tritt ein gewisses Plateau auf, bei dem die Gewichtszunahme stagniert bzw. sogar wieder eine leichte Abnahme zu beobachten ist. Patienten mit einem niedrigen Ausgangs-BMI scheinen bei den meisten Substanzen verhältnismäßig mehr zuzunehmen als Patienten mit einem höheren BMI (>27), die bereits vor der Therapie übergewichtig waren. Die gewichtssteigernden Effekte sind in der Regel nicht dosisabhängig. Von einer deutlichen Gewichtszunahme spricht man bei einer Erhöhung des Gewichts um mehr als 7 % des Ausgangsgewichts.

8.4.1 Antipsychotika der 2. Generation

Bei den Substanzen Clozapin und Olanzapin ist das Risiko einer deutlichen Gewichtszu-

⬛ Tab. 8.1   Psychopharmaka (Auswahl) und Gewichtszunahme

Effekt	Antidepressiva	Stimmungs-stabilisierer	Antipsychotika	Sonstige
Deutliche Zunahme (teils mehr als 7 % des Ausgangsgewichts)	Amitriptylin Doxepin Maprotilin Mirtazapin	Lithium Valproinsäure	Clozapin Olanzapin	
Moderate Zunahme	Paroxetin Nortriptylin	Carbamazepin	Asenapin Butyrophenone (z. B. Haloperidol) Cariprazin Quetiapin Risperidon Paliperidon	
Geringe bis keine Zunahme	Agomelatin Bupropion Duloxetin Escitalopram Fluoxetin Moclobemid Sertralin Tranylcypromin Venlafaxin	Lamotrigin	Amisulprid Aripiprazol Ziprasidon	Acamprosat Anticholinergika Benzodiazepine
Abnahme	SSRI (nur initial vor allem Fluoxetin)			Topiramat

nahme am höchsten, geringer ist es bei Risperidon, Quetiapin, Amisulprid und Cariprazin, am geringsten bei Ziprasidon und Aripiprazol.

8.4.2 Antidepressiva

In der Gruppe der Antidepressiva gibt es die deutlichste Gewichtszunahme unter Mirtazapin und Maprotilin. Auch trizyklische Antidepressiva wie Amitriptylin, Doxepin, Imipramin und Clomipramin stellen ein Risiko dar. Geringe bis keine Gewichtszunahme bewirken Substanzen mit Wirkung auf den Serotoninstoffwechsel wie z. B. Citalopram, Escitalopram, Sertralin, Duloxetin und Venlafaxin. Für den SSRI Fluoxetin wird sogar Gewichtsverlust zu Beginn der Therapie berichtet. Auch Antidepressiva wie Agomelatin, Bupropion, Reboxetin und Moclobemid führen zu keiner nennenswerten Gewichtszunahme.

8.4.3 Stimmungsstabilisierer und Tranquilizer

Bei den Stimmungsstabilisierern können Lithium und auch Valproinsäure zu einer deutlichen Gewichtszunahme führen. Eher gering bis moderat ist die Zunahme unter Carbamazepin und Lamotrigin.

Tranquilizer vom Benzodiazepintyp haben nur geringe Auswirkungen auf das Körpergewicht.

8.4.4 Adipositastherapeutika

Als Appetitzügler sind in Deutschland Cathin und Amfepramon zugelassen. Bei diesen sind Anwendungsbeschränkungen/Gegenanzeigen und zum Teil erhebliche (auch psychische) Nebenwirkungen zu beachten. Zur Gewichtsreduktion werden auch Orlistat, Metformin und bei schwerer Adipositas das Antidiabetikum Liraglutid eingesetzt.

> ❯ Eine Ernährungsberatung ist insbesondere unter Therapie mit den Substanzen, die zu deutlicher Gewichtszunahme führen können, dringend zu empfehlen. Die Vielzahl angebotener Diäten führt meist nicht zum gewünschten Erfolg (Jo-Jo-Effekte), körperliche Aktivierungsprogramme sind von großer Bedeutung.

Wichtig sind in diesem Zusammenhang entsprechende ernährungsphysiologische (kalorienbewusste Ernährung) und verhaltenstherapeutische Hinweise (Sport, Bewegung). Die Folgen von Gewichtszunahme sind nicht nur negative Auswirkungen auf die Therapietreue, sondern auch eine deutliche Zunahme kardiovaskulärer Risiken und der Sterblichkeit insgesamt.

8.5 Sonstige Beeinträchtigungen

Bei älteren Neuroleptika und Antidepressiva, aber auch bei Antipsychotika wie Clozapin oder Quetiapin sind besonders Wirkungen auf die **Kreislaufregulation** zu beobachten. Deshalb muss vor größeren körperlichen Anstrengungen und insbesondere bei älteren Patienten vor einem abrupten Lagewechsel gewarnt werden. Die Beeinträchtigung des **Sehvermögens** in Form von Akkommodationsstörungen kann das Lesen erschweren, lässt aber in der Regel im Laufe der Behandlung wieder nach (durch Gegenregulation des Körpers und Dosisanpassung).

> ❗ Wegen der Gefahr einer Fotosensibilisierung (allergische Lichtreaktion) sollte man starke Sonneneinstrahlung vermeiden, wenn eine Neuroleptikatherapie mit Phenothiazinen durchgeführt oder Johanniskraut eingenommen wird.

Tranquilizer und Hypnotika können durch übermäßige Sedierung bzw. Tagesrestwirkung **die Vigilanz**, also Konzentration und Aufmerksamkeit beeinträchtigen.

8.6 Allgemeine Lebensführung

Die Beratung zur Lebensführung sollte nicht nur unter dem Gesichtspunkt erfolgen, welche Auswirkungen eine vorgesehene Behandlung mit Psychopharmaka haben könnte. Zu berücksichtigen ist auch, ob nicht manche Symptome schon durch eine geänderte Lebensführung zum Abklingen gebracht werden können. Symptome wie Schlafstörungen, Nervosität, Angst oder innere Spannungen können durch mangelnde „Psycho- und Schlafhygiene" bedingt sein und werden durch Genussmittel wie Kaffee, Nikotin und Alkohol noch verstärkt. Denn nicht selten wird bei derartigen Symptomen leider vermehrt zu Genussmitteln gegriffen.

Schließlich sei noch darauf hingewiesen, dass es auch krankheitsbedingte Auswirkungen auf die Lebensführung gibt. Schwer depressive Patienten beispielsweise benötigen anfangs eine Entlastung und dürfen nicht überfordert werden. Gut gemeinte „Ablenkungsversuche" durch Angehörige (Urlaubsreise, Tanzabend, Theaterbesuch) können im Einzelfall schädlich sein und eine Depression eher noch verstärken. Während sportliche Aktivität bei Patienten mit neurotischen und psychosomatischen Störungen in der Regel günstig ist, kann eine verstärkte Aktivierung (z. B. Stressinduktion durch Hitze) bei Patienten mit (chronischen) schizophrenen Psychosen sogar zu einem Ausbruch der Psychose führen.

Fazit

Psychische Störungen können zu einer Einschränkung der Lebensqualität führen. Diese kann auch durch Psychopharmakanebenwirkungen beeinträchtigt werden. Insbesondere im Bereich der Langzeittherapie (schizophrene Psychosen, affektive [depressive] Erkrankungen) spielt der Aspekt „Lebensqualität" zunehmend eine Rolle. Neuere Antidepressiva und Antipsychotika werden in dieser Hinsicht durchweg positiver beurteilt als die älteren klassischen Substanzen. Deshalb ist eine individuelle Medikamentenauswahl und -einstellung von größter Wichtigkeit.

Psychopharmaka bei körperlichen Krankheiten

© Springer-Verlag GmbH Deutschland, ein Teil von Springer Nature 2019
O. Dietmaier et al., *Pflegewissen Psychopharmaka*, https://doi.org/10.1007/978-3-662-58427-9_9

Zu den häufigsten Volkskrankheiten gehören:
- die koronare Herzerkrankung (KHK, Herzinfarkte),
- der Schlaganfall,
- die Parkinson-Erkrankung,
- der Diabetes mellitus und
- chronische Lungenerkrankungen (Bronchitis, Asthma, COPD).

Heute weiß man um die wechselseitige Beziehung zwischen diesen (chronischen) somatischen Erkrankungen und psychischen Störungen vor allem bei Depression: Bei körperlich gesunden Depressiven besteht ein deutlich erhöhtes Risiko z. B. für Herz-Kreislauf-Erkrankungen und Diabetes, umgekehrt weisen Patienten mit Diabetes, Herzinfarkt, Schlaganfall oder Parkinson gehäuft depressive Syndrome oder Angststörungen auf.

9.1 Koronare Herzerkrankung

Bis zu 30 % der Patienten mit einer koronaren Herzerkrankung leiden an einer Depression, die unerkannt und unbehandelt die Prognose beeinträchtigt und die Sterblichkeit deutlich erhöht. Neue Studien haben gezeigt, dass bei dieser Diagnose die Behandlung mit einem modernen, gut verträglichen Antidepressivum (Gruppe der SSRI, z. B. Citalopram oder Sertralin, ▶ Kap. 16) erfolgreich durchgeführt werden kann und einer reinen Gesprächstherapie überlegen ist.

9.2 Schlaganfall

Etwa 30 % der Schlaganfallpatienten erleiden binnen eines Jahres eine sog. Post-Stroke-Depression, die den Genesungsverlauf maßgeblich beeinflusst. Untersuchungen haben ergeben, dass zum einen psychoreaktive Faktoren, zum anderen eine zentrale Serotonin-Dysbalance ursächlich eine Rolle spielen. Deshalb können auch hier serotonerge Antidepressiva wie Sertralin, Citalopram oder Escitalopram zur Behandlung eingesetzt wer-

den. Eine neue kontrollierte Studie konnte positive Effekte von Fluoxetin auf die depressive und die motorische Symptomatik nachweisen. Bei familiärer Belastung und Depressionsvorgeschichte empfiehlt sich bei Schlaganfallpatienten ein prophylaktischer Einsatz von Antidepressiva.

9.3 Parkinson-Erkrankung

Etwa 40 % der Parkinson-Patienten entwickeln eine Depression, die infolge der oftmals eingeschränkten Kommunikationsfähigkeit und Symptomüberlappungen vielfach nicht erkannt wird. Der Einsatz von bestimmten Parkinson-Medikamenten (Dopaminagonisten, z. B. Pramipexol) kann hier positive Effekte zeigen, ausgeprägte Depressionen sollten mit einem Antidepressivum (z. B. Bupropion, Venlafaxin, Reboxetin, Mirtazapin) behandelt werden.

9.4 Diabetes mellitus

Es ist bekannt, dass bei einer ganzen Reihe psychischer Erkrankungen wie Schizophrenie, Depression oder bipolaren Störungen das Risiko für das Auftreten eines Diabetes mellitus erhöht ist. Noch nicht gesichert ist, ob es sich um eine genetische Veranlagung oder ein Begleitphänomen ungesunden Verhaltens handelt, da sich z. B. Schizophrene häufig krankheitsbedingt wenig bewegen, Übergewicht haben und rauchen. Treffen Übergewicht, Bluthochdruck, Diabetes und Fettstoffwechselstörungen zusammen, so spricht man heute von einem sog. metabolischen Syndrom. Dies ist eine gefährliche Anhäufung von Risikofaktoren für die spätere Entwicklung eines Herzinfarkts oder Schlaganfalls. Insgesamt wird bei schizophrenen Patienten von einem mindestens 2-fach erhöhten Risiko für die Entwicklung eines Typ-II-Diabetes oder einer Fett(Lipid)stoffwechselstörung ausgegangen. Die Gabe von **Antipsychotika** kann dieses Risiko nochmals deutlich erhöhen. Insbesondere einige Substanzen der 2. Generation werden zunehmend mit Glukose- und Lipidstoffwechselstörungen in Verbindung gebracht. Fallstudienberichte zeigen, dass besonders Clozapin und Olanzapin deutlich häufiger zur Entwicklung eines Diabetes führen können als z. B. Ziprasidon, Aripiprazol oder Risperidon. Die Ursachen für die entsprechenden Mechanismen, die zu diesen Nebenwirkungen führen können, sind noch nicht hinreichend geklärt. Da Übergewicht ein wichtiger Risikofaktor für einen Typ-II-Diabetes und auch eine Fettstoffwechselstörung ist, kommt möglicherweise auch der gewichtsinduzierenden Wirkung der genannten Antipsychotika eine wichtige Rolle zu. Gerade die Substanzen, die häufiger mit Gewichtszunahme in Verbindung gebracht werden wie Clozapin und Olanzapin, stehen auch bei Diabetes und Fettstoffwechselstörungen im Vordergrund. In letzter Zeit werden häufig sog. Insulinresistenzen als mögliche krankheitsfördernde Prozesse diskutiert. Hierbei werden Zellen von Fett-, Leber- und Muskelgewebe gegenüber Insulin resistent, d. h., sie brauchen im Vergleich zu gesundem Gewebe wesentlich mehr Insulin, um die gleichen Stoffwechseleffekte zu erzielen. Unter Olanzapin und Clozapin wurden signifikante Anstiege der Insulinresistenz festgestellt. Hinzu kommt, dass ein Mensch umso insulinresistenter wird, je mehr er wiegt, insbesondere wenn sich die Fettzellen in der Bauchregion ansammeln. Andererseits ist Übergewicht für sich alleine kein ausreichender Risikofaktor, da nur ca. 20–30 % aller Übergewichtigen unter Kohlenhydratstoffwechselstörungen leiden.

> **Wichtig ist in diesem Zusammenhang, dass Risikopatienten bereits vor der Behandlung identifiziert, aufgeklärt und überwacht werden.**

Ein **höheres Risiko** für die Entwicklung eines Diabetes unter Antipsychotikatherapie haben:
- Alterspatienten
- bereits übergewichtige Patienten
- Patienten, die unter Antipsychotika, besonders Olanzapin oder Clozapin, unter höherer Gewichtszunahme leiden

- Patienten mit Fettstoffwechselstörungen
- Patienten mit bestimmten psychiatrischen Krankheitsbildern wie Schizophrenie oder bipolarer Störung
- Patienten, die eine Kombination von Stimmungsstabilisierern wie Lithium oder Valproinsäure bzw. bestimmten Antidepressiva wie Mirtazapin mit einer Antipsychotikamedikation erhalten

Wichtig im Sinne einer vorbeugenden Aufklärung sind Ernährungsberatung (hypokalorische Kost) und die Anleitung zu vermehrter körperlicher Bewegung. Neben der regelmäßigen Bestimmung des Nüchternblutzuckerwertes und der Gewichtskontrolle sollten von den Blutfetten die Triglyzeride und Cholesterin bestimmt werden.

Folgende Empfehlungen gelten bezüglich der **Kontrollwerte**:
- Der Bauchumfang sollte bei Männern 102 cm, bei Frauen 88 cm nicht überschreiten.
- Der Nüchternblutzuckerwert sollte nicht größer als 110 mg/dl sein.
- Der HDL-Cholesterinwert sollte bei Männern nicht unter 40 mg/dl, bei Frauen nicht unter 50 mg/dl liegen.
- Der Triglyzeridwert sollte 150 mg/dl nicht überschreiten.
- Der Blutdruck sollte Werte von 140/90 mmHg nicht überschreiten.

Untersuchungen in den letzten Jahren ergaben, dass auch **Depressionen bei Diabetikern** häufig diagnostiziert werden. Während die Auswirkungen eines Diabetes auf die Entwicklung einer Depression noch unklar sind, scheint ein deutlicher Zusammenhang zwischen einer Depression und der Entstehung eines Diabetes zu bestehen. Die Zahlen aus den Studien sprechen von einem 2-fach erhöhten Risiko für Diabetes bei einer depressiven Erkrankung. Beim Einsatz von **Antidepressiva** sollten entsprechende Überlegungen zur Auswahl einer geeigneten Substanz getroffen werden. Serotoninselektive Substanzen wie Citalopram, Escitalopram oder

Sertralin sowie duale Antidepressiva wie Venlafaxin oder Duloxetin scheinen bei depressiven Patienten mit Diabetes besser verträglich und sicherer zu sein als z. B. die älteren trizyklischen Substanzen mit ihren anticholinergen, antiadrenergen und kardialen Nebenwirkungen. Wirkstoffe, die zu einer deutlichen Gewichtszunahme führen können, wie z. B. Mirtazapin, sollten besonders vorsichtig eingesetzt werden.

9.5 Chronisch-obstruktive Lungenerkrankungen, Tumoren

Auch im Rahmen von chronisch-obstruktiven Lungenerkrankungen treten Depressionen und Angststörungen gehäuft auf, Gleiches gilt für Tumorerkrankungen (Onkologie). Neben psychotherapeutischen Interventionen können auch hier Antidepressiva mit Erfolg eingesetzt werden.

9

Sucht – machen Psychopharmaka abhängig?

© Springer-Verlag GmbH Deutschland, ein Teil von Springer Nature 2019
O. Dietmaier et al., *Pflegewissen Psychopharmaka*, https://doi.org/10.1007/978-3-662-58427-9_10

„Sucht" ist ein Begriff, der bei vielen Menschen Abwehr auslöst, wobei die Begriffe Abhängigkeit und Sucht oft synonym gebraucht werden. Allerdings wurde bereits 1968 höchstrichterlich festgestellt, dass Alkohol-, Medikamenten- und Drogenabhängigkeit Krankheiten sind. Die amerikanische Psychiatrie-Gesellschaft hat in der neuen, 5. Version ihres Diagnostischen und Statistischen Manuals psychischer Störungen (DSM-5) als neuen Diagnosebegriff „Substanzgebrauchsstörung" eingeführt – die Übergänge zwischen bestimmungsgemäßem Gebrauch von Medikamenten, Missbrauch (Abusus) und Abhängigkeit werden als fließend angesehen. Aus Patientensicht kann das „Abhängigsein" von Medikamenten als problematisch erlebt werden.

Ein Grundproblem in der Diskussion um Missbrauch, Abhängigkeit und Sucht ist die unscharfe Definition und uneinheitliche Verwendung der Begriffe, die zu Missverständnissen führen kann. Aus wissenschaftlicher Sicht beinhalten diese Begriffe eine starke Wertung. **Missbrauch (Abusus)** liegt vor, wenn eine Substanz nicht bestimmungsgemäß eingenommen und trotz psychischer, körperlicher oder sozialer Folgeschäden konsumiert wird.

Eine **Abhängigkeit** ist dann zu diagnostizieren, wenn in einem Zeitraum von 12 Monaten 3 oder mehr der folgenden Kriterien für mindestens 1 Monat erfüllt sind:

- Starker Wunsch bzw. Zwang, das Psychopharmakon zu konsumieren („Craving")
- Verminderte Kontrolle im Umgang mit der Substanz
- Beim Absetzen treten körperliche Entzugssymptome auf
- Toleranzentwicklung (Wirkverlust – Dosissteigerung)
- Interessen, berufliche und soziale Aktivitäten werden vernachlässigt, erhöhter Zeitaufwand zur Beschaffung, Einnahme und Erholung von der Substanz
- Anhaltender Substanzgebrauch trotz eindeutigen schädlichen Folgen

Missbrauch und Abhängigkeit von Substanzen, die auf das seelische und körperliche Wohlbefinden einwirken, stellen ein zunehmend größer

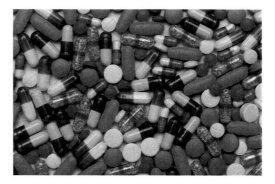

❑ Abb. 10.1   Missbrauch und Abhängigkeit sind auch bei manchen Psychopharmaka möglich

werdendes medizinisches, volkswirtschaftliches und sozialhygienisches Problem dar. Zu den gebräuchlichsten und gesellschaftlich am meisten akzeptierten Substanzen zählen seit Jahrzehnten Nikotin und Alkohol. Neben dem Konsum dieser frei zugänglichen „Genussmittel" wird in den letzten Jahren auch verstärkt auf Medikamente, insbesondere aus der Gruppe der Psychopharmaka, zurückgegriffen, um das „Lebensgefühl" zu steigern. Gesunde Erwachsene wollen ihre Hirnleistung oder Stimmung z. B. durch die Einnahme von Psychostimulanzien steigern („Hirndoping", „Neuro-Enhancement").

Immer häufiger sind in Arztpraxen und Kliniken Patienten anzutreffen, die oft schon seit Jahren ohne eigentliche Indikation Medikamente einnehmen (❑ Abb. 10.1). Die Gefahr eines Missbrauchs und einer Abhängigkeitsentwicklung ist bei vielen Medikamenten gegeben, insbesondere bei Schmerz- und Betäubungsmitteln. Zu den Gründen für einen Medikamentenmissbrauch zählen:

- Beseitigung negativer psychischer Symptome (Schlafstörungen, Ängste, Depressivität, Schmerzen)
- euphorisierende Wirkung
- Leistungssteigerung („Hirndoping")

> **Für Psychopharmaka gilt: Sämtliche Antipsychotika/Neuroleptika und Antidepressiva sowie Stimmungsstabilisierer wie Lithium, Carbamazepin, Lamotrigin oder Valproat und Antidementiva besitzen kein Abhängigkeitspotenzial.**

10

10.1 Gewöhnungsrisiko bei Schlaf- und Beruhigungsmitteln

Das Problem der Abhängigkeitsentwicklung von Beruhigungsmitteln wird in der Fach- und Laienpresse regelmäßig diskutiert. Wurden diese Präparate insbesondere in den 1970er-Jahren als „Opium für das Volk" noch in unkritisch-verharmlosender Weise verordnet, so schwang das Pendel Anfang der 1980er-Jahre in die entgegengesetzte Richtung, und diese Medikamente wurden nicht selten in den Massenmedien in unsachlich übertriebener Weise als Suchtmittel verketzert.

Inzwischen scheint es, als würden sich die Wogen glätten und als begänne sich eine angemessenere Beurteilung durchzusetzen. Wie fast immer liegt die Wahrheit in der Mitte: Tranquilizer besitzen ein Abhängigkeitsrisiko, doch im Vergleich zum Alkoholmissbrauch sowie in Relation zur Anwendungshäufigkeit ist echte Sucht selten. Meist handelt es sich um Patienten, die primär alkohol- oder drogenabhängig waren oder sind (sog. „Umsteiger").

Aus der Sicht des Nervenarztes/Psychiaters ist es besonders betrüblich, dass diese Missbrauchsgefahr pauschal für alle Psychopharmaka behauptet wird. Das ist jedoch falsch!

Wie dargelegt, trifft es für die hauptsächlich von Nervenärzten verordneten Antipsychotika/Neuroleptika und Antidepressiva **nicht** zu.

Benzodiazepin-Tranquilizer, Hypnotika, Psychostimulanzien, Pregabalin und Clomethiazol können dagegen abhängig machen. Dieses Risiko einer Abhängigkeitsentwicklung bedarf strikter Beachtung!

Wichtig ist es zu wissen, dass bei einer regelmäßigen, langfristigen Einnahme von Tranquilizern in normalen Dosen (Langzeitkonsum) eine „Niedrigdosisabhängigkeit" („Low Dose Dependency") entstehen kann. Hierbei sind keine Toleranzentwicklung (Dosissteigerung) und kein Kontrollverlust zu beobachten, bei Absetzversuchen treten aber „Entzugserscheinungen" wie Angstgefühle, Schlafstörungen und vegetative Symptome (Schwitzen, Tremor, Herzjagen, Kreislaufregulationsstörungen) auf.

Beim abrupten Absetzen höherer Dosen bzw. nach Langzeiteinnahme von Benzodiazepinen kann es zu gravierenden Symptomen (zerebrale Krampfanfälle, Verwirrtheitszustände mit Stürzen) kommen.

10.2 Modernes Leben – ein Risiko für Medikamentenmissbrauch?

Für die häufige Verschreibung und Einnahme von Beruhigungsmitteln gibt es viele Gründe, die keinesfalls allein in der Substanz gesehen werden dürfen. Eine bedeutende Rolle spielen Persönlichkeits- und Umweltfaktoren. Es scheint so zu sein, dass immer weniger Menschen mit sich selbst und der „entfremdeten" Umwelt zurechtkommen, je mehr der Zivilisationsgrad zunimmt. Tiefgreifende soziale Strukturveränderungen, Technisierung, Automatisierung und Reizüberflutung, das „Diktat der Zeit" bei gleichzeitig empfundener Sinnentleerung des Lebens haben zu einer massiven Zunahme „nervöser Störungen", zeit- und umweltbedingter psychischer Erkrankungen geführt. Im „Zeitalter des Funktionierens" mit dem ständig neu genährten Glauben an Fortschritt und „Machbarkeit" kommt es vermehrt zu sog. „funktionellen Störungen", d. h. stressbedingten psychosomatischen Erkrankungen (◘ Abb. 10.2). Eine „Konsumentenhaltung"

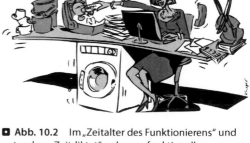

◘ Abb. 10.2 Im „Zeitalter des Funktionierens" und unter dem „Zeitdiktat" nehmen „funktionelle Störungen", d. h. stressbedingte psychosomatische Erkrankungen stetig zu. (© Lutz Kasper)

mit Anspruch auf schnelle Bedürfnisbefriedigung bei verminderter körperlich-seelischer Belastbarkeit verführt, insbesondere in kritischen Lebenssituationen (z. B. bei Partner/Ehe- und Berufsproblemen), dazu, rasch zum Medikament als vermeintlichem Problemlöser zu greifen. So scheinen sich Tranquilizer, die salopp gerne als „Sonnenbrillen der Seele" bezeichnet werden, als bequeme und recht einfache Möglichkeit anzubieten, mit psychosozialen Schwierigkeiten, Alltagsstress und zum menschlichen Leben gehörenden Verstimmungszuständen fertig zu werden.

Ein neuer Zeitgeisttrend ist die Einnahme vor allem von Psychostimulanzien zur (vermeintlichen) Leistungssteigerung (sog. Hirndoping). Studenten und Manager zählen hier zu den Hauptkonsumenten.

Ärzte berichten immer wieder, dass sie von Patienten unter Druck gesetzt werden, Tranquilizer zu verschreiben. Allerdings sind auch Ärzte an der Entwicklung von Medikamentenmissbrauch und -abhängigkeit beteiligt. Wegen der guten Verträglichkeit und meist rasch einsetzenden Wirkung dieser Präparate und da psychotherapeutische Behandlungsmöglichkeiten oft fehlen, aber auch aus Zeitmangel und Bequemlichkeit, greifen manche Ärzte zu schnell zum Rezeptblock.

In den letzten Jahren ist vor allem in den USA eine neue Entwicklung zu beobachten: Serotonin-Wiederaufnahmehemmer (SSRI) werden aufgrund ihrer aktivierenden, aufhellenden und hungerdämpfenden Wirkung – außerhalb ihrer eigentlichen Indikation als Antidepressiva – missbräuchlich von Gesunden eingenommen („busy but happy", Gewichtsabnahme, „die Pille gegen die Schüchternheit" bei „sozialer Phobie"!).

> ❗ Unter den Psychopharmaka besteht bei Tranquilizern sowie bei Schlafmitteln, Psychostimulanzien, Pregabalin und Clomethiazol das Risiko einer Abhängigkeitsentwicklung, eines Missbrauchs. Suchtgefährdete Personen dürfen deshalb diese Medikamente nicht verordnet bekommen.

10.3 Behandlung

Entgegen verbreiteten Meinungen sind Abhängigkeit und Missbrauch durchaus erfolgreich behandelbar – je nach Stadium und sachgerechter Therapie. Hinsichtlich Alkoholabhängigkeit wurde lange Zeit nur das Maximale – die dauerhafte Abstinenz – als Behandlungsziel und -erfolg angesehen. Eine Konsumreduktion unterstützt durch neue Medikamente wie die Anti-Craving Substanz Nalmefen oder im Falle der Drogenabhängigkeit eine Substitution kann aber auch eine Behandlungsoption sein (► Kap. 23).

Wie werden Psychopharmaka sinnvoll kombiniert, umgestellt oder abgesetzt?

© Springer-Verlag GmbH Deutschland, ein Teil von Springer Nature 2019
O. Dietmaier et al., *Pflegewissen Psychopharmaka*, https://doi.org/10.1007/978-3-662-58427-9_11

11.1 Chancen und Risiken einer Kombinationsbehandlung

Die Kombination von 2 oder mehreren Psychopharmaka kann bei fehlendem therapeutischem Ansprechen (Nonresponse) eine wichtige Therapieoption sein. Zahlen aus der Arzneimittelüberwachung (AMSP, Arzneimittelsicherheit in der Psychiatrie) ergaben, dass mehr als ¾ der stationär behandelten Patienten mit mindestens 2 oder mehr Psychopharmaka behandelt wurden. Neuere Studien zeigten, dass auch im ambulanten Bereich mehr als 60 % der Patienten eine Mehrfachtherapie erhielten.

- Gründe für die Kombination mehrerer Psychopharmaka sind:
  - nicht ausreichende Wirkung unter Monotherapie
  - Verstärkung bzw. Erweiterung therapeutischer oder vorbeugender Wirkungen
  - Behandlung von Nebenwirkungen/ Begleitsymptomen
  - Medikamentenumstellungen, die in der „Überlappungsphase" belassen wurden
- Risiken und Nachteile von Psychopharmakakombinationen sind:
  - fehlender wissenschaftlicher Nachweis einer Wirksamkeit
  - schlechtere Compliance
  - Verstärkung unerwünschter Wirkungen
  - Wechselwirkungen der Medikamente untereinander

Eine begründete Mehrfachmedikation kann zur Optimierung einer Therapie führen. Aus pharmakologischer Sicht empfiehlt sich in Anbetracht möglicher Arzneimittelwechselwirkungen (▶ Kap. 6) jedoch eher Zurückhaltung mit Mehrfachkombinationen.

Wichtig ist, sinnvolle Kombinationen von riskanten bzw. potenziell gefährlichen zu unterscheiden.

Die folgenden Übersichten beziehen sich (ohne Anspruch auf Vollständigkeit) nur auf die Kombination einzelner Psychopharmaka miteinander. Wenn gleichzeitig körperliche Er-

krankungen vorliegen, die ebenfalls medikamentös behandelt werden müssen, können sich zusätzliche Kontraindikationen ergeben. Auch Wechselwirkungen mit frei verkäuflichen Medikamenten (Selbstmedikation, z. B. Antiallergika, „Schlafmittel") sind zu beachten!

Sinnvolle Kombinationen von Psychopharmaka

- Antidepressivum + Tranquilizer (Benzodiazepin oder schwaches Neuroleptikum): zur überbrückenden Behandlung (bis Wirkung des Antidepressivums eintritt) der Symptome Schlafstörung, Unruhe, Angst, Suizidalität
- Antidepressivum + Stimmungsstabilisierer: zur Behandlung von therapieresistenten Depressionen und zur frühzeitigen Vorbeugung von Rezidiven bei bekannten bipolaren affektiven Störungen
- Kombination von Mirtazapin mit einem SSRI, SNRI oder einem TZA. Nur für diese Kombinationen wurde nachgewiesen, dass sie wirksamer als eine antidepressive Monotherapie sind
- Starkes (hochpotentes) Antipsychotikum/Neuroleptikum + sedierendes Neuroleptikum bzw. Benzodiazepin: in der Anfangsphase der Psychosebehandlung bei unruhigen, erregten Patienten
- Zwei Antipsychotika mit unterschiedlichen neurobiochemischen Wirkungen (z. B. Clozapin plus Aripiprazol, Quetiapin plus Amisulprid)
- Antipsychotikum/Neuroleptikum + Stimmungsstabilisierer: bei akuten Manien, positive Wirkung sowohl auf den Akutzustand als auch auf die Rückfallverhütung
- Antipsychotikum + Antidepressivum: insbesondere bei wahnhaften Depressionen medikamentöse Therapie der Wahl; auch bei schizoaffektiven Psychosen

11

Gefährliche bzw. kontraindizierte Kombinationen
- Kombination von Substanzen, die jeweils blutbildschädigend wirken, z. B. Clozapin + trizyklische Psychopharmaka (z. B. Carbamazepin)
- Kombination von Substanzen, die deutlich serotonerg wirken, z. B. SSRI + MAO-Hemmer: Gefahr des Serotoninsyndroms
- Kombination von Substanzen, die jeweils EKG-Veränderungen (Verlängerungen der QTc-Zeit) verursachen können, z. B. Ziprasidon + Citalopram

Nicht sinnvoll und deshalb auch nicht empfehlenswert sind Kombinationen von Substanzen aus der gleichen Indikationsgruppe mit ähnlicher chemischer Struktur und vergleichbarem Wirkspektrum: z. B. 2 Benzodiazepine, 2 hochpotente Butyrophenone, 2 trizyklische Antidepressiva etc.

❯ Die Kombination verschiedener Psychopharmaka kann sinnvoll sein, um unterschiedliche Beschwerden schneller und gezielter zu behandeln, insbesondere in Akutstadien. Langfristige Kombinationsbehandlungen sind dagegen sehr sorgfältig zu überdenken und zu planen.

11.2 Wechsel des Medikaments („Umstellung")

Umstellungen der Psychopharmakamedikation sind im Verlauf einer Therapie eine sehr häufige Maßnahme. Gründe sind vor allem:
- unzureichende Wirkung
- Therapieresistenz
- störende Nebenwirkungen
- neu aufgetretene (relative) Kontraindikationen
- Wechselwirkungen
- unzureichende Compliance bzw. der ausdrückliche Wunsch des Patienten bei eingeschränkter Lebensqualität

11.2.1 Antipsychotika

Bei der Therapie mit Antipsychotika sind Umstellungen relativ häufig.

Ist ein Wechsel von einer Substanz auf eine andere erforderlich, sollte dieser grundsätzlich vom behandelnden (Fach-)Arzt vorgenommen werden. In der Regel wird die Dosis des bisherigen Präparats langsam reduziert („ausgeschlichen") und überlappend die Dosis der neuen Substanz langsam gesteigert („eingeschlichen"). Bei vitaler Indikation, z. B. Auftreten einer Blutbildschädigung, kann auch ein abruptes Absetzen des bisherigen Antipsychotikums erforderlich sein. In Verbindung mit den Symptomen und Beeinträchtigungen durch die Krankheit selbst ist die Um- und Neueinstellung eines Medikamentes als „kritische Phase" anzusehen und sollte unter Umständen tagesklinisch oder stationär erfolgen.

Die Vor- und bisherige Begleitmedikation kann Therapieumstellungen deutlich erschweren. So ist z. B. bei Antipsychotikatherapie ein Wechsel von Clozapin auf andere Substanzen besonders schwierig und oft nicht erfolgreich. Phänomene wie ein sog. Wirkverlust oder Entzugs- und Absetzphänomene wie z. B. ein vegetatives Entzugssyndrom oder erneut auftretende Bewegungsstörungen bei Umstellung einer Antipsychotikamedikation werden nicht selten berichtet. Vor allem bei zu schnellem Absetzen bzw. zu langsamem Aufdosieren können diese Phänomene entstehen.

Eine Umstellung von oraler Therapie auf Depotantipsychotika erfordert in der Regel nach der ersten Injektion immer eine überlappende Weitergabe der oralen Medikation. Bei Risperdal Consta ist die überlappende Gabe von oralem Risperidon sogar über einen Zeitraum von 3 Wochen unbedingt notwendig.

11.2.2 Antidepressiva

Bei Antidepressiva sind Umstellungen in der Regel weniger problematisch und können unter Beachtung entsprechender Überlappungs- bzw. Wash-out-Phasen (therapiefreie Wartezeit) durchgeführt werden. Trizyklische Antidepressiva sollen prinzipiell ein- bzw. ausgeschlichen werden. Bei Umstellungen von MAO-Hemmern auf andere Antidepressiva – insbesondere SSRI und Clomipramin – und umgekehrt sind Wartezeiten einzuhalten. Auch bei Umstellungen unter Beteiligung von SSRI sind je nach Halbwertszeit therapiefreie Intervalle zu berücksichtigen.

11.3 Absetzen des Medikaments

Grundsätzlich sollten Psychopharmaka nicht schlagartig abgesetzt werden (Ausnahme sind Notfallsituationen).

Beim Absetzen von **Antidepressiva** (vor allem Serotonin-Wiederaufnahmehemmer, Clomipramin) können innerhalb von 24–72 h nach Beendigung der Einnahme Absetzsymptome auftreten, die 1–2 Wochen andauern. Nach längerer Einnahmezeit führt das abrupte Absetzen bei 30–50 % der Patienten zu allgemeinem körperlichen Unbehagen, grippeähnlichen Symptomen, Schwindel, Übelkeit, Schwitzen, Zittern und Gleichgewichtsproblemen.

Schlagartiges Absetzen einer **Lithium-Langzeitbehandlung** kann Stimmungsschwankungen, Reizbarkeit, Ängstlichkeit und Schlafstörungen hervorrufen.

❯ Eine langjährige Lithiumtherapie muss sehr vorsichtig über Monate langsam ausgeschlichen werden.

Nach dem Absetzen von **Antipsychotika** können vegetative Entzugssyndrome und Rebound-EPMS auftreten, es kann auch zu Psychoserezidiven („Absetzpsychosen") kommen.

Werden Beruhigungsmittel (Benzodiazepine) oder Schlafmittel (Tranquilizer, Hypnotika) abrupt abgesetzt, kann es zu den in ▶ Kap. 10 beschriebenen Entzugssymptomen kommen.

◘ Tab. 11.1 gibt Empfehlungen zur Zeitdauer des Ausschleichens (Wash-out) von An-

11

◘ **Tab. 11.1**   Empfehlungen zum Wash-out von Neuroleptika/Antipsychotika

Substanz bzw. Substanzgruppe	Zeitdauer des Wash-outs
Konventionelle hochpotente Neuroleptika	ca. 2–3 Wochen
Konventionelle Neuroleptika mit anticholinergem Wirkprofil (z. B. Phenothiazine)	ca. 50 mg pro Woche
Clozapin	ca. 25–50 mg pro Woche
Amisulprid	ca. 2 Wochen
Anticholinergika (z. B. Biperiden)	erst nach Beendigung der Neuroleptika-Vormedikation ca. 2 mg pro Woche
Aripiprazol	ca. 1 Woche
Asenapin	ca. 1 Woche
Cariprazin	max. 1 Woche
Olanzapin	ca. 5–10 mg pro Woche
Quetiapin	max. 1 Woche
Risperidon	ca. 1 Woche
Ziprasidon	ca. 1–2 Wochen

tipsychotika. Diese Zeitspannen sollten nicht nur bei Beendigung einer Therapie beachtet werden, sondern auch bei Umstellung auf ein anderes Antipsychotikum, in der Regel durch entsprechende Überlappungszeiten des alten Medikamentes mit dem neuen.

> **Die Medikation hat im Sinne einer „Glasglocke" Stressoren und Reize abgeschirmt. Bei abruptem Absetzen kann es durch plötzliche intensive Reizwahrnehmung zu schlagartiger Verschlechterung und einem Rückfall kommen.**

> **Psychopharmaka sollten grundsätzlich nicht abrupt abgesetzt werden. Umstellungen sollten nur nach Absprache mit dem behandelnden (Fach-)Arzt vorgenommen werden.**

Sonderfälle sind schwere Nebenwirkungen im Sinne von Unverträglichkeitsreaktionen, die zu einem schlagartigen Absetzen der Medikation zwingen. Hier ist in der Regel eine stationäre Behandlung angezeigt, weil sie eine kontinuierliche Überwachung und Beobachtung ermöglicht.

Psychopharmaka in Schwangerschaft und Stillzeit

© Springer-Verlag GmbH Deutschland, ein Teil von Springer Nature 2019
O. Dietmaier et al., *Pflegewissen Psychopharmaka*, https://doi.org/10.1007/978-3-662-58427-9_12

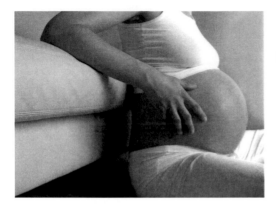

◘ Abb. 12.1   Die Einnahme von Psychopharmaka bedarf während der Schwangerschaft besonderer Vorsicht und gezielter fachärztlicher Beratung. (Quelle: doso, photocase.com)

Die Behandlung schwangerer und stillender Frauen mit Psychopharmaka stellt eine besonders verantwortungsvolle Aufgabe dar (◘ Abb. 12.1), da die Therapie der psychisch kranken Patientin möglichst gezielt erfolgen sollte, sich daneben aber auch ungezielt auf den (gesunden) Organismus des Kindes auswirken kann.

12.1 Schwangerschaft

Grundsätzlich ist das Risiko einer Medikation gegenüber den Risiken der psychischen Erkrankung sorgfältig und individuell abzuwägen (Prinzip der Nutzen-Risiko-Abwägung).

In diesem Zusammenhang ist allerdings häufig zu beobachten, dass die Risiken der Nichtbehandlung einer ernsten psychischen Erkrankung (schwere Depression, bipolare affektive Störung, Schizophrenie) während der Schwangerschaft eher unterschätzt, die Risiken einer medikamentösen Therapie eher überschätzt werden.

Zu beachten ist, dass das Risiko spontan auftretender Fehlbildungen für Neugeborene in der Normalbevölkerung mit 3–8 % nicht unerheblich ist. Am empfindlichsten gegenüber fruchtschädigenden Einflüssen ist der Embryo in der Zeit zwischen der 3. und 8. Woche (Organausbildungsphase = Organogenese). In der Zeit danach bis zur Geburt (Fetalphase) kann in erster Linie das Wachstum

beeinträchtigt werden; das ZNS bleibt bis zur Ausreifung nach der Geburt beeinflussbar.

❯ **Vor dem Beginn einer Therapie mit Psychopharmaka sollte ein Schwangerschaftstest durchgeführt werden.**

Bei der Verhütung (Antikonzeption) ist darauf zu achten, dass einzelne Psychopharmaka in **Wechselwirkung mit oralen Verhütungsmitteln** („Pille") treten können, beispielsweise wird die Wirkung der „Pille" durch Carbamazepin und Johanniskraut abgeschwächt. Gegebenenfalls sind deshalb andere Verhütungsmethoden zu bevorzugen.

Kein Psychopharmakon besitzt eine ausdrückliche Zulassung zum Einsatz in der Schwangerschaft, was vor allem haftungsrechtliche Gründe hat und keine realistische Risikoabschätzung darstellt. Aufgrund ethischer Überlegungen liegen keine systematischen Studien vor, alle Aussagen basieren auf Fallberichten und Kohortenstudien (Längsschnittstudien, bei denen eine Stichprobe exponierter und nicht exponierter Personen hinsichtlich ihres Risikos einer Merkmalsausprägung [Erkrankung] untersucht wird).

Stets ist eine intensive Patientenaufklärung und Dokumentation obligat!

❯ **Immer ist eine individuelle Nutzen-Risiko-Abwägung zwischen Gefährdung von Mutter und Kind durch eine unbehandelte psychische Erkrankung ohne Medikamenteneinnahme und einer gut behandelten Erkrankung mit Medikation erforderlich. Der Abbruch einer laufenden Pharmakotherapie während der Schwangerschaft birgt stets das Risiko einer Exazerbation der bestehenden psychischen Erkrankung.**

Jede Schwangerschaft unter Dauermedikation sollte als Risikoschwangerschaft intensiv gynäkologisch und psychiatrisch betreut werden. Bei psychisch kranken Schwangeren muss unabhängig von einer Psychopharmakamedikation von einem erhöhten (Wieder-)Erkrankungsrisiko (insbesondere postpartal) ausgegangen werden.

Spezielle Beratungszentren existieren in Berlin und Ravensburg:
- Institut für Reproduktionstoxikologie
  - ▶ http://www.reprotox.de,
- Pharmakovigilanz- und Beratungszentrum für Embryonaltoxikologie ▶ http://www.embryotox.de

Klinisch lassen sich **4 verschiedene Szenarien** unterscheiden:
- Psychopharmakologisch erfolgreich eingestellte Frau mit Kinderwunsch
- Psychopharmakologisch erfolgreich eingestellte Frau wird schwanger
- Schwangere Frau wird erstmals psychiatrisch krank
- Schwangere Frau erleidet Rückfall ihrer psychiatrischen Erkrankung

Optimal ist eine geplante Schwangerschaft, da dann die Frage der Medikation nach differenzierter Beratung mit Berücksichtigung der individuellen Krankheitsgeschichte abgewogen und ggf. so angepasst werden kann, dass die Wahrscheinlichkeit einer möglichen psychischen Dekompensation gering ist und gleichzeitig das Risiko für das ungeborene Kind möglichst klein gehalten werden kann.

Vorgehen bei geplanter Schwangerschaft
- Individuelle Nutzen-Risiko-Abwägung
- Monotherapie in niedrigstmöglicher Dosis
- Strikte Vermeidung von Psychopharmaka mit Fehlbildungspotenzial (Valproat, Carbamazepin, Lithium in Frühschwangerschaft)

Häufig werden jedoch Frauen unter Psychopharmakotherapie ungeplant schwanger – etwa 50 % aller Schwangerschaften treten ungeplant ein, oft wird eine Schwangerschaft erst spät im 1. Trimenon, in der 6.–8. SSW festgestellt, wenn die Organogenese bereits fortgeschritten ist.

❯ Psychopharmakotherapie per se ist keine Indikation für einen Schwangerschaftsabbruch, falls nicht durch pränatale Diagnostik eindeutige Hinweise auf eine fetale Schädigung vorliegen!

❗ Abruptes Absetzen oder Umstellen der Psychopharmakamedikation bei ungeplanter Schwangerschaft muss vermieden werden.

Eine weitere kritische Zeit für eine Behandlung mit Psychopharmaka stellt die **Spanne um die Geburt** (peripartal) dar. Die Fähigkeit des Neugeborenen, bestimmte Substanzen zu verstoffwechseln und auszuscheiden, ist in den ersten Lebenstagen nur unvollständig ausgeprägt. Wenn Mütter vor oder unter der Geburt mit Benzodiazepinen behandelt wurden, traten bei ihren Kindern Muskelschwäche und Atemstörungen auf (Floppy-infant-Syndrom). Deshalb sollten Psychopharmaka einige Tage vor dem erwarteten Geburtstermin so weit wie möglich langsam („ausschleichend") abgesetzt werden. Dadurch verringert sich zudem das Risiko, dass beim Kind Absetzerscheinungen auftreten.

12.1.1 Antidepressiva

Es liegen umfangreiche Erfahrungen bei vielen tausend betreuten Schwangerschaften vor. Die vorliegenden Studiendaten sprechen gegen ein generelles teratogenes Risiko von Antidepressiva.

❯ Möglichst keine Neubehandlung im 1. Trimenon. Wenn eine schwangere Patientin stabil eingestellt ist, ist eine Umstellung der Medikation nicht angezeigt (Ausnahme: Paroxetin bzw. Fluoxetin – hier wird ein erhöhtes Herz-Fehlbildungsrisiko vermutet). Johanniskraut sollte in der Schwangerschaft nicht eingenommen werden.

Diskutiert wird ein leicht erhöhtes Risiko (5 statt 2 Fälle pro 1000 Neugeborene) für das Auftreten eines Lungenhochdrucks bei Neugeborenen (persistierende pulmonale Hypertension) unter SSRIs und Venlafaxin. Das sog. neonatale Anpassungssyndrom (Trinkstörung, Unruhe, Atemstörung, Tremor) ist zumeist mild und von kurzer Dauer und bildet sich spontan zurück. Eventuell kann deshalb eine Reduktion oder das vorübergehende Absetzen vor der Entbindung sinnvoll sein.

> ❯ In der Literatur empfohlen werden an erster Stelle Citalopram und Sertralin, danach TZA (Amitriptylin).

Kontraindiziert: Trimipramin.

Nicht empfohlen: Paroxetin, Fluoxetin (erhöhtes Risiko für Herzmalformationen), Tianeptin, MAO-Hemmer (Tranylcypromin), Agomelatin und Johanniskraut.

12.1.2 Antipsychotika/ Neuroleptika

Hinsichtlich der Teratogenität sind Antipsychotika der zweiten Generation und klassische Neuroleptika vergleichbar. Die Gabe eines Antipsychotikums ist in vielen klinischen Situationen unverzichtbar. Stets muss eine individuelle Abwägung von erwartetem Nutzen und potenziellen Risiken der Medikation erfolgen.

> ❯ Erste Wahl ist Haloperidol, gefolgt von Olanzapin, Quetiapin und Risperidon. Nicht verordnet werden dürfen Cariprazin, Pipamperon, Sulpirid, Chlorprothixen und Sertindol.

> ❯ Beginn möglichst erst im 2. oder 3. Trimenon. Niedrigstmögliche Dosis. Keine Kombinationsbehandlung, sondern Monotherapie, Blutspiegelkontrollen (therapeutisches Drug Monitoring, TDM). Kein abruptes Absetzen (u. a. Rückfallgefahr).

Vor dem Geburtstermin sollte die Dosis mindestens halbiert werden, um perinatale Entzugssyndrome zu minimieren.

12.1.3 Tranquilizer

Für Benzodiazepine liegen Hinweise vor, dass Lippen-Kiefer-Gaumen-Spalten auftreten können und das Frühgeburtsrisiko ansteigt. Bei Einnahme im 3. Trimenon kann es zu einem typischen Anpassungssyndrom, dem Floppyinfant-Syndrom kommen (Muskelschlaffheit, Lethargie, Trinkschwäche), auch Entzugssymptome mit Unruhe, Zittern, Erbrechen und Durchfall sind möglich.

> ❯ Tranquilizer (Benzodiazepine) sollten im ersten Schwangerschaftsdrittel (Trimenon) vermieden und kurz vor der Geburt abgesetzt werden.

Pregabalin darf in der Schwangerschaft nicht eingesetzt werden.

12.1.4 Stimmungsstabilisierer

Die Einnahme von Stimmungsstabilisierern (Mood Stabilizern/MS) im 1. Trimenon sollte möglichst vermieden werden. Engmaschige Blutspiegelkontrollen (therapeutisches Drug Monitoring, TDM) sind obligat!

■ **Lithium**
Kein Beginn einer Lithiummedikation im 1. Trimenon, kein abruptes Absetzen von Lithium bei Bekanntwerden einer Schwangerschaft. Lithium kann nach der 11. Woche wieder eingenommen werden. Unter Lithium kommt es häufiger zu Frühgeburten, unmittelbar vor dem Geburtstermin sollte deshalb die Dosis reduziert werden. Frühere Befunde einer hohen Rate von kardialen Fehlbildungen wurden zwischenzeitlich revidiert.

Generell ist für Frauen im gebärfähigen Alter unter Lithiumtherapie eine Kontrazeption dringend anzuraten.

■ **Carbamazepin**
Dosisabhängige erhöhte Fehlbildungsraten (Neuralrohrdefekte).

Vor einer geplanten Schwangerschaft Umstellung auf einen anderen Stimmungsstabilisierer; wenn eine Schwangerschaft unter einer Carbamazepintherapie eingetreten ist, sollte keine Therapieumstellung erfolgen. Eine Folsäuregabe wird angeraten.

■ **Lamotrigin**

In der Schwangerschaft die sicherste Substanz aus der Gruppe der Stimmungsstabilisierer; bei Dosierungen über 200 mg pro Tag steigt allerdings das Risiko einer Fehlbildung. Deshalb sollten höhere Dosierungen unbedingt vermieden werden.

■ **Valproat**

Aufgrund der hohen Teratogenität der Substanz in der Schwangerschaft absolut kontraindiziert!

Valproat darf Frauen im gebärfähigen Alter nur unter entsprechender Risikoaufklärung (spezielles dafür notwendiges Formular) und gesicherter Kontrazeption verordnet werden!

❯ Valproat ist absolut kontraindiziert, Patientinnen im gebärfähigen Alter müssen schriftlich auf die Risiken hingewiesen werden!

❯ Während einer Schwangerschaft sollten Psychopharmaka nur unter strengen Richtlinien und möglichst ständiger Kontrolle verordnet werden. Bei schwerwiegenden Erkrankungen sind sie jedoch häufig unumgänglich. Das Fehlbildungsrisiko beim Kind scheint bei den meisten Substanzen geringer zu sein, als früher befürchtet wurde.

12.2 Stillzeit

Psychopharmaka gehen in unterschiedlichem Maße in die Muttermilch über und sollten in der Stillzeit möglichst generell vermieden werden. Falls eine Patientin vom Stillen nicht absehen möchte, sind bei den Antidepressiva Sertralin oder Citalopram eine Option; unter den Antipsychotika Quetiapin, Olanzapin und Risperidon ist Stillen unter Vorbehalt akzeptabel.

Psychopharmaka bei Kindern und Jugendlichen

© Springer-Verlag GmbH Deutschland, ein Teil von Springer Nature 2019
O. Dietmaier et al., *Pflegewissen Psychopharmaka*, https://doi.org/10.1007/978-3-662-58427-9_13

Psychische Störungen kommen bei Kindern und Jugendlichen mit einer Häufigkeit von 2–30 % vor, je nachdem, ob nur leichtere angegeben oder ob schwerere psychische Störungen davon abgegrenzt werden. „Verhaltensstörungen" sind in Deutschland bei 10–13 % der Kinder zu beobachten; man nimmt an, dass ca. 5 % der psychisch kranken Kinder und Jugendlichen behandlungsbedürftig sind.

Psychopharmaka werden in den letzten Jahren zunehmend für Kinder und Jugendliche verordnet, zum überwiegenden Teil bei der Indikation Aufmerksamkeitsdefizit-/Hyperaktivitätsstörung (ADHS) in Form von Psychostimulanzien. Im Jahr 2012 wurden in Deutschland pro 1000 Kinder und Jugendliche 27 Psychopharmaka (also bei 2,7 %) verordnet (ohne pflanzlich-homöopathische Mittel), davon 19 Stimulanzien.

> ❯ **Essenzielle Vorbedingung für den Einsatz von Psychopharmaka bei Kindern und Jugendlichen ist, dass eine exakte diagnostische Abklärung der psychischen Störung erfolgt. In fast allen Fällen sind Psychopharmaka nur als Therapieergänzung anzusehen.**

Die Behandlung mit Psychopharmaka im Kindes- und Jugendalter weist einige Besonderheiten auf.

Anzustreben ist eine enge Zusammenarbeit, eine Kooperation („therapeutisches Bündnis") mit den Bezugspersonen (Eltern, Erzieher). Es ist keineswegs selbstverständlich, dass Arzt und Eltern immer gleiche Behandlungsziele haben; Kinder können z. B. die „Symptomträger" ihrer Eltern sein. Andererseits ist zu hoffen, dass sich das Medikament möglicherweise nicht nur positiv auf das Verhalten des Kindes auswirkt, sondern indirekt auch die Einstellung und Haltung der Eltern zum Kind günstig beeinflusst. Bei der Dosierung sind die Unterschiede zum Erwachsenenorganismus zu berücksichtigen, diese erfolgt daher in Milligramm pro Kilogramm Körpergewicht oder nach Körperoberfläche. Grundsätzlich sollte nicht mehr als **ein** Psychopharmakon verabreicht werden. Der junge Patient und die Eltern sollten ausführlich über Sinn und Zweck der Psychopharmakabehandlung informiert und über möglicherweise auftretende Nebenwirkungen aufgeklärt werden.

- **Vorzüge** einer medikamentösen Behandlung sind:
  - rasche Verfügbarkeit,
  - leichte Durchführbarkeit ohne zusätzlichen Aufwand sowie
  - relativ geringe Kosten.
- Diese Vorzüge werden zu entscheidenden **Nachteilen**, wenn
  - eine medikamentöse Behandlung nicht angebracht ist,
  - die Dosierung falsch ist oder
  - schwere Nebenwirkungen auftreten.

Gute Kenntnisse und eine sorgfältige Anwendung der Psychopharmaka sind also vonnöten, speziell bei Kindern und Jugendlichen.

Verordnet werden Psychopharmaka bei Kindern und Jugendlichen hauptsächlich bei den in folgender Übersicht aufgelisteten Indikationen.

Indikationen für Psychopharmakatherapie bei Kindern und Jugendlichen
- ADHS (Aufmerksamkeitsdefizit-/Hyperaktivitätsstörung; ▪ Abb. 13.1)
- Psychotische Erkrankungen (sie kommen bei Kindern relativ selten, erst bei Jugendlichen häufiger vor)
- Autismus
- Frühkindliche Hirnschädigungen
- Bettnässen (Enuresis)
- Tics
- (Gilles-de-la-) Tourette-Syndrom (Vokaltics)
- Mutismus
- Apathie bei Kindern
- Retardierung
- Depressive Erkrankungen

Auch **Antipsychotika/Neuroleptika** und **Antidepressiva** kommen – allerdings deutlich weniger als bei Erwachsenen – zum Einsatz.

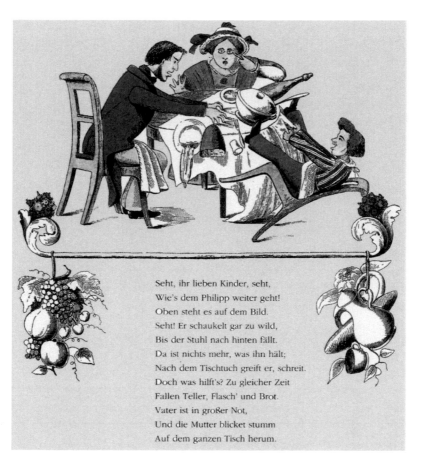

Seht, ihr lieben Kinder, seht,
Wie's dem Philipp weiter geht!
Oben steht es auf dem Bild.
Seht! Er schaukelt gar zu wild,
Bis der Stuhl nach hinten fällt.
Da ist nichts mehr, was ihn hält;
Nach dem Tischtuch greift er, schreit.
Doch was hilft's? Zu gleicher Zeit
Fallen Teller, Flasch' und Brot.
Vater ist in großer Not,
Und die Mutter blicket stumm
Auf dem ganzen Tisch herum.

▣ Abb. 13.1   Der „Zappelphilipp" (aus dem „Struwwelpeter"-Buch des Kinder- und Jugendpsychiaters Dr. H. Hoffmann)

Die Datenlage zur Antidepressivabehandlung bei Kindern und Jugendlichen ist relativ dünn. Das Nutzen-Risiko-Verhältnis ist kritisch, nur eine Behandlung mit Fluoxetin zeigte positive Effekte. Die Verordnung sollte nur durch Kinder- und Jugendpsychiater unter engmaschiger Kontrolle (Suizidrisiko) erfolgen, obligat ist eine psychotherapeutische Behandlung, oft auch eine Familientherapie.

Psychostimulanzien sind mit Abstand die wichtigsten Psychopharmaka bei Kindern und Jugendlichen. Bei vorliegender Indikation sind sie eindeutig wirksam (z. B. Methylphenidat, ▶ Kap. 22). Wichtig ist, dass sie bei hyperaktiven Kindern eingesetzt werden können, ohne dass sich eine Medikamentenabhängigkeit entwickelt.

Ein nicht zu unterschätzender Anteil psychisch gestörter Kinder lässt sich durch eine Kombination aus nichtmedikamentösen (psychagogischen, psychotherapeutischen, familientherapeutischen) und medikamentösen Therapien wesentlich effektiver behandeln als durch eine ausschließlich medikamentöse bzw. nichtmedikamentöse Behandlung.

Immer wieder wird in den Massenmedien über einen übertriebenen Einsatz von Psychopharmaka bei Kindern berichtet. Wissenschaftlich fundierte Daten widerlegen dies und zeigen, dass unter den verordneten Psychopharmaka pflanzliche (Phytotherapeutika) und homöopathische Mittel vorherrschen. Etwa 80 % der Antidepressiva werden zur Behandlung der Enuresis verabreicht,

„Neuroleptika" wie Promethazin (Atosil) werden vor allem bei nichtpsychiatrischen Erkrankungen wie Asthma bronchiale, spastischer Bronchitis, Allergie, Juckreiz (Pruritus) und Reisekrankheit (Kinetosen) verordnet; Benzodiazepine und Barbiturate vor allem bei Fieberkrämpfen.

Fazit

Kinder und Jugendliche dürfen nur mit Psychopharmaka behandelt werden, wenn ein definiertes psychisches Krankheitsbild vorliegt. Die Pharmakotherapie sollte dann konsequent erfolgen, wobei jedoch immer begleitende Maßnahmen erforderlich sind.

13

Psychopharmaka im Alter

© Springer-Verlag GmbH Deutschland, ein Teil von Springer Nature 2019
O. Dietmaier et al., *Pflegewissen Psychopharmaka*, https://doi.org/10.1007/978-3-662-58427-9_14

Die Psychopharmakotherapie im höheren Lebensalter erhält aufgrund der Bevölkerungsentwicklung – immer mehr Menschen werden immer älter – zunehmende Bedeutung. In Deutschland sind mittlerweile über 25 % der Bevölkerung älter als 65 Jahre, mit ca. 55 % der Medikamentenverordnungen erhalten sie etwa das 2,5-Fache ihres Anteils. Mindestens 1/4 der über 65-Jährigen ist wegen psychischer Beeinträchtigungen als behandlungsbedürftig anzusehen; sie erhalten fast 40 % aller Psychopharmakaverordnungen und verursachen über 50 % der Arzneikosten (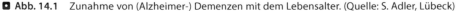 Abb. 14.1). Erhebungen der letzten Jahre ergaben, dass rund 50 % der Bewohner von Altenheimen Psychopharmaka einnehmen.

Problem Polypharmazie/Multimedikation Über 65-jährigen GKV-Versicherten werden durchschnittlich 4 verschiedene Medikamente verschrieben, in einer geriatrischen Abteilung waren es im Jahre 2016 im Durchschnitt 13 verschiedene Medikamente!

Zahlen aus der Berliner Altersheimstudie zeigen, dass mehr als 50 % der demenzkranken Bewohner Antipsychotika erhielten, 30 % Antidepressiva, nur 17 % Antidementiva und ca. 7 % Benzodiazepine.

Über die Hälfte der über 65-jährigen Menschen in Deutschland, die mindestens gelegentlich an Schlafstörungen leiden, nimmt verschreibungspflichtige Schlafmittel ein. Generell nehmen Psychopharmakaverordnungen mit zunehmendem Alter massiv zu. Laut Arzneiverordnungsreport 2018 (Schwabe et al.) bekommen z. B. 80- bis 84-Jährige 3- bis 4-mal so viele Psychopharmaka verordnet wie 40- bis

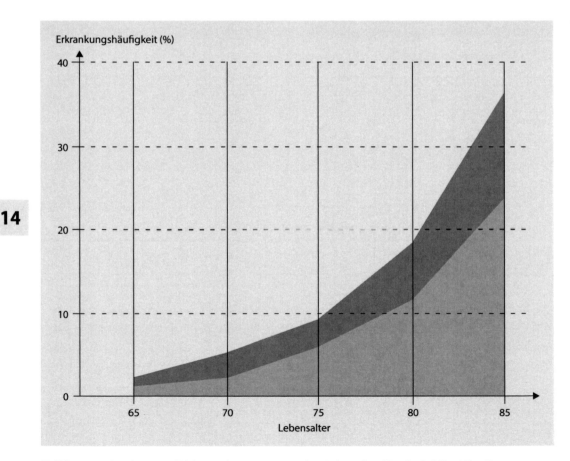

14

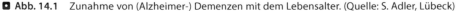 **Abb. 14.1**   Zunahme von (Alzheimer-) Demenzen mit dem Lebensalter. (Quelle: S. Adler, Lübeck)

50-Jährige und ca. 10-mal so viele wie 20- bis 30-Jährige.

Für Patienten im höheren Lebensalter gelten einige Besonderheiten, die auch in der Behandlung mit Psychopharmaka zu berücksichtigen sind (dargestellt in nachfolgender Übersicht).

> **Besonderheiten bei der Behandlung mit Arzneimitteln im Alter**
> - Veränderte Pharmakokinetik (Aufnahme, Verstoffwechslung und Ausscheidung der Medikamente)
> - Multimorbidität (neben seelischen auch körperliche Erkrankungen)
> - Multimedikation (mehrere Medikamente) und daraus resultierende Wechselwirkungen
> - Niedrigere Dosierungen in der Regel ausreichend
> - Verstärkte Nebenwirkungsempfindlichkeit
> - Compliance-Probleme (Einnahmetreue)
> - Besondere Vorsicht bei anticholinergen Medikamenten

14.1 Veränderungen im Alter

Altersbedingt kommt es zu physiologischen Veränderungen, die wiederum Auswirkungen auf Pharmakokinetik und Pharmakodynamik haben:
- Herz-, Leber- und Nierenfunktionen verschlechtern sich
- verminderter Körperwasser-/erhöhter Körperfettanteil
- verminderte Aufnahme aus dem Magen-Darm-Trakt
- verlangsamte Magenentleerung
- veränderte Verstoffwechslung (Metabolisierung)
- verringerte Ausscheidung
- Neurotransmitterverarmung

Dies alles hat Auswirkungen auf die Dosierung der Medikamente und betrifft z. B. in der

Gruppe der Antipsychotika die Mehrzahl der Substanzen. Würden entsprechende Dosierungsanpassungen nicht beachtet, hätte dies in der Regel deutlich verstärkte Arzneimittelwirkungen und damit auch mehr unerwünschte Wirkungen zur Folge. Aufgrund der veränderten Metabolisierung in der Leber erhöht sich auch das Risiko von Wechselwirkungen deutlich. Neben den genannten Auswirkungen auf die pharmakokinetischen Parameter haben die altersbedingten Veränderungen an Zellen, Geweben und Organen des Körpers auch pharmakodynamische Folgen. Generell ist von einer erhöhten ZNS-Empfindlichkeit für Medikamente im Alter auszugehen. Dies ist vor allem relevant bei sedierenden Arzneimitteln, bei denen insgesamt mit einer verstärkten Wirkung bei älteren Patienten zu rechnen ist. Auch die Zahl der Rezeptoren bzw. die Aktivität neurobiochemischer Regelkreise nimmt im Alter ab. So bedingt die verringerte Anzahl dopaminerger Rezeptoren im Gehirn eine altersabhängige erhöhte Empfindlichkeit für dopaminerg wirkende Arzneimittel wie z. B. die Antipsychotika.

Ein besonderes Problem stellt das erhöhte **Sturzrisiko** im Alter dar. Gerade die Einnahme von Psychopharmaka mit sedierender und muskelentspannender Wirkkomponente (Tranquilizer, Antidepressiva) gehört zu den wichtigsten Risikofaktoren für Stürze, aber auch Antipsychotika mit entsprechenden Nebenwirkungen auf die Motorik können hier negative Auswirkungen haben.

Besonders risikoreich ist die im Alter häufig verringerte **Flüssigkeitsaufnahme** und daraus resultierende Austrocknung des Körpers (Exsikkose). Trinken die alten Menschen zu wenig und nehmen dann noch gleichzeitig Arzneimittel mit Einfluss auf den Flüssigkeitshaushalt wie z. B. Diuretika ein, so führt dies schnell zu Aufmerksamkeitsstörungen und Verwirrtheit (Delirien). Psychopharmaka mit anticholinerger Wirkung können diese Symptomatik auslösen oder weiter verschlechtern.

❶ Die Anfangsdosis sollte beim alten Menschen deutlich unter der üblichen Erwachsenendosierung liegen (ca.

1/3–1/2 der Erwachsenendosis); die Dosissteigerung langsam unter engmaschiger Kontrolle erfolgen („Start low, go slow"). Ebenso ist ein abruptes Absetzen am Ende einer länger dauernden Therapie oder bei Umstellung auf eine andere Substanz möglichst zu vermeiden.

> In vielen Fällen muss damit gerechnet werden, dass die gewünschte Medikamentenwirkung verzögert einsetzt und eine erhöhte Empfindlichkeit in Bezug auf Nebenwirkungen besteht. Im Hinblick auf die Einnahmezuverlässigkeit ist es wichtig, einfache und übersichtliche Pläne für die Medikamenteneinnahme aufzustellen, die auch die „Vergesslichkeit" älterer Menschen berücksichtigen. Die Darreichungsformen müssen ebenfalls auf den Alterspatienten abgestimmt sein (es ist z. B. nicht sachgerecht, Patienten mit zittrigen Händen Tropfen zu verordnen!).

14.2 Hauptindikationen für Psychopharmaka im Alter

Die häufigsten im Alter diagnostizierten psychiatrischen Diagnosen sind:
- Depressionen
- Demenzen
- Alterspsychosen (Verwirrtheitszustände, Wahnerkrankungen)
- Schlaf- und Angststörungen

Wichtig ist zu wissen, dass im Rahmen einer Demenzerkrankung nicht nur Störungen des Gedächtnisses auftreten, sondern sehr häufig auch sog. nichtkognitive Symptome wie Halluzinationen, abnorme Motorik, Apathie oder Enthemmung, die wiederum regelmäßig eine Behandlung mit Psychopharmaka erforderlich machen.

◘ Tab. 14.1 zeigt, welche Psychopharmaka für die unterschiedlichen Anwendungsbereiche (Hauptindikationen) bei Alterspatienten verordnet werden.

◘ **Tab. 14.1** Hauptindikationen für Psychopharmaka im Alter und Wirkstoffauswahl

Indikation	Psychopharmakagruppe und Wirkstoffbeispiele
Demenzen	Antidementiva - Cholinesterasehemmer (Donepezil, Rivastigmin, Galantamin) - Memantin
Nichtkognitive Störungen bei Demenzen	Antipsychotika - Risperidon, evtl. andere Atypika - Melperon, Pipamperon Antidepressiva Antidementiva - Cholinesterasehemmer
Delir	Antipsychotika - hochpotente klassische Neuroleptika (z. B. Haloperidol)
Angst	Antidepressiva - SSRI Pregabalin Tranquilizer - Benzodiazepine (Oxazepam, Lorazepam)
Depressionen	Antidepressiva - SSRI (z. B. Sertralin) - SNRI (z. B. Venlafaxin, Duloxetin)
Schlafstörungen	Hypnotika - Zolpidem Antidepressiva, sedierende - Mirtazapin - Trazodon Tranquilizer - Benzodiazepine (Oxazepam, Lorazepam)

14.3 Nebenwirkungen

Besonderes Augenmerk sollte bei der Therapie von Demenzen auf Medikamente mit sog. anticholinerger Wirkung gerichtet werden. Sie können als Nebenwirkung zu Verwirrtheit und

◘ Tab. 14.2 Arzneimittel mit anticholinergen Haupt- oder Nebenwirkungen	
Stoffklasse	**Wirkstoff (Handelsnamen/ Auswahl)**
Antiallergika	Clemastin (Tavegil) Dimetinden (Fenistil) Hydroxyzin (Atarax)
Antidepressiva	Amitriptylin (Saroten) Doxepin (Aponal)
Antiemetika	Dimenhydrinat (Vomex A) Promethazin (Atosil) Scopolamin (Scopoderm)
Antihistaminika	s. Antiallergika, Antiemetika, Hypnotika, Sedativa
Hypnotika, Sedativa	Diphenhydramin (Dormutil N, Halbmond) Doxylamin (Gittalun) Promethazin (Atosil)
Magen-Darm-Mittel	Atropin (Dysurgal) Butylscopolamin (Buscopan) Pirenzepin (Gastrozepin)
Antipsychotika	Chlorprothixen (Truxal) Clozapin (Leponex) Levomepromazin (Neurocil) Thioridazin (Melleril)
Parkinson-Mittel	Biperiden (Akineton) Bornaprin (Sormodren) Trihexyphenidyl (Artane)

◘ Tab. 14.3 Potenziell inadäquate Psychopharmaka für ältere Menschen (mod. nach der Priscus-Liste [Holt et al. 2010]) und therapeutische Alternativen	
Potenziell inadäquate Psychopharmakagruppe bzw. Substanz	**Besser geeignete therapeutische Alternativen**
Antidepressiva (alle trizyklischen)	SSRI (außer Fluoxetin) Agomelatin Mirtazapin
Benzodiazepine, langwirksam	Kürzer wirksame Benzodiazepine wie Lorazepam, Lormetazepam oder Oxazepam
Benzodiazepine, kurz- und mittellang wirksam und in höherer Dosierung	Sedierende Antidepressiva (z. B. Mirtazapin, Trazodon) Zolpidem Melperon, Pipamperon Baldrian
Clozapin	Risperidon Melperon, Pipamperon
Fluoxetin	Andere SSRI Mirtazapin
Neuroleptika, hochpotente klassische	Antipsychotika der 2. Generation
Olanzapin	Risperidon Melperon, Pipamperon
Sedativa wie Doxylamin, Diphenhydramin	Sedierende Antidepressiva (z. B. Mirtazapin, Trazodon) Zolpidem Melperon, Pipamperon Baldrian
Tranylcypromin	SSRI (außer Fluoxetin)

Gedächtnisstörungen führen und eine Demenz verschlimmern. ◘ Tab. 14.2 gibt einen Überblick über Medikamente mit anticholinergen Haupt- oder Nebenwirkungen.

Benzodiazepine sollten bei Alterspatienten wegen möglicher Nebenwirkungen (u. a. Übersedierung, Sturzgefahr) – wenn überhaupt – nur kurzfristig eingesetzt werden, auch Neuroleptika/Antipsychotika nur solange eine antipsychotisch wirkende Medikation klinisch erforderlich ist.

Es gibt Listen, in denen Arzneimittel auf ihre spezielle Eignung für die Therapie älterer Menschen bewertet und eingeordnet werden.

Als deutschsprachige Publikation ist die sog. Priscus-Liste zu nennen. ◘ Tab. 14.3 zeigt einen Auszug aus dieser Liste in Bezug auf Psychopharmaka, die für den Einsatz in der Altersmedizin als nicht oder wenig geeignet bewertet wurden.

> ❯ Wichtig ist die Verordnung möglichst gut verträglicher, nebenwirkungsarmer Psychopharmaka in niedrigstmöglicher Dosierung. Daneben spielen die Behandlung körperlicher Grunderkrankungen, die Gestaltung des Tagesablaufs unter Beachtung der Lebensumstände sowie psychosoziale Maßnahmen eine Rolle.

14.4 Grundregeln

Die nachfolgende Übersicht zählt die wichtigsten Regeln für die Psychopharmakotherapie beim Alterspatienten auf.

Grundregeln für die Psychopharmakotherapie beim Alterspatienten
- Körperliche Ursachen erkennen und behandeln
- Psychopharmaka mit bekannten Risiken für das Herz bzw. anticholinerger Wirkung meiden
- Im Vergleich zur üblichen Erwachsenendosis niedriger dosieren („Start low, go slow")
- Multimedikation (Polypharmazie) vermeiden

14

Pflegerische Aspekte

© Springer-Verlag GmbH Deutschland, ein Teil von Springer Nature 2019
O. Dietmaier et al., *Pflegewissen Psychopharmaka*, https://doi.org/10.1007/978-3-662-58427-9_15

15.1 Besonderheiten der psychiatrischen Pflege

Die psychiatrische Pflege bewegt sich immer in einem Spannungsfeld, wobei verschiedene Aspekte betrachtet werden müssen. Einerseits muss eine Balance zwischen Autonomie und Zwang gefunden werden, andererseits spielt das Verhältnis von Nähe und Distanz eine erhebliche Rolle in der Beziehung zwischen Patient und Pflegeperson.

Die Verabreichung von Psychopharmaka ist in diesem Zusammenhang von besonderer Bedeutung. Gerade Patienten, die sich selbst nicht als krank empfinden, die viel mehr vermuten, dass mit ihrer Umwelt etwas nicht in Ordnung ist, betrachten Medikamente als unnötig oder schädlich.

Im Umgang mit Patienten, die Medikamenten kritisch gegenüberstehen, ist deshalb besonders viel Sensibilität und Fachkompetenz erforderlich. Die Pflegefachkraft in der psychiatrischen Pflege muss einerseits genaue Kenntnisse über Medikamente und deren Wirkung bzw. Nebenwirkungen etc. besitzen, andererseits muss sie für die Skepsis des Patienten Verständnis aufbringen.

Psychopharmaka werden allerdings nicht nur in psychiatrischen Abteilungen verabreicht, in sämtlichen Bereichen der Pflege wird man mit dem Gebrauch von Medikamenten konfrontiert, die ursprünglich bei psychiatrischen Diagnosen zum Einsatz kamen. Auch in der stationären Langzeitpflege werden Psychopharmaka verabreicht. Dabei handelt es sich oftmals nicht um eine kurative Behandlung, sodass das Spannungsfeld zwischen Autonomie und Zwang auch hier eine Rolle spielt.

> ❯ Besonders wichtig ist deshalb der sensible Umgang mit Psychopharmaka in der stationären Langzeitpflege und im ambulanten Bereich. Studien haben gezeigt, dass mindestens ein Drittel der Patienten in diesen Bereichen mit Psychopharmaka behandelt werden, obwohl keine konkrete Indikation vorhanden ist. In dem Maß, in dem

freiheitsentziehende Maßnahmen rückläufig sind, hat die Verordnung von Psychopharmaka zugenommen.

Oftmals handelt es sich dabei um eine Dauermedikation, die über Wochen, Monate oder gar Jahre eingenommen wird. Aus diesem Grund wurde auch hinterfragt, welche Einstellung Pflegefachkräfte diesbezüglich haben. Das Ergebnis war einerseits das Gefühl, dass die Verabreichung von Psychopharmaka „normal" ist, und andererseits die Aussage der befragten Pflegekräfte, dass sie keinen Einfluss auf dieses Problem haben.

Prinzipiell muss man jedoch davon ausgehen, dass Pflegefachkräfte auf die Verabreichung von Psychopharmaka einen gewissen, möglicherweise sogar einen erheblichen Einfluss haben. Als Ansprechpartner für den behandelnden Arzt geben sie Auskunft über den pflegerischen und körperlichen Zustand des Patienten und sein Verhalten im Alltag.

Es ist nicht anzunehmen, dass Ärzte Psychopharmaka verordnen, ohne zuvor Rücksprache mit den betreuenden Pflegefachkräften gehalten zu haben. Wenn die beteiligten Berufsgruppen gut kooperieren, werden auch Fragen bezüglich der Medikation gemeinsam diskutiert, auch wenn es sich letztendlich um eine ärztliche Anordnung handelt.

> ❯ Aus diesem Grund reduziert sich die Verantwortung der Pflegefachkraft bei der Behandlung mit Psychopharmaka nicht nur auf das korrekte Aufbewahren, Richten, Stellen und Verabreichen der Medikation, ihre Aufgabe ist vielmehr auch die kontinuierliche Krankenbeobachtung und die Weitergabe der Beobachtungen an den behandelnden Arzt.

15.2 Medikamentenverabreichung

Die Wirksamkeit von Medikamenten ist stark abhängig von der korrekten und regelmäßigen Einnahme, die gerade bei psychisch veränderten Menschen problematisch sein kann. Um unerwünschte Wirkungen und Wechselwirkungen möglichst zu reduzieren, sollten einige grundlegende Regeln beim Umgang mit Medikamenten beachtet werden.

15.2.1 Allgemeine Grundlagen

Der Arzt trägt immer die Verantwortung für medizinische, diagnostische und therapeutische Maßnahmen und ordnet diese an. Bei der Durchführung ärztlicher Anordnungen durch professionelle Pflegekräfte müssen dann verschiedene Vorgaben beachtet werden.

Vor allem die Verabreichung von Medikamenten muss unter Berücksichtigung der 5-R- bzw. 6-R-Regel erfolgen.

> **5-R-Regel**
> — Richtiger Patient
> — Richtiges Medikament
> — Richtige Dosierung
> — Richtige Applikationsart
> — Richtiger Zeitpunkt
>
> **6-R-Regel** zusätzlich
> — Richtige Dokumentation

Um dies zu gewährleisten, muss eine schriftliche Anordnung der Medikation vorhanden sein und der Eintrag auf dem Medikamentenblatt durch den anordnenden Arzt mit Datum und Handzeichen abgezeichnet sein. Analog gilt die Notwendigkeit der ärztlichen Anordnung natürlich auch, wenn eine EDV-Dokumentation genutzt wird.

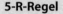 Bei Bedarfsmedikationen müssen zusätzlich der Bedarfsfall, die Höchstdosis und die maximale Dosierung in 24 Stunden in der Dokumentation eingetragen und durch den Arzt abgezeichnet sein.

Selbstmedikationen durch den Patienten unterliegen nicht der Verantwortung des Arztes, eine Aufklärung des Patienten oder im Bedarfsfall des Betreuers ist allerdings vonnöten, auch wenn es sich um Medikamente handelt, die rezeptfrei oder frei verkäuflich sind; auch diese Präparate können zu Neben- oder Wechselwirkungen führen.

15.2.2 Medikamente richten

Beim Richten der Medikamente sind verschiedene Aspekte zu berücksichtigen. So muss beispielsweise ein geeigneter Arbeitsplatz vorhanden sein, der gut beleuchtet ist und an dem die Pflegefachkraft ungestört arbeiten kann. Außerdem müssen sämtliche Flächen gut desinfizierbar sein. Der Arbeitsplatz muss auch über ein Waschbecken mit Seife, Händedesinfektionsmittel und Pflegelotion verfügen.

> Die gerichteten Medikamente müssen anschließend kontrolliert und die Richtigkeit dokumentiert werden. Die Durchführung dieser Aufgabe ist abhängig von der Organisationsform der Einrichtung und muss deshalb in einem Standard im Qualitätsmanagement-Handbuch hinterlegt werden.

Verschiedene Arbeitsabläufe sind hierbei möglich. Wenn mehrere Personen in einer Schicht arbeiten, könnte eine zweite Person die Kontrolle durchführen. Wird beispielsweise im Nachtdienst gerichtet, könnte der Frühdienst vor Verabreichung eine Kontrolle vornehmen. Die Einrichtung legt fest, in welcher Weise eine Kontrolle ermöglicht wird, und die Mitarbeiter müssen entsprechend dieser Richtlinie arbeiten.

15.3 Aufbewahrung von Medikamenten

Auch bei der Aufbewahrung von Medikamenten sind besondere Vorgaben zu beachten. Prinzipiell müssen Medikamente unzugänglich, also in einem verschlossenen Schrank, ggf. auch einem abschließbaren Raum aufbewahrt werden.

Dabei sollte der Schlüssel jeweils von einer befugten Person, meist die schichtleitende Fachkraft, an die nächste Person übergeben werden. Viele Einrichtungen dokumentieren die Schlüsselübergabe in einem Schlüsselübergabebuch oder im Übergabeprotokoll. Bei Betäubungsmitteln wird dabei auch der Bestand geprüft.

In der stationären Altenpflege werden Medikamente üblicherweise bewohnerbezogen aufbewahrt. Im Krankenhaus erfolgt die Lagerung im Medikamentenschrank meist alphabetisch geordnet, entweder nach Medikamennamen oder nach Wirkstoff.

ⓘ **In beiden Fällen sollte auf Sauberkeit, ausreichenden Platz, Übersichtlichkeit, Temperatur, Luftfeuchtigkeit und Lichtverhältnisse geachtet werden.**

Es empfiehlt sich, im Medikamentenraum ein Thermometer anzubringen, da fast alle Medikamente bei Temperaturen über 25 °C bzw. 30 °C längerfristig nicht gelagert werden dürfen. Außerdem müssen Medikamente, bei denen eine Kühllagerung vorgeschrieben ist, in einem Medikamentenkühlschrank bei Temperaturen zwischen 2 °C und 8 °C aufbewahrt werden. Die Kühlschranktemperatur sollte regelmäßig kontrolliert, evtl. angepasst und dokumentiert werden.

15.3.1 Betäubungsmittel

Bei der Aufbewahrung, Verabreichung und Dokumentation von Betäubungsmitteln muss das Betäubungsmittelgesetz (BtMG) berücksichtigt werden. Verstöße können mit einer Freiheits- oder Geldstrafe geahndet werden.

Die Vorschriften des Gesetzes regeln die Herstellung, das Inverkehrbringen, die Einfuhr und die Ausfuhr von Betäubungsmitteln. Für diese Tätigkeiten bedarf es einer Erlaubnis, die das Bundesinstitut für Arzneimittel und Medizinprodukte erteilen kann (§ 3 BtMG). Ferner wird der Betrieb von Drogenkonsumräumen geregelt (§ 10a BtMG) sowie die Vernichtung von Betäubungsmitteln und die Dokumentation.

Die Verordnung über das Verschreiben, die Abgabe und den Nachweis des Verbleibs von Betäubungsmitteln in der Betäubungsmittel-Verschreibungsverordnung (BtMVV) gemäß § 1 Abs. 2 des BtMG regelt die Abgabe und den Verkehr der in Anlage III aufgeführten Substanzen sowie deren Abgabehöchstmengen. Medikamente, die der BtMVV unterliegen,

müssen auf besonderen Betäubungsmittel(BtM)-Rezepten verordnet werden.

Wer am Betäubungsmittelverkehr teilnimmt, hat die Betäubungsmittel, die sich in seinem Besitz befinden, gesondert aufzubewahren und gegen unbefugte Entnahme zu sichern, das bedeutet, dass ein geeignetes verschließbares BtM-Fach zur Verfügung stehen muss.

▶ **Das Gesetz beschäftigt sich außerdem mit der Vernichtung von BtM: Der Eigentümer von nicht mehr verkehrsfähigen Betäubungsmitteln hat diese auf seine Kosten in Gegenwart von zwei Zeugen in einer Weise zu vernichten, die eine auch nur teilweise Wiedergewinnung der Betäubungsmittel ausschließt sowie den Schutz von Mensch und Umwelt vor schädlichen Einwirkungen sicherstellt. Über die Vernichtung ist eine Niederschrift zu fertigen und diese 3 Jahre aufzubewahren.**

■ **Dokumentation im BtM-Buch**
Außerdem müssen bei der Dokumentation im BtM-Buch bzw. der BtM-Kartei oder in der Patientendokumentation folgende Punkte erfasst werden:
- Datum des Zu- oder Abgangs
- Name oder Firma und Anschrift des Lieferers oder des Empfängers oder die sonstige Herkunft oder der sonstige Verbleib
- Zugegangene oder abgegangene Menge und der sich daraus ergebende Bestand
- Verschreibender Arzt und die Rezeptnummer des BtM-Rezeptes

Diese Aufzeichnungen müssen regelmäßig vom verschreibenden Arzt kontrolliert werden.

> **Praxistipp**
>
> Vollständig ist die Dokumentation, wenn eine Kopie des Rezepts oder des Vernichtungsprotokolls zusätzlich aufbewahrt wird.

Die Verschreibung von Betäubungsmitteln durch Schmerzmediziner unterliegt gesonderten Vorschriften.

15.3.2 Medikamentenplan

Vor allem im ambulanten Bereich ist es sinnvoll, dem Patienten einen Medikamentenplan zur Verfügung zu stellen. Viele Menschen beschriften aus Gewohnheit die Tablettenschachtel mit der entsprechenden Dosierung. Wenn die Dosierung geändert wird, kann dies jedoch schnell unübersichtlich werden.

Von Vorteil ist es deshalb, einen Medikamentenplan auszuhändigen, in dem alle Medikamente von allen verschreibenden Ärzten eingetragen werden. Der Patient kann diesen Plan dann auch zum Arztbesuch mitnehmen und aktualisieren lassen (◘ Tab. 15.1).

Seit dem 01.10.2017 ist die Aushändigung eines Medikamentenplans in der Rahmenvereinbarung des Entlassungsmanagements aus dem Krankenhaus verpflichtend. Entsprechende Formulare in Papierform oder in der EDV müssen bei Entlassung aktualisiert und mitgegeben werden. Dafür ist der behandelnde Arzt zuständig.

Für Patienten, die aus verschiedensten Gründen Probleme beim Lesen haben, kann die Schrift durch große Symbole ersetzt werden (◘ Tab. 15.2). In diesem Fall können unterschiedliche Symbole für die verschiedenen Darreichungsformen verwendet werden.

In einer Studie konnte festgestellt werden, dass die Aufnahme von älteren Menschen in der Notaufnahme in vielen Fällen von einer Medikamentennebenwirkung ausgelöst wird. Zum einen wurden unerwünschte Wirkungen oder Wechselwirkungen als Ursache beobachtet, zum anderen konnten jedoch auch Medikationsfehler zu einem akuten Geschehen führen.

> **Häufige Medikationsfehler**
> - Bestehende absolute Kontraindikation
> - Fehlende Indikation
> - Dosierungsfehler
> - Applikationsfehler
> - Doppelverordnungen

> ❯ Bei Kindern, untergewichtigen Personen, und älteren Menschen sollte die gesamte Medikation regelmäßig sorgfältig hinterfragt werden.

15.4 Besonderheiten der Medikamenteneinnahme bei psychisch veränderten Menschen

Die Einnahme von Medikamenten ist von verschiedenen Faktoren abhängig. Zum einen spielen körperliche Faktoren eine Rolle, etwa die Gehfähigkeit, um Medikamente aus der Apo-

◘ **Tab. 15.1** Medikamentenplan

Medikament	Morgens	Mittags	Abends	Zur Nacht

◘ **Tab. 15.2** Medikamentenplan mit Symbolen

	☼ oder ⏰	☼ oder ⏰	☾ oder ⏰	🛏 oder ⏰
◐				
◆				
💉				

theke zu besorgen bzw. um die Medikamente zum richtigen Zeitpunkt vom Aufbewahrungsort in der Wohnung zu holen.

Auch wenn heute die meisten Apotheken einen Lieferservice anbieten oder Medikamente über das Internet bestellt werden können, nehmen psychisch veränderte Menschen solche Dienstleistungen nur selten oder nicht gerne in Anspruch.

> **❶ In diesem Zusammenhang sollte auch beachtet werden, dass die Finanzierung der Medikamente entscheidend für die regelmäßige Einnahme sein kann. Gerade Menschen, die mehrere Medikamente einnehmen sollen, berücksichtigen auch, was diese Medikamente kosten.**

Motorische Fähigkeiten sind außerdem notwendig, um das Medikament aus der Packung zu entnehmen. Verpackungen mit Kindersicherung können eventuell nicht selbstständig geöffnet werden.

Eine weitere wichtige körperliche Bedingung ist die Schluckfähigkeit. Einschränkungen in diesem Bereich können dazu führen, dass das Medikament nicht eingenommen wird.

Den zweiten großen Bereich, der für die Medikamenteneinnahme wichtig ist, bilden die kognitiven Faktoren. Hierzu zählt die Fähigkeit, den Namen des Medikamentes zu behalten, den Zeitpunkt der Einnahme zu kennen, zu diesem Zeitpunkt an die Einnahme zu denken bzw. sich zu erinnern, ob man das Medikament schon eingenommen hat.

Einschränkungen der kognitiven Fähigkeiten können dazu führen, dass Medikamente gar nicht, zu selten, aber auch zu häufig eingenommen werden.

> **Praxistipp**
>
> Patienten, bei denen die Medikamenteneinnahme durch körperliche oder kognitive Beeinträchtigungen erschwert ist, sollte Unterstützung, etwa durch Angehörige oder durch professionelle Pflegekräfte,

angeboten werden. Auch technische Hilfsmittel, z. B. Apps mit Erinnerungsfunktion oder Medikamentendosen, die die Einnahme registrieren, kommen vermehrt zum Einsatz (s. ▶ Abschn 5.3).

15.5 Compliance

Die Compliance von psychisch veränderten Menschen ist u. a. abhängig von Wirkungen und Nebenwirkungen der Medikamente.

Die Bereitschaft, Psychopharmaka regelmäßig einzunehmen, ist im Allgemeinen eher gering. Vor allem Nebenwirkungen und die Befürchtung, abhängig zu werden, beeinflussen die Compliance. Bei älteren Menschen spielt außerdem die Angst vor Stürzen eine Rolle, viele Patienten befürchten auch, als „verrückt" abgestempelt zu werden.

Verbessert wird die Compliance meistens, wenn der Betroffene das Gefühl hat, dass die erwünschten Wirkungen ausgeprägter sind als die Nebenwirkungen, also dass das Medikament ihm hilft.

> **❶ Im umgekehrten Fall besteht die Möglichkeit, dass der Patient versucht, das Medikament heimlich auszuspucken oder die Medikamente sammelt und versteckt. Besonders gefährlich ist dies bei Patienten, die mit dem Gedanken spielen, sich umzubringen.**

In den meisten Fällen berichten gerade ältere Menschen nicht offen von ihren Befürchtungen, da in dieser Generation der Arzt noch eine besondere Position innehat und man ihn nicht verärgern möchte. Auch Patienten, die aus einem anderen Kulturkreis kommen, machen gelegentlich die Einnahme der Medikamente abhängig von ihrer Einschätzung der Qualität der ärztlichen Behandlung.

Dies kann dazu führen, dass die Dosierung erhöht oder ein Medikament abgesetzt wird, da man vermutet, es sei nicht wirksam.

15

15.5.1 Zwangsmedikation

Hat der Betroffene das Gefühl, dass die Medikamente ihm schaden oder er gar vergiftet werden soll, besteht die Möglichkeit, dass er sich gegen die Einnahme wehrt oder diese vortäuscht. Im Extremfall kann es vorkommen, dass Angehörige oder Pflegekräfte versuchen, dem Betroffenen die Medikamente gegen seinen Willen oder heimlich zu verabreichen.

> Die zwangsweise Verabreichung von Medikamenten gegen den ausdrücklichen Willen des Patienten oder ohne seine Einwilligung kann massive Ängste und Panik auslösen und dadurch zu einer Verschlechterung der ursprünglichen Symptome beitragen. Eine Zwangsmedikation ist auch nur unter ganz bestimmten juristischen Voraussetzungen zulässig, beispielsweise wenn eine Gefährdung des Betroffenen vorliegt.

Bürgerliches Gesetzbuch (BGB) § 1906
(3) Widerspricht eine ärztliche Maßnahme nach Absatz 1 Nummer 2 dem natürlichen Willen des Betreuten (ärztliche Zwangsmaßnahme), so kann der Betreuer in sie nur einwilligen, wenn

1. der Betreute auf Grund einer psychischen Krankheit oder einer geistigen oder seelischen Behinderung die Notwendigkeit der ärztlichen Maßnahme nicht erkennen oder nicht nach dieser Einsicht handeln kann,
2. zuvor versucht wurde, den Betreuten von der Notwendigkeit der ärztlichen Maßnahme zu überzeugen,
3. die ärztliche Zwangsmaßnahme im Rahmen der Unterbringung nach Absatz 1 zum Wohl des Betreuten erforderlich ist, um einen drohenden erheblichen gesundheitlichen Schaden abzuwenden,
4. der erhebliche gesundheitliche Schaden durch keine andere dem Betreuten zumutbare Maßnahme abgewendet werden kann und
5. der zu erwartende Nutzen der ärztlichen Zwangsmaßnahme die zu erwartenden Beeinträchtigungen deutlich überwiegt…

(3a) Die Einwilligung in die ärztliche Zwangsmaßnahme bedarf der Genehmigung des Betreuungsgerichts. Der Betreuer hat die Einwilligung in die ärztliche Zwangsmaßnahme zu widerrufen, wenn ihre Voraussetzungen wegfallen. Er hat den Widerruf dem Betreuungsgericht anzuzeigen.

Bei der heimlichen Verabreichung von Medikamenten, beispielsweise durch das Einrühren in Speisen oder Getränke, ist die Frage nach einer Zwangsmedikation im juristischen Sinne ebenfalls zu prüfen, ein derartiger Betrug trägt im Übrigen niemals zur Verbesserung der Compliance bei. Wenn der Betroffene ohnehin schon misstrauisch ist, kann dadurch das Vertrauensverhältnis schwer gestört werden.

Eine Ausnahme bilden Patienten, die bedingt durch Schluckstörungen Medikamente besser mit breiigen Substanzen, beispielsweise Jogurt, einnehmen können. Hier ist zu prüfen, ob das Medikament dadurch in seiner Wirksamkeit beeinträchtigt wird, es handelt sich jedoch nicht um eine heimliche Verabreichung.

15.5.2 Mundkontrolle

Gerade in psychiatrischen Kliniken ist es gelegentlich üblich, die Einnahme von Medikamenten zu überprüfen, indem der Patient aufgefordert wird, nach der Einnahme den Mund zu öffnen.

Diese Maßnahme kann in Einzelfällen notwendig sein, sie fördert aber nicht die Beziehung zwischen Pflegeperson und Patient und schränkt seine Autonomie ein. Aus diesem Grund muss eine solche Maßnahme im Vorfeld mit dem Patienten abgesprochen werden. Dabei ist wichtig, dass der Betroffene entscheiden kann, ob er mit der Mundkontrolle einverstanden ist oder ob er die Medikamenteneinnahme komplett verweigern möchte.

> **Praxistipp**
>
> Kontrollmaßnahmen, die vorab mit dem Patienten abgestimmt werden, erhöhen seine Compliance in Bezug auf die Medikamenteneinnahme. Maßnahmen, die ohne sein Einverständnis oder ohne vorherige Erklärung stattfinden, tragen nicht zur Akzeptanz der Medikation bei.

15.5.3 Mörsern von Medikamenten

Dennoch kommt es immer wieder vor, dass Angehörige oder Pflegekräfte Medikamente in Lebensmittel oder Getränke mischen. Teilweise müssen hierfür auch Tabletten gemörsert werden.

> ❗ Das Mörsern von Tabletten oder das Öffnen von Kapseln kann zu einer Veränderung der Wirksamkeit des Medikaments führen, vor allem bei Retardpräparaten oder Filmtabletten. Besonders kritisch ist das Mörsern dann zu beurteilen, wenn mehrere Medikamente gemeinsam zerkleinert, gemischt und verabreicht werden. Das Halbieren von Tabletten ohne Bruchrille sollte ausschließlich mit einem Tablettenteiler erfolgen.

Wenn ein Patient mit Schluckbeschwerden nicht in der Lage ist, Tabletten oder Kapseln unzerkleinert zu schlucken, sollte in jedem Fall eine Rücksprache mit der Apotheke erfolgen. Der Apotheker kann Informationen geben, ob das Präparat in einer anderen Darreichungsform existiert, etwa als Schmelztabletten, Tropfen oder Saft, ob es alternative Substanzen gibt bzw. welche Veränderungen durch das Zerkleinern ausgelöst werden.

> **Praxistipp**
>
> Informationen zur korrekten Einnahme eines Medikaments finden sich üblicherweise auch im Beipackzettel.

15.6 Beipackzettel

Die Packungsbeilage von Medikamenten beinhaltet nicht nur wichtige Informationen bezüglich der Inhaltsstoffe, Wirkungen, Neben- und Wechselwirkungen, sie enthält auch genaue Angaben zu der Art der Einnahme und oftmals auch zum Zeitpunkt.

> ❯ Gerade bei älteren Menschen ist es wichtig, dass Psychopharmaka zur richtigen Uhrzeit eingenommen werden, insbesondere dann, wenn das Medikament eine aktivierende oder beruhigende Wirkung besitzt.

> ❯ Außerdem sollte darauf geachtet werden, ob das Medikament nicht gemeinsam mit bestimmten Flüssigkeiten, beispielsweise Saft oder Milch, eingenommen werden darf, wenn dadurch die Wirkung beeinflusst wird. Dies gilt auch für die Nahrungsaufnahme.

Der Beipackzettel beinhaltet außerdem wichtige Informationen zur Haltbarkeit des Medikaments. Besonders bei flüssigen Medikamenten ist dies zu beachten. Das Verfallsdatum des Medikaments, das sich auf der äußeren Verpackung befindet, gilt in den allermeisten Fällen nur, solange die Packung noch nicht geöffnet wurde. Die Haltbarkeit nach Anbruch wird separat im Beipackzettel angegeben. Gerade bei Medikamenten, die nicht regelmäßig eingenommen werden, ist es deshalb sinnvoll, das Anbruchsdatum auf der Verpackung zu vermerken.

Tipps zur Lebensführung, die dazu beitragen können, Krankheitssymptome zu reduzieren, sind gelegentlich ebenfalls Bestandteil der Patienteninformation. Oft sind jedoch der Umfang und die Schriftgröße der Packungsbeilage nicht den Bedürfnissen von älteren Menschen angepasst.

15

15.6.1 Transdermale Applikation

In den letzten Jahren wurden Darreichungsformen für Medikamente entwickelt, die als Alternative bei Schluckstörungen in Frage kommen. Dazu gehört auch die transdermale Applikation in Form eines Pflasters.

Vor allem stark wirksame Analgetika und Antidementiva werden mittlerweile als Pflaster angeboten und besitzen dadurch Vorteile bei der Verabreichung. Allerdings sollten die Angaben im Beipackzettel zur Applikation des Pflasters unbedingt beachtet werden.

> **Praxistipp**
>
> Besonders wichtig ist in diesem Zusammenhang, das Pflaster so anzubringen, dass es sich nicht versehentlich ablösen kann und dann möglicherweise sogar verschluckt wird. Außerdem ist dringend auf das korrekte Intervall des Pflasterwechsels zu achten, ein Vermerk im Kalender kann dabei hilfreich sein.

Ein weiterer wichtiger Punkt ist die Tatsache, dass die meisten Pflaster zur transdermalen Applikation nicht zerschnitten werden sollten. Gelegentlich ist zwar der Wirkstoff über die komplette Pflastermatrix gleichmäßig verteilt, dies muss jedoch nicht so sein. Transdermale Pflaster, die geschnitten werden können, haben einen von außen erkennbaren Schnittfalz.

15.7 Medikamentenmanagement

Die regelmäßige Einnahme von Medikamenten, insbesondere von Psychopharmaka, ist in hohem Maße abhängig von der Kooperation aller beteiligten Personen.

15.7.1 Ärzte

Dabei handelt es sich zunächst um die verschreibenden Ärzte oder Fachärzte, die die Therapiehoheit besitzen. Ärzte oder Fachärzte benötigen jedoch Informationen über den körperlichen Zustand, über Stimmung und Antrieb, über Nebenwirkungen und Verträglichkeit sowie über Verhaltensweisen und Auffälligkeiten des Patienten.

Normalerweise bekommt der Arzt diese Informationen vom Patienten selbst, wenn ein Vertrauensverhältnis zwischen dem Betroffenen und dem behandelnden Arzt besteht. Informationen können aber auch von Angehörigen, Betreuern, Bezugspersonen, ehrenamtlichen Helfern oder professionellen Pflegekräften an den Arzt weitergegeben werden.

15.7.2 Kommunikation

Grundsätzlich ist wichtig, dass der Kommunikationsweg geregelt ist, damit alle Beteiligten wissen, wie Informationen den richtigen Ansprechpartner erreichen.

> **Praxistipp**
>
> Zu Beginn des Medikamentenmanagements steht deshalb die Festlegung der Kommunikationswege, beispielsweise ob Fragen und Antworten schriftlich festgehalten oder per direkter telefonischer Rücksprache geklärt werden bzw. ob eine Kontaktaufnahme auch elektronisch oder per Fax erfolgen kann. Von Vorteil ist es auch, zu besprechen, wie die Kommunikation im Notfall oder bei akuten Verschlechterungen stattfinden soll.

15.7.3 Patient

Psychisch veränderte Menschen haben oftmals bereits über längere Zeit die Verantwortung für ihre medizinische Versorgung eigenständig ausgeübt und möchten dies auch in einer Krankheitssituation beibehalten. Die Aufgabe des Patienten im Medikamentenmanagement ist es deshalb, Informationen einzuholen und Entscheidungen zu treffen, solange keine kognitiven Beeinträchtigungen vorliegen.

Bei Menschen mit Demenz oder anderen geistigen Beeinträchtigungen ist es empfehlenswert, den Betroffenen vorab festlegen zu lassen, wer für ihn als Vertrauensperson in Frage kommt, um im Bedarfsfall diese Aufgabe zu übernehmen.

> **❯** **Hat der Patient diesbezüglich keine Festlegungen getroffen, kann vom Betreuungsgericht ein gesetzlicher Betreuer mit der Aufgabe der Gesundheitsfürsorge bestimmt werden.**

15.7.4 Bezugspersonen

Im Betreuungsfall ist es die Aufgabe des Betreuers, die Interessen des Patienten zu vertreten und an seiner Stelle Informationen zur Medikation einzuholen und Entscheidungen zu treffen.

Dazu wird der gesetzliche Betreuer von dem behandelnden Arzt ausführlich aufgeklärt, beraten und informiert. In bestimmten Fällen ist es sogar notwendig, dass der Betreuer ein Merkblatt ausgehändigt bekommt bzw. einen Aufklärungsbogen unterschreibt.

> **❗** **Ein Vertrauensverhältnis zwischen Arzt, Patient und Betreuer verbessert das Medikamentenmanagement.**

Auch Personen aus dem sozialen Umfeld des Betroffenen, vor allem nahestehende Angehörige, Therapeuten, Nachbarn und Pflegekräfte, können dazu beitragen, dass die medikamentöse Behandlung mit Psychopharmaka optimiert wird, indem sie Informationen und Beobachtungen an den behandelnden Arzt oder den gesetzlichen Betreuer weitergeben.

15.7.5 Professionelle Pflege

> **❯** **Das Medikamentenmanagement ist für die professionelle Pflege zunächst eine logistische Aufgabe, die mit der Beschaffung, Bereitstellung und eventuell mit der Verabreichung von Medikamenten verbunden sein kann. Darüber hinaus haben professionelle Pflegekräfte aber** **auch die Aufgabe einer fachlichen und intensiven Krankenbeobachtung bei der Verabreichung von Psychopharmaka, um Schädigungen und Beeinträchtigungen des Betroffenen nach Möglichkeit zu verhindern.**

Verschiedene Faktoren haben einen Einfluss auf die Verabreichung von Psychopharmaka bei psychisch veränderten Menschen. So konnte festgestellt werden, dass zum einen die Personalbesetzung in Pflegeeinrichtungen eine wichtige Rolle spielt, zum anderen ist die Qualifikation der Mitarbeiter ausschlaggebend für den Einsatz von nichtmedikamentösen Interventionen.

Die Qualifikation der Mitarbeiter spielt zudem eine Rolle bei der korrekten Verabreichung von Medikamenten. Außerdem wird dem Austausch von Informationen eine erhebliche Funktion beigemessen, beispielsweise bei der Krankenbeobachtung bezüglich Nebenwirkungen und Wechselwirkungen, bei Fallbesprechungen, die auch nach den Ursachen von Verhaltensauffälligkeiten forschen, sowie bei der Kommunikation mit Ärzten, Betreuern, Angehörigen und Apothekern bezüglich der weiteren Notwendigkeit einer Medikation.

> **❯** **Neben der fachlichen Qualifikation sind auch persönliche Fähigkeiten, etwa Einfühlungsvermögen, Geduld, Aufmerksamkeit und Motivation erforderlich sowie im stationären Bereich die Gestaltung der Umgebung und der psychosozialen Kontakte.**

Praxistipp

Für Pflegekräfte ist es hilfreich zu wissen, in welche Gruppe ein Medikament gehört, um das Nebenwirkungsprofil schon grob einschätzen zu können. In diesem Buch befindet sich aus diesem Grund eine Liste aller Psychopharmaka bzw. Substanzen mit der jeweiligen Kapitelzuordnung (Anhang).

15

15.7.6 Apotheker

Im Netzwerk des Medikamentenmanagements spielt natürlich auch der Apotheker eine entscheidende Rolle. Als Fachmann für pharmakologische Fragestellungen ist er für die anderen Beteiligten der Ansprechpartner bei Problemen, Unklarheiten und bei der Organisation der Medikamentenversorgung.

In der beratenden Funktion kann der Apotheker auch Fragen zur Aufbewahrung, zur Applikationsart, zur Haltbarkeit und zu Wechselwirkungen zwischen einzelnen Medikamenten schnell beantworten.

> **Praxistipp**
>
> Da viele Patienten zusätzlich zu den verordneten Medikamenten noch frei verkäufliche oder rezeptfreie Präparate einnehmen, ist es für den Apotheker häufig am leichtesten, einen Gesamtüberblick über das Medikamentenmanagement zu bewahren.

15.8 Beobachtung

Eine der wichtigsten Aufgaben der professionellen Pflege ist die Beobachtung des Patienten und die entsprechende Dokumentation. Wichtig sind einerseits die Wirkung des Medikamentes und das Wohlbefinden des Betroffenen, andererseits kann durch eine intensive Beobachtung frühzeitig das Auftreten von unerwünschten Wirkungen der Medikamente festgestellt werden.

15.8.1 Nebenwirkungen

Wenn Nebenwirkungen einer Medikation auftreten, ist die Aufgabe der Pflegefachkraft die Informationsweitergabe an den behandelnden Arzt und die Kommunikation mit dem Patienten.

Vor allem dann, wenn Psychopharmaka neu angesetzt werden, sollte gezielt auf das Auftreten von möglichen Nebenwirkungen geachtet werden. Im weiteren Verlauf der Behandlung ist es auch die Aufgabe der professionellen Pflege, Verhaltensbeobachtungen zu erkennen und weiterzugeben, die auf eine schleichende Überdosierung des Medikaments hindeuten können. Außerdem sollten professionelle Pflegekräfte auch Hinweise auf eine ungewollte Sedierung des Betroffenen geben, da sie im Tagesverlauf normalerweise viel mehr Kontakt zu dem Patienten haben als der behandelnde Arzt.

> **❯ Dabei ist es wichtig, gemeinsam zu entscheiden, ob der Patient die Nebenwirkung des Medikaments oder die Symptomatik der Erkrankung als beeinträchtigender empfindet. Letztendlich entscheidet der Patient in Kooperation mit dem therapeutischen Team, welches Vorgehen er bevorzugt, wobei das Fachwissen bezüglich der Nebenwirkungen, gerade beim Eindosieren, vorab an ihn vermittelt werden muss.**

Wichtig ist zu wissen, dass gerade psychotische Patienten oftmals selbst in der Lage sind, zu entscheiden, in welcher Dosierung eine Symptomkontrolle und das Auftreten von Nebenwirkungen für sie am besten im Alltag auszuhalten ist.

15.8.2 Wechselwirkungen

In vielen Kliniken und Apotheken wird standardmäßig bei allen Patienten, die mehr als 4 Medikamente einnehmen, die Möglichkeit von Wechselwirkungen geprüft. Zum Teil werden hierfür spezielle Computerprogramme genutzt.

Dennoch sollte die Pflegefachkraft eine Sensibilität für das Vorhandensein von Wechselwirkungen besitzen, da diese auch auftreten können, wenn ein Patient weniger als 4 Medikamente einnimmt. Auch in diesem Fall ist die Weitergabe von Informationen an den behandelnden Arzt die Aufgabe der Pflegefachkraft.

15.9 Prävention

Wenn ein gutes Medikamentenmanagement stattfindet, an dem alle Berufsgruppen aktiv mitwirken und in das insbesondere auch der Patient gezielt einbezogen wird, ist dies gerade bei psychisch veränderten Menschen auch eine Form von Prophylaxe.

Einerseits merkt der Betroffene, dass seine Ängste ernst genommen werden und auch eine Reaktion darauf erfolgt, andererseits wird seine Mitarbeit an der Therapie und dadurch seine Compliance gefördert.

Dies ist umso wichtiger bei Erkrankungen, die in Phasen oder Schüben verlaufen.

> Ein aufgeklärter Patient, der seine Behandlung aktiv beeinflussen kann, wird auch beim Auftreten von neuen Symptomen eher eine erneute Therapie in Anspruch nehmen. Patienten mit einer festen Bezugsperson im therapeutischen Team suchen dann möglicherweise frühzeitig Kontakt und nehmen Hilfe in Anspruch.

15

Spezieller Teil

Inhaltsverzeichnis

Antidepressiva

© Springer-Verlag GmbH Deutschland, ein Teil von Springer Nature 2019
O. Dietmaier et al., *Pflegewissen Psychopharmaka*, https://doi.org/10.1007/978-3-662-58427-9_16

Antidepressiva sind eine Klasse von Psychopharmaka, die den Anwendungsschwerpunkt bei Patienten mit depressiven Symptomen haben. Daneben werden sie auch bei einer Vielzahl weiterer Indikationen wie u. a. Angst- und Panikstörungen, Zwangsstörungen oder chronischen Schmerzsyndromen eingesetzt. Mehr als 50 Jahre nach ihrer Entdeckung nehmen Antidepressiva heute eine zentrale Stellung in der Behandlung depressiver Erkrankungen ein. Allen Substanzen gemeinsam ist die stimmungsaufhellende und antriebsnormalisierende Wirkung, mit der auch ein Abklingen der körperlichen Beschwerden bei einer Depression einhergeht. Antidepressiva haben beim Gesunden keinen Einfluss auf die Stimmung.

Depressionen gehören heute zu den häufigsten seelischen Krankheiten; man schätzt, dass etwa 15 % der Patienten eines Allgemeinarztes/Internisten und Klinikpatienten (aus Chirurgie, Gynäkologie, Orthopädie und inneren Abteilungen) an behandlungsbedürftigen depressiven Zustandsbildern leiden.

16.1 Einteilung

In der medikamentösen Behandlung von Depressionen werden verschiedene Klassen von Antidepressiva angewandt. Am gebräuchlichsten sind Einteilungen nach dem pharmakologisch- neurobiochemischen Wirkmechanismus (▶ Abschn. 16.2) oder – eher praxisrelevant – nach dem Ausmaß der antriebssteigernden/ aktivierenden bzw. sedierend-dämpfenden Wirkung (◘ Abb. 16.1).

16

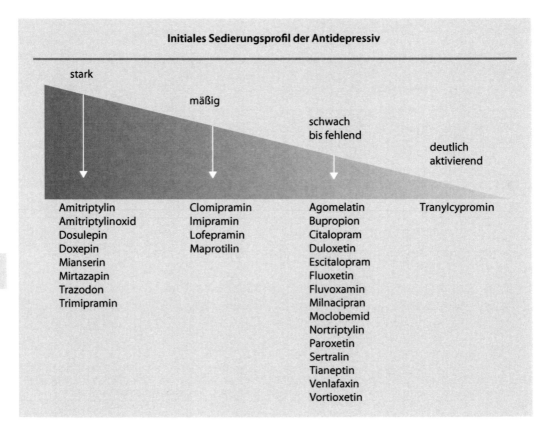

◘ Abb. 16.1   Ausmaß der initialen Sedierung bzw. Aktivierung

16.2 Präparateübersicht

Die in Deutschland, Österreich und der Schweiz derzeit im Handel erhältlichen Antidepressiva sind in ◘ Tab. 16.1 mit dem üblichen Dosierungsbereich aufgelistet.

16.3 Pharmakologische Wirkung

In den letzten Jahren gelang es, den Wirkmechanismus der antidepressiven Medikamente mit aufwendigen Methoden immer gründlicher zu erforschen (◘ Abb. 16.2). Diese Ergebnisse waren

◘ Tab. 16.1 Derzeit in Deutschland im Handel erhältliche Antidepressiva

Freiname (INN)	Handelsname (Beispiel)	Substanzklasse	Dosierung (mg/Tag)
Agomelatin	Valdoxan	MT-Agonist, 5-HT2A-Antagonist	25–50
Amitriptylin	Saroten	TZA	50–225
Amitriptylinoxid	Amioxid neuraxpharm	modif. TZA	60–300
Bupropion	Elontril	NDRI	150–300
Citalopram	Cipramil	SSRI	20–40
Clomipramin	Anafranil	TZA	50–225
Doxepin	Aponal	TZA	75–250
Duloxetin	Cymbalta	SNRI	60–120
Escitalopram	Cipralex	SSRI	10–20
Fluoxetin	Fluoxetin Hexal	SSRI	20–60
Fluvoxamin	Fevarin	SSRI	50–300
Imipramin	Tofranil	TZA	75–225
Johanniskraut	Laif	Phytopharmakon	900 (Trockenextrakt)
Maprotilin	Ludiomil	TeZA	50–225
Mianserin	Mianserin neuraxpharm	TeZA	30–180
Milnacipran	Milnaneurax	SNRI	100
Mirtazapin	Remergil	NaSSA	15–45
Moclobemid	Aurorix	RIMA	300–900
Nortriptylin	Nortriptylin Glenmark	TZA	50–225
Paroxetin	Seroxat	SSRI	20–50
Reboxetin	Solvex	NARI	4–8
Sertralin	Zoloft	SSRI	50–200
Sulpirid[a]	Dogmatil	Benzamid	100–250

(Fortsetzung)

▫ Tab. 16.1 (Fortsetzung)

Freiname (INN)	Handelsname (Beispiel)	Substanzklasse	Dosierung (mg/Tag)
Tianeptin	Tianeurax	Atypisches AD	37,5
Tranylcypromin	Jatrosom	MAOH	20–60
Trazodon	Trazodon neuraxpharm	Rezeptorantagonist	150–600
Trimipramin	Stangyl	TZA	100–400
Venlafaxin	Trevilor ret.	SNRI	75–375
Vortioxetin*	Brintellix	Multimodales AD	10–20

AD Antidepressivum; *5-HT* Serotoninrezeptor; *MAOH* Monoaminoxidasehemmer; *MT* Melatoninrezeptor; *NARI* selektiver Noradrenalin-Rückaufnahmeinhibitor; *NaSSA* Noradrenalin-Serotonin-selektives Antidepressivum; *NDRI* selektiver Noradrenalin-Dopamin-Rückaufnahmeinhibitor; *RIMA* reversibler Inhibitor Monoaminoxidase A; *SNRI* selektiver Serotonin-Noradrenalin-Rückaufnahmeinhibitor; *SSRI* selektiver Serotonin-Rückaufnahmeinhibitor; *TeZA* tetrazyklisches Antidepressivum; *TZA* trizyklisches Antidepressivum
a „Second line" (Behandlung mit einem anderen Antidepressivum erfolglos)
*in D nicht zugelassen

auch für die Erklärungsmodelle, wie depressive Erkrankungen entstehen könnten, von herausragender Bedeutung. So stellte sich heraus, dass bei Depressionen biochemische Veränderungen im Gehirnstoffwechsel vorliegen. Es wird ein **Mangel (Dysbalance) an den Neurotransmittern Noradrenalin bzw. Serotonin postuliert,** fast alle Antidepressiva wirken über eine Erhöhung der Konzentration von Noradrenalin und/oder Serotonin (und evtl. Dopamin). Die durch die älteren trizyklischen Antidepressiva zusätzlich verursachte Blockade weiterer Rezeptoren wird mit bestimmten Nebenwirkungen in Verbindung gebracht.

Die akuten Angriffspunkte der Antidepressiva sind:

— Blockade der Rücktransporter von Noradrenalin bzw. Serotonin bzw. Dopamin (Wiederaufnahmehemmung)
— Blockade präsynaptischer Autorezeptoren (α_2)
— Hemmung des Abbaus biogener Amine (MAO-Hemmung)
— 5-HT_2-Antagonismus
— Melatonin-MT_1- und MT_2-Agonismus

Die Unterscheidung nach dem primären Wirkmechanismus zeigt ▫ Tab. 16.2.

Nichtselektive, sog. trizyklische Antidepressiva beeinflussen verschiedene Neurotransmitter bzw. Rezeptoren; primärer Effekt für ihre therapeutische Wirkung ist die Hemmung der Wiederaufnahme von Noradrenalin und Serotonin. Die zusätzliche Blockade verschiedener postsynaptischer Rezeptoren (z. B. Acetylcholin oder Histamin) führt zu weiteren Wirkeffekten und auch unerwünschten Arzneimittelwirkungen. Serotonin-selektive Antidepressiva bzw. Noradrenalin-selektive Substanzen bewirken durch Blockade des präsynaptischen Serotonin- bzw. Noradrenalintransporters eine selektive Hemmung der Wiederaufnahme von Serotonin bzw. Noradrenalin. Infolgedessen kommt es zu erhöhten Konzentrationen dieser Transmitter im synaptischen Spalt. Sogenannte duale Substanzen (Venlafaxin, Duloxetin, Milnacipran) interagieren mit beiden Transportern. Auch die Blockade des Transporters für Dopamin, wie bei Bupropion, wird für antidepressive Effekte verantwortlich gemacht.

MAO-Hemmer erhöhen die Konzentration von Noradrenalin und Serotonin, indem sie das abbauende Enzym Monoaminoxidase (MAO-A) hemmen.

16

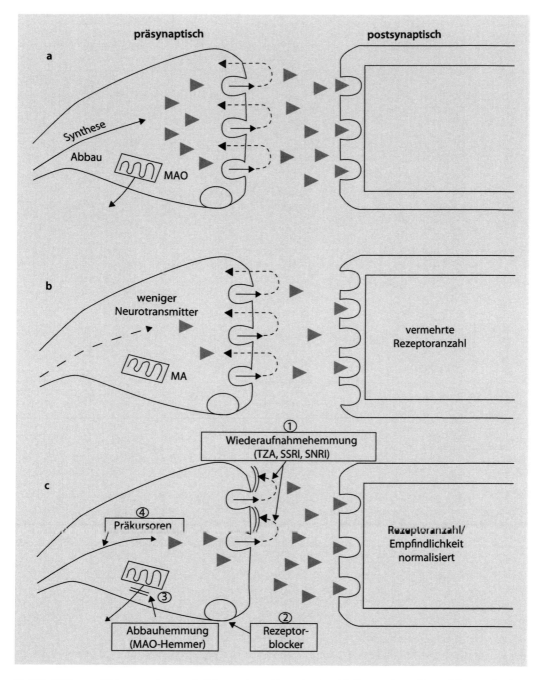

◻ Abb. 16.2   a–c Wirkungsweise von Antidepressiva: **a** Normalzustand, **b** Depression, **c** Normalisierung durch Antidepressivum (*blaue Dreiecke*: Noradrenalin/Serotonin)

Ein weiteres Wirkprinzip ist die Hemmung präsynaptischer α_2-Autorezeptoren an der noradrenergen Synapse (Mirtazapin). Die zumindest teilweise Ausschaltung dieses physiologischen Bremsmechanismus, der die Freisetzung von Neurotransmittern reduziert, führt gleich-

◘ Tab. 16.2   Pharmakologische Einteilung von Antidepressiva

Substanzgruppen		Präparate (Handelsnamen an Beispielen)
Nichtselektive Monoamin-Wiederaufnahmehemmer (NSMRI)	Trizyklische Antidepressiva (TZA)	z. B. Amitriptylin (Saroten), Doxepin (Aponal), Clomipramin (Anafranil)
Selektive Monoamin-Wiederaufnahmehemmer	Serotonin-Wiederaufnahmehemmer (SSRI)	z. B. Escitalopram (Cipralex), Fluoxetin (Fluctin), Sertralin (Zoloft)
	Noradrenalin-Wiederaufnahmehemmer (NARI)	Reboxetin (Edronax)
	Duale Wiederaufnahmehemmer	Selektiver Serotonin-Noradrenalin-Rückaufnahmeinhibitor (SNRI): Venlafaxin (Trevilor), Duloxetin (Cymbalta), Milnacipran
		Selektiver Noradrenalin-Dopamin-Rückaufnahmeinhibitor (NDRI): Bupropion (Elontril)
	Rezeptorantagonisten	Noradrenalin-Serotonin-selektives Antidepressivum (NaSSA): Mirtazapin (Remergil)
		Trazodon (Thombran), Trimipramin
Monoaminoxidase-Hemmer (MAOH)		Tranylcypromin (Jatrosom), Moclobemid (Aurorix)
Melatoninagonist/ Serotoninantagonist		Agomelatin (Valdoxan)

falls zu einer Erhöhung der synaptischen Verfügbarkeit der beiden Neurotransmitter Serotonin und Noradrenalin.

Durch Untersuchungen ist belegt, dass bei Depressiven der REM-Schlaf verändert ist (verkürzte REM-Latenz, Verlängerung der ersten REM-Periode, erhöhte REM-Dichte) und dass die meisten Antidepressiva eine Verringerung der REM-Schlaf-Phasen bewirken; selektiver REM-Schlaf-Entzug wirkt antidepressiv. Auch der günstige Effekt des Schlafentzugs auf depressive Verstimmung weist auf Zusammenhänge zwischen Schlaf und Depression hin (cholinerg-adrenerge Gleichgewichtshypothese affektiver Psychosen). Aus diesen Befunden resultiert ein neuer Ansatz der antidepressiven Therapie, der auf in der Depression gestörte Schlaf-Wach-Rhythmen und das damit im Zusammenhang

stehende melatonerge System zielt. Das körpereigene Hormon Melatonin besitzt eine zentrale Rolle bei der Steuerung dieser Rhythmen. Die Substanz Agomelatin soll durch agonistische Effekte an sog. Melatonin-MT_1- und MT_2-Rezeptoren sowie gleichzeitige antagonistische Bindung an postsynaptische $5\text{-}HT_{2C}$-Rezeptoren gestörte zirkadiane Rhythmen und damit die Schlafqualität verbessern und dadurch antidepressive Effekte auslösen.

Als sog. multimodales Antidepressivum wirkt Vortioxetin antagonistisch bzw. (partiell) agonistisch auf verschiedene Rezeptorsubtypen und blockiert außerdem die Serotonin-Wiederaufnahme.

Trimipramin bewirkt keine Monoamin-Wiederaufnahmehemmung, sondern wirkt antagonistisch u. a. an Histamin-, Acetylcho-

16

lin- und Dopaminrezeptoren. Trazodon wirkt primär an Serotoninrezeptoren und am Serotonintransporter. Es konnte gezeigt werden, dass für die Wirkung des hochdosierten Johanniskrautextraktes der Anteil an Hyperforin entscheidend ist, welches eine Wiederaufnahmehemmung von Serotonin, Noradrenalin, Dopamin, GABA und L-Glutamat bewirkt.

Neuere Untersuchungen zum Wirkmechanismus der Antidepressiva weisen darauf hin, dass diese akuten Effekte nicht direkt mit der antidepressiven Wirksamkeit zusammenhängen, sondern dass adaptive Veränderungen (Neuroplastizität) die entscheidende Rolle spielen. Dies passt auch zur klinischen Wirklatenz der Antidepressiva. Hierzu zählen die Downregulation von Betarezeptoren, adaptive Veränderungen der neuronalen Strukturen (u. a. Spine-Struktur und -Dichte, aber auch Dendritenlänge und Neusynthese von Nervenzellen (Neurogenese) in hippocampalen Strukturen. Als gemeinsamer Nenner der sich langsam ausbildenden antidepressiven Wirkung von Antidepressiva gilt die Normalisierung (durch chronischen Stress) gestörter Neuroplastizität (Müller 2017).

> ❯ **Rezeptorveränderungen, Effekte auf die Signalübertragung und die Genexpression spielen eine entscheidende Rolle.**

Tianeptin weist neben Effekten in der serotonergen Neurotransmission durch Glutamatmodulation Effekte auf Neuroplastizitätsmechanismen auf, ebenso der glutamaterge (NMDA) Antagonist Ketamin bzw. Esketamin.

Des Weiteren ist die enge Beziehung zwischen depressiven Erkrankungen und verschiedenen Hormonen wie Kortisol, Schilddrüsenhormonen und Wachstumshormon sowie dem Immunsystem Gegenstand von Untersuchungen. Eventuell ergeben sich hieraus neue Behandlungsansätze.

Das atypische Antipsychotikum Quetiapin (▶ Kap. 18) ist auch zur Zusatzbehandlung von Depressionen zugelassen worden. Zur Prophylaxe von Depressionen werden neben Antidepressiva auch Stimmungsstabilisierer wie Lithium und Lamotrigin eingesetzt (▶ Kap. 17).

16.4 Grundzüge der Behandlung

Die medikamentöse Therapie ist heute die wichtigste Behandlungsform bei depressiven Erkrankungen. Depressionen haben viel von ihrem Schrecken verloren – vorausgesetzt, sie werden rechtzeitig erkannt und dann adäquat und konsequent behandelt. Es gibt bei depressiven Erkrankungen sowohl Unterschiede hinsichtlich ihrer **Entstehung und Ursache** (hirnorganisch bedingt, z. B. im Rahmen der Parkinson-Krankheit oder infolge von Durchblutungsstörungen des Gehirns; erbliche Belastung; Reaktion auf belastende Lebensereignisse; ❑ Abb. 16.3) als auch hinsichtlich ihres **Verlauf**s (Krankheitsdauer, Wechsel mit manischen Phasen) **und Schweregrads**. Diese Unterschiede sind auch für die Behandlung relevant.

Heute steht bei der Behandlung die Einteilung der Depressionen nach Schweregrad und Verlaufskriterien im Vordergrund. So zeigte sich beispielsweise, dass leicht- bis mittelgra-

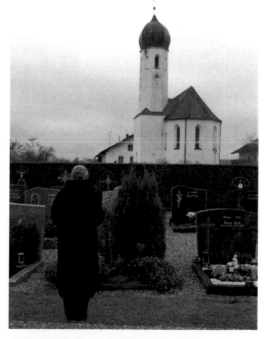

❑ **Abb. 16.3**   Depressionen werden oft durch seelische Krisensituationen wie Trennungen oder den Tod einer nahestehenden Person ausgelöst

dige Depressionen erfolgreich durch eine Psychotherapie (kognitive Verhaltenstherapie) oder pflanzliche Psychopharmaka (Johanniskraut) behandelt werden können.

Gelegentlich depressiv-niedergeschlagen oder traurig zu sein, muss als normale Stimmungsschwankung im Rahmen des gesunden Seelenlebens angesehen werden. Eine derartige Depressivität ist meist situationsbedingt und vorübergehend. Sie gehört zu den „Höhen und Tiefen" des menschlichen Lebens (mit der Chance, sich durch Krisen weiterzuentwickeln) und bedarf keiner medikamentösen Behandlung. Erst wenn Traurigkeit und niedergeschlagene Stimmung in Intensität und/oder Dauer die Bandbreite der Norm verlassen und sich Depressionssymptome mit Krankheitswert entwickeln, liegt eine behandlungsbedürftige Depression vor. Diese Grenze ist nicht immer sicher auszumachen.

❗ **Antidepressiva sollten nur bei krankhaften Depressionen eingesetzt werden. Die Behandlung eines depressiven Patienten darf nie auf die alleinige Verordnung von Medikamenten reduziert werden.**

Vielen Depressionen – insbesondere der sog. Altersdepression – liegen mehrere Entstehungsbedingungen zugrunde, deshalb umfasst die Behandlung grundsätzlich verschiedene Methoden (stützende Gespräche, Psychotherapie, Medikamente).

Antidepressive Medikamente spielen eine entscheidende Rolle in der Behandlung stärker ausgeprägter Depressionen mit „Vitalsymptomen" (körperlichen Beschwerden). Bei mittelschweren bis schweren Depressionen („Melancholie", „endogene" Depression) ist eine genetisch-biologische Ursache anzunehmen. Daher sind bei diesen Kranken Antidepressiva die wichtigste therapeutische Maßnahme überhaupt.

Insgesamt können ca. 70 % der an Depression Erkrankten erfolgreich mit antidepressiven Medikamenten behandelt werden.

Leider muss festgestellt werden, dass die medikamentösen Behandlungsmöglichkeiten oft völlig unzureichend genutzt werden. Nach neueren Untersuchungen werden nur ca. 10–20 % der depressiv Kranken nach den Regeln der Kunst behandelt, die anderen erhalten entweder gar keine Antidepressiva oder nur Antidepressiva in zu niedriger Dosis oder für zu kurze Zeit.

❗ **Je schwerer das depressive Syndrom ist, desto mehr rückt die medikamentöse Behandlung mit einem Antidepressivum an die erste Stelle.**

Vor Beginn der medikamentösen Behandlung muss der Patient über das Ziel und den zeitlichen Ablauf der Therapie informiert werden. Zu klären ist, ob möglicherweise eine Gegenanzeige für Antidepressiva vorliegt (▶ Abschn. 16.6).

Entscheidend für die ambulante oder stationäre Durchführung der Behandlung ist u. a. die Frage der Selbstmordgefährdung des Patienten.

Welches Antidepressivum am zweckmäßigsten eingesetzt wird, hängt von verschiedenen Faktoren ab. In nachfolgender ▶ Übersicht sind einige Kriterien für die Auswahl eines Antidepressivums zusammengefasst.

In der Regel sollte nur **ein** Antidepressivum verordnet werden, in seltenen Fällen können auch zwei Medikamente (morgens ein aktivierendes, abends ein dämpfendes) gleichzeitig eingesetzt werden.

> **Kriterien zur Auswahl eines Antidepressivums**
> ▬ Früheres Ansprechen auf das betreffende Medikament
> ▬ Akzeptanz durch den Patienten/ Präferenz pflanzlicher Medikamente
> ▬ Nebenwirkungen/Risikofaktoren des Patienten
> ▬ Aktuelles klinisches Bild (Schlafstörung, Unruhe, Zwangssymptomatik etc.)
> ▬ Schweregrad der Erkrankung
> ▬ Präparatekosten

Bei leichteren Depressionsformen kann zunächst ein Behandlungsversuch mit Johanniskraut erfolgen. Liegen körperliche Risikofaktoren (z. B. Bluthochdruck, Ulkus, Glaukom, Blutgerinnungsstörung, Prostatahypertrophie) vor, sollte ein Antidepressivum mit passendem Nebenwirkungsprofil gewählt werden. Neben Gegenanzeigen (▶ Abschn. 16.6) müssen auch mögliche Arzneimittelwechselwirkungen bzw. -unverträglichkeiten beachtet werden.

> ❗ Bei bipolaren Depressionen (Depressionen im Rahmen einer bipolaren affektiven Störung, manisch-depressive Krankheit) ist ein Stimmungsstabilisierer indiziert (▶ Kap. 17), ein Antidepressivum sollte wegen der Gefahr des Umschlagens in eine Manie („Switch") nur bei schweren Depressionen evtl. zusätzlich eingesetzt werden.

16.4.1 Dosierung

Bei den älteren trizyklischen Antidepressiva liegt die Dosis üblicherweise zwischen 50 und 150 mg am Tag, die für die Wirkung erforderliche Dosis kann also individuell sehr verschieden sein. Zur Kontrolle des Therapieerfolgs kann deshalb die Bestimmung des Plasmaspiegels sinnvoll sein. Bei den neueren, selektiven Antidepressiva sind die Dosierungsbereiche in der Regel enger, sie bewegen sich z. B. für das Serotonin-selektive Antidepressivum Citalopram zwischen 20 und 40 mg, für Mirtazapin zwischen 15 und 45 mg täglich.

Bei manchen Patienten kann die Resorption der Tabletten vermindert sein, sodass sie nicht bzw. nur ungenügend auf die antidepressiven Medikamente ansprechen. In diesen Fällen kann eine Infusionsbehandlung mit Antidepressiva zum gewünschten Behandlungserfolg führen.

Die Dosierung sollte vor allem bei den trizyklischen Antidepressiva einschleichend erfolgen, bei älteren Patienten reichen oft niedrigere Dosen. Bei Johanniskrautpräparaten ist eine Mindestdosis von 900 mg Extrakt täglich erforderlich. Um die Therapie zu optimieren, kann die Dosis unter Beachtung von Nebenwirkungen individuell angepasst oder gesteigert werden (eventuell unterstützt durch Plasmaspiegelkontrollen).

Die endgültige Beurteilung der Wirksamkeit des gewählten Antidepressivums kann erst nach 2–4 Wochen erfolgen.

16.4.2 Wann beginnt die Wirkung?

Im Gegensatz zu Beruhigungsmitteln (Tranquilizern) wirken Antidepressiva nicht sofort, mit einem Einsetzen des antidepressiven Effekts ist erst nach ca. 1–3 Wochen zu rechnen. Diese sog. **Wirkungslatenz** aller bis heute bekannten Antidepressiva ist immer wieder mit Problemen verbunden. Sind die Patienten hierüber nicht ausreichend informiert, kann ein Abbruch der Behandlung die Folge sein (fehlende Einnahmezuverlässigkeit, mangelnde Compliance).

Bereits in den ersten Tagen ist aber ein positiver Trend zu erwarten, d. h., dass sich einzelne Symptome wie gestörter Schlaf und innere Unruhe bessern. Dies ist ein gutes Zeichen für den Gesamterfolg. Können Arzt, Patient und/oder Angehörige in den ersten 10–14 Tagen keinerlei Besserung beobachten, so ist eine (Dosis-) Änderung der Therapie notwendig. Dabei ist allerdings zu beachten, dass die Selbstwahrnehmung des Betroffenen deutlich hinter der objektiv sichtbaren Besserung herhinken kann, was sich mit der depressionsbedingten Denkverzerrung des Patienten erklären lässt.

Bleibt eine Besserung trotz Dosisanpassung aus, kann ein zweiter medikamentöser Behandlungsversuch mit einem Präparat aus einer anderen Antidepressivagruppe unternommen werden. Parallel zu diesem „Umsetzen", also Wechsel des Präparats, sollte geprüft werden, ob die Angehörigen stärker in die Therapie einzubeziehen sind bzw. ob wegen familiärer oder beruflicher Konflikte parallel zur Medikation eine psychotherapeutische Behandlung (z. B. in Form einer kognitiven Verhaltenstherapie) in die Wege geleitet werden sollte.

Werden antriebssteigernde Antidepressiva verordnet, so ist zu beachten, dass vor der stimmungsaufhellenden zuerst eine hemmungslösende Wirkung eintritt. Deshalb sollte in diesen Fällen für etwa 2 Wochen zusätzlich ein Tranquilizer verordnet werden.

16.4.3 Was folgt auf die Akutbehandlung?

Im Akutstadium einer Depression ist grundsätzlich eine engmaschige ärztliche Betreuung notwendig. Das erste Anzeichen einer Besserung ist in der Regel die Normalisierung des Schlafes; anschließend bessern sich auch eventuell vorhandene körperliche Beschwerden. Bis zur vollen Rückbildung vergeht insbesondere bei schweren Depressionen eine längere Zeit; nur selten verläuft eine Heilung ohne Auf und Ab bei den Beschwerden. Depressionen erfordern von allen an der Behandlung Beteiligten ein hohes Maß an Geduld.

Etwa 70 % der Patienten sprechen auf eine Behandlung mit Antidepressiva an, sodass von einer guten Behandlungsprognose gesprochen werden kann.

Hat man mit einer zunächst über den Tag verteilten Einnahme die wirksame Dosierung erreicht, kann bei vielen Präparaten stattdessen eine (morgendliche oder abendliche) Einmaldosis gewählt werden, was für den Patienten günstiger ist und somit auch die Einnahmezuverlässigkeit erhöht.

Die Dauer der Behandlung mit Antidepressiva muss individuell festgelegt werden. Es empfiehlt sich, nach Abklingen der Beschwerden und wieder erreichter Belastbarkeit die medikamentöse Therapie noch über 6–12 Monate mit der erreichten Dosierung („Erhaltungsdosis") weiterzuführen, um einen Rückfall zu verhindern (in diesem Zeitraum besteht ein hohes Rezidivrisiko).

Bei Patienten mit zwei und mehr depressiven Phasen innerhalb von 3–4 Jahren sollte zur Rezidivprophylaxe eine Langzeitbehandlung (ca. 5 Jahre) mit einem Antidepressivum oder mit Lithium durchgeführt werden. Bei völliger Stabilität kann nach ca. 5 Jahren ein Absetzversuch gewagt werden, die Dosisreduktion erfolgt hierbei in kleinen Schritten über Monate.

16.4.4 Begleitmedikation

Wenn trotz der Einnahme sedierend-dämpfend wirkender Antidepressiva Schlafstörungen bestehen, kann kurzfristig zusätzlich ein Schlafmittel eingesetzt werden (► Kap. 20). Bei ausgeprägter Angst oder Unruhe kann die zusätzliche Gabe eines Benzodiazepin-Tranquilizers oder eines schwachen, sedierend wirkenden Neuroleptikums angezeigt sein. Die genannten Präparate können auch verordnet werden, um die Zeit bis zum Einsetzen der Antidepressivawirkung (Wirkungslatenz) zu überbrücken. Sobald sich die antidepressive Wirkung (2–3 Wochen) eingestellt hat, empfiehlt es sich in den meisten Fällen, die Behandlung allein mit dem Antidepressivum fortzuführen.

16.4.5 „Therapieresistenz"

Bleiben Depressionen trotz Behandlung mit zwei richtig gewählten und richtig dosierten Antidepressiva, die nacheinander über jeweils 3 Wochen eingenommen wurden, unverändert bestehen, sollte die Diagnose durch einen Nervenarzt/Psychiater überprüft werden; oft ist eine klinische Behandlung notwendig. Zum Einsatz kommen u. a. Kombinationstherapien, eine sog. Lithium-Augmentierung und voraussichtlich in Kürze Esketamin.

> **Typische Nebenwirkungen von älteren, nichtselektiven (trizyklischen) Antidepressiva)**
> ▬ Mundtrockenheit, Schwitzen, Verstopfung, Verschwommensehen (vorübergehend)
> ▬ Zittern
> ▬ Herzklopfen/erhöhter Puls, Blutdrucksenkung, Schwindel
> ▬ Müdigkeit oder Unruhe
> ▬ Gewichtszunahme (bei Langzeiteinnahme)

> ❯ Von „Therapieresistenz" spricht man, wenn 2 richtig gewählte und dosierte Antidepressiva nacheinander über 3 Wochen erfolglos eingesetzt wurden.

16.5 Unerwünschte Wirkungen/ Nebenwirkungen

Die Therapie mit Antidepressiva ist mit einer Reihe möglicher Nebenwirkungen verbunden. Wichtig ist dabei, dass es kein einheitliches Nebenwirkungsprofil für die gesamte Gruppe gibt, sondern vielmehr in Abhängigkeit von der eingesetzten Antidepressivaklasse spezifische Nebenwirkungen auftreten können. Generell ist zu berücksichtigen, dass die Beschwerden so-

wohl durch die Krankheit als auch durch das Arzneimittel bedingt sein können und dass der Patient nicht immer zwischen unerwünschten Arzneimittelwirkungen (UAW) und Krankheitssymptomen unterscheiden kann.

Nebenwirkungen älterer, nichtselektiver (tri-/tetrazyklischer) Antidepressiva sind in ◘ Tab. 16.3 aufgeführt, die der neueren selektiveren Substanzen in ◘ Tab. 16.4.

Bei den älteren („klassischen") trizyklischen Antidepressiva stehen sog. vegetativ-anticholinerge Symptome im Vordergrund. Sie

◘ Tab. 16.3 Nebenwirkungen tri- und tetrazyklischer Antidepressiva

Vegetativ/anticholinerg	Mundtrockenheit, Schwitzen, Obstipation, Störungen beim Wasserlassen, Verschwommensehen
Neurologisch	Tremor
Kardiovaskulär	Tachykardie, Hypotonie, Schwindel, Erregungsleitungsstörungen am Herzen (QT-Zeit-Verlängerung)
Psychisch	Unruhe, Müdigkeit
Endokrin	Gewichtszunahme (bei Langzeiteinnahme)

◘ Tab. 16.4 Nebenwirkungen neuerer Antidepressiva

Substanz	Typische Nebenwirkungen
Serotonin-selektive Antidepressiva (SSRI; Citalopram, Escitalopram, Fluvoxamin, Fluoxetin, Paroxetin, Sertralin)	Übelkeit, Unruhe, sexuelle Störungen wie z. B. Ejakulationsstörungen QT-Zeit-Verlängerungen im EKG (Citalopram, Escitalopram!)
Agomelatin	Kopfschmerzen, Schwindel, selten Erhöhung der Transaminasen-Leberwerte
Bupropion	Schlaflosigkeit, Unruhe, Übelkeit
Duloxetin	Übelkeit, Mundtrockenheit, Verstopfung
Milnacipran	Übelkeit, Agitiertheit
Mirtazapin	Müdigkeit, Appetitsteigerung
Moclobemid	Unruhe, Schlafstörungen
Reboxetin	Unruhe, Harnverhalt
Tianeptin	Anorexie, Albträume
Trazodon	Müdigkeit, sexuelle Stimulation
Venlafaxin	Übelkeit, Nervosität, Blutdruckanstieg
Vortioxetin	Übelkeit

äußern sich in u. a. Mundtrockenheit, Herzklopfen, Schwindelgefühl, Sehbeschwerden beim Lesen oder Schwitzen. Teilweise werden sie subjektiv als sehr lästig empfunden, sind aber harmlos. In seltenen Fällen – bei (älteren) Risikopatienten, unter höherer Dosierung – können diese Antidepressiva eine Harnsperre, einen Darmverschluss oder einen Glaukomanfall hervorrufen (z. B. bei Patienten mit Glaukom oder Prostataleiden). Je nach Präparat können Müdigkeit oder leichte Unruhe auftreten. Bei älteren Patienten besteht vor allem bei zu schneller Dosissteigerung ein erhöhtes Risiko für das Auftreten von deliranten Syndromen.

> ❯ Bei Alterspatienten (Geriatrie) wird der Einsatz von trizyklischen Antidepressiva wegen der genannten UAWs nicht mehr empfohlen.

Als **kardiovaskuläre Nebenwirkungen** treten Blutdrucksenkung, Tachykardie sowie gelegentlich Überleitungsblockierungen auf. Für die Gruppe der TZA besteht ein enger Zusammenhang zwischen dem Plasmaspiegel und unerwünschten Effekten wie der Senkung der Krampfschwelle oder kardialen Nebenwirkungen. TZA besitzen eine relativ geringe therapeutische Breite, d. h., dass therapeutische Blutspiegel und toxische Spiegel nahe zusammenliegen. Die Kontrolle der Plasmaspiegel ist deshalb unter der Therapie mit TZA dringend zu empfehlen. Vor allem bei Risikopatienten sollten vor und unter der Behandlung mit trizyklischen Antidepressiva auch EKG-Kontrollen erfolgen. Häufigster kardiovaskulärer Absetzgrund ist mit ca. 1 % die orthostatische Hypotension.

> ❗ Trizyklische Antidepressiva zählen zu den relativ toxischen Substanzen. Überdosierungen sind dringend zu vermeiden. Wegen der potenziellen Kardiotoxizität dieser Klasse sollten TZA nicht bei Patienten mit kardialer Vorschädigung oder in Kombination mit anderen Arzneimitteln, die gleichfalls zu EKG-Veränderungen (QT-Zeit!) führen können, zum Einsatz kommen.

Bei den neueren, selektiven Antidepressiva stehen als Nebenwirkungen Magen-Darm-Beschwerden mit Übelkeit (typisch für Serotonin-selektive Antidepressiva) im Vordergrund, bei manchen Präparaten auch leichte Unruhe, Schlafstörungen und sexuelle Dysfunktion (Erektionsstörung).

Gewichtszunahme unter Psychopharmaka ist in der Praxis ein wichtiges Thema mit deutlicher Relevanz für die Compliance. Auch bei einigen Antidepressiva wie TZA oder Mirtazapin sind entsprechende Effekte bekannt, die allerdings bei Weitem nicht an die Gewichtsveränderungen unter einigen Antipsychotika heranreichen. In ▶ Abschn. 8.4, ▶ Tab. 8.1 werden Auswirkungen von Antidepressiva auf das Gewicht im Vergleich zu anderen Psychopharmaka dargestellt.

Nebenwirkungen treten überwiegend in den ersten Behandlungstagen auf (deshalb oft auch einschleichende Dosierung) und klingen im Laufe der Therapie ab. Wenn die Nebenwirkungen erheblich sind, stellt sich die Frage, ob überhaupt eine Behandlung mit einem Antidepressivum angezeigt ist. Bei mittelschweren bis schweren Depressionen gibt es selbst bei sehr hohen Dosen selten Verträglichkeitsprobleme.

Zu Beginn einer Behandlung mit Antidepressiva sollte man kein Kraftfahrzeug führen. Das Reaktionsvermögen kann auch bei bestimmungsgemäßem Gebrauch – vor allem im Zusammenwirken mit Alkohol – beeinträchtigt sein. Dies gilt insbesondere für die älteren, trizyklischen Antidepressiva und solche mit dämpfender Wirkung. Die neueren Antidepressiva zeichnen sich dadurch aus, dass sie psychomotorische Funktionen in der Regel nicht beeinträchtigen. Sie weisen außerdem eine deutlich geringere Toxizität auf und sind damit sicherer in Bezug auf Überdosierung/Suizidalität (▶ Abschn. 16.8.1).

Bei Einnahme des MAO-Hemmers Tranylcypromin (Jatrosom) ist die Einhaltung einer Diät erforderlich.

Zur **Behandlung der Nebenwirkungen** haben sich folgende Präparate bewährt:
- Den zum Teil lästigen Händetremor kann die Gabe eines niedrig dosierten Betablockers (z. B. Propranolol) oft günstig beeinflussen. Gegen die oftmals lästige Mundtrockenheit helfen einfache Maßnahmen wie Bonbonlutschen oder

16

Kaugummikauen, eventuell auch künstlicher Speichel (Glandosane).

- Grundsätzlich nehmen Häufigkeit und Stärke der meisten Nebenwirkungen mit der Höhe der Dosierung zu. Nur durch sehr hohe Dosen kann es bei Risikopatienten zu so schwerwiegenden Nebenwirkungen wie Verwirrtheitszuständen und Krampfanfällen kommen.

> In der Regel gibt es bei Auftreten spezifischer Nebenwirkungen unter einem Antidepressivum wie z. B. Gewichtszunahme, Übelkeit oder sexuelle Störungen geeignete alternative Substanzen, die in Bezug auf das Auftreten der jeweiligen Nebenwirkung ein geringeres Risiko darstellen.

16.6 Gegenanzeigen

Antidepressiva dürfen bei akuten Alkohol- und Medikamentenvergiftungen, akuter Manie, Delirien und akutem Harnverhalt nicht angewendet werden.

Trizyklische Antidepressiva sind außerdem bei einem unbehandelten Engwinkelglaukom, Darmverschluss, Prostatavergrößerung, Erregungsleitungsstörungen des Herzens und nach einem frischen Herzinfarkt kontraindiziert.

Selektive Serotoninwiederaufnahmehemmer dürfen nicht zusammen mit MAO-Hemmern, L-Tryptophan und anderen Substanzen mit ausgeprägtem serotonergen Wirkprofil verordnet werden.

Soll die Therapie von MAO-Hemmern auf Serotonin-selektive Antidepressiva umgestellt werden und umgekehrt, sind gewisse Sicherheitsabstände einzuhalten.

16.7 Wichtige Arzneimittelwechselwirkungen

Ein erhöhtes Risiko für kardiale Effekte (QT-Zeit-Verlängerung) besteht sowohl für TZA als auch für die SSRI Citalopram und (geringer) für Escitalopram.

Eine besonders wichtige Interaktion bei Antidepressiva betrifft die möglichen verstärkten serotonergen Effekte mit Gefahr eines zentralen Serotoninsyndroms bei Kombination von Antidepressiva mit serotonergem Wirkungsschwerpunkt bzw. anderen Arzneimitteln mit serotonergen Nebenwirkungen. Ein zentrales Serotoninsyndrom kann schwerste klinische Symptome auslösen und ohne Intervention letal sein. Kombinationen von SSRI/SNRI mit Triptanen sind in der Praxis durchaus nicht selten. In diesen Fällen ist eine strenge Nutzen-Risiko-Abwägung zu treffen. Für MAO-Hemmer sind Kombinationen mit serotonergen Arzneimitteln grundsätzlich kontraindiziert.

Eine weitere praxisrelevante Interaktion ist die potenziell verstärkte Blutungsneigung nach SSRI/SNRI-Gabe in Kombination mit thrombozytenaggregationshemmenden Substanzen wie ASS oder NSAR. Größere Untersuchungen in letzter Zeit zeigten, dass darunter das Blutungsrisiko deutlich steigt.

Ein wichtiger Interaktionshinweis gilt dem pflanzlichen Antidepressivum **Johanniskraut**. Dieses kann die Wirkung einer Reihe anderer Arzneimittel deutlich abschwächen, indem es deren Abbau im Körper beschleunigt. Johanniskrautpräparate sollten nach heutigem Wissensstand nicht zusammen mit folgenden Medikamenten angewendet werden:

- Ciclosporin und anderen Medikamenten, die nach Organtransplantationen genommen werden müssen,
- bestimmten Medikamenten, die bei HIV(AIDS)-Infektionen gegeben werden,
- gerinnungshemmenden Mitteln vom Typ Phenprocoumon (z. B. Marcumar),
- oralen Kontrazeptiva (Antibabypille).

Eine Übersicht über die wichtigsten Wechselwirkungen von Antidepressiva gibt ◨ Tab. 16.5.

16.8 Pflegerische Aspekte

Die pflegerische Betreuung von Patienten mit antidepressiver Therapie beinhaltet mehrere Aspekte, abhängig vom Verlauf der Erkrankung.

☐ Tab. 16.5   Wichtige Wechselwirkungen von Antidepressiva mit anderen Medikamenten (Auswahl)

Antidepressivagruppe	Wechselwirkung mit	Mögliche Folge
Trizyklische Antidepressiva (TZA)	Anticholinergika/Antihistaminika (Allergiemittel)	Anticholinerge Wirkungen und Nebenwirkungen verstärkt (Vorsicht bei Engwinkelglaukom, Darm-Blasen-Atonie, Delir)
	Antikoagulanzien (Blutverdünnungsmittel)	Blutungsgefahr
	MAO-Hemmer	Blutdruckschwankungen, Fieber, Erregungszustände, Tremor, Übelkeit und Erbrechen (Cave: kein Clomipramin!)
	Serotonin-selektive Antidepressiva: Fluoxetin, Paroxetin	Erhöhter Blutspiegel des TZA
	Substanzen, die EKG-Veränderungen bewirken können (z. B. Antiarrhythmika, bestimmte Antibiotika z. B vom Makrolid-Typ, Mittel gegen Pilzerkrankungen wie z. B. Itraconazol; Ziprasidon, Thioridazin, Sertindol, Citalopram)	Herzrhythmusstörungen
Neuere selektive Antidepressiva (Agomelatin, Bupropion, Duloxetin, Milnacipran, Mirtazapin, SSRI, Venlafaxin)	Analgetika, zentrale (Tramadol, Dextromethorphan, Pethidin)	Verstärkte serotonerge Effekte; Vorsicht bei SSRI und SNRI: Mirtazapin, Bupropion, Agomelatin sind in der Regel unproblematisch
	Antidepressiva, trizyklische	Erhöhter Blutspiegel des trizyklischen Antidepressivums (Kombination mit Duloxetin, Fluoxetin, Paroxetin meiden!)
	Antikoagulanzien (Blutverdünnungsmittel)	Blutungsgefahr; Interaktion vor allem bei Fluoxetin, Paroxetin und Fluvoxamin relevant
	Antipsychotika	Erhöhter Blutspiegel des Neuroleptikums (Kombination mit Fluoxetin, Paroxetin sowie von Fluvoxamin mit Clozapin meiden)
	ASS/NSAR wie z. B. Diclofenac, Ibuprofen	Verminderte Thrombozytenaggregation, verstärkte Blutungsneigung; Interaktion bei SSRI/SNRI relevant. Alternativ Mirtazapin, Bupropion oder Agomelatin einsetzen
	Clomipramin	Kombination mit SSRI bzw. SNRI verboten!
	L-Tryptophan	Kombination mit SSRI bzw. SNRI verboten!
	MAO-Hemmer	Kombination generell verboten! Karenzzeiten beachten!
	Migränemittel vom Triptantyp	Gegenseitige Wirkungs- und Nebenwirkungsverstärkung; Vorsicht bei SSRI, SNRI
	Substanzen, die EKG-Veränderungen bewirken können (z. B. Antiarrhythmika, bestimmte Antibiotika z. B vom Makrolid-Typ, Mittel gegen Pilzerkrankungen wie z. B. Itraconazol; Ziprasidon, Thioridazin, Sertindol)	Herzrhythmusstörungen; Vorsicht bei Citalopram, Escitalopram. Alternativ Sertralin, Agomelatin, Duloxetin einsetzen

16

◻ Tab. 16.6 NGASR-Skala

Kriterien	Punkte
1. Vorhandensein/Einfluss von Hoffnungslosigkeit	3
2. Kürzliche, mit Stress verbundene Lebensereignisse, z. B. Verlust der Arbeit, finanzielle Sorgen, schwebende Gerichtsverfahren	1
3. Deutlicher Hinweis auf Stimmenhören/Verfolgungsideen	1
4. Deutlicher Hinweis auf Depression, Verlust an Interesse oder Verlust an Freude	3
5. Deutlicher Hinweis auf sozialen Rückzug	1
6. Äußerung von Suizidabsichten	1
7. Deutlicher Hinweis auf einen Plan zur Suizidausführung	3
8. Familiengeschichte von ernsthaften psychiatrischen Problemen oder Suizid	1
9. Kürzlicher Verlust einer nahestehenden Person oder Bruch einer Beziehung	3
10. Vorliegen einer psychotischen Störung	1
11. Witwe/Witwer	1
12. Frühere Suizidversuche	3
13. Vorliegen schlechter sozioökonomischer Verhältnisse, z. B. schlechte Wohnverhältnisse, Arbeitslosigkeit, Armut	1
14. Vorliegen von Alkohol- oder anderem Substanzmissbrauch	1
15. Bestehen einer terminalen Krankheit	1
16. Mehrere psychiatrische Hospitalisationen in den letzten Jahren, Wiederaufnahme kurz nach der letzten Entlassung	1
Total	26

16.8.1 Suizidalität

In der Akutphase steht bei einer schweren depressiven Verstimmung die Beobachtung einer möglichen Suizidalität im Vordergrund. Um den Schweregrad der Suizidalität einschätzen zu können, kommt auch die Verwendung einer Skala in Frage. Damit kann der Verlauf der Ausprägung einer möglichen Suizidalität besser beurteilt werden.

Beispielhaft wird in ◻ Tab. 16.6 als Instrument für die Einschätzung der „Basissuizidalität" das Risikoscreening mit der „Nurses' Global Assessment of Suicide Risk Scale" (NGASR-Skala) dargestellt, die Auswertung in der folgenden Übersicht.

Auswertung der NGASR-Skala

4 Punkte oder weniger:	niedriges Risiko
5–8 Punkte:	mäßiges Risiko
9–11 Punkte:	hohes Risiko
12 und mehr Punkte:	sehr hohes Risiko

Entscheidend ist außerdem die subjektive pflegerische Einschätzung des Suizidrisikos: Wie groß ist nach Ihrer subjektiven, gefühlsmäßigen, intuitiven Einschätzung das Suizidrisiko?

kleines Risiko	mäßiges Risiko	hohes Risiko	sehr hohes Risiko

Zusätzlich kann der Patient selbst nach seiner eigenen Einschätzung befragt werden, da er immer der Experte im Zusammenhang mit seiner Suizidalität ist.

Anschließend muss ihm kontinuierliche Gesprächsbereitschaft signalisiert und angeboten werden. Dabei sollen ihm Instrumente aufgezeigt werden, die den Umgang mit seiner Suizidalität erleichtern, am besten in Form eines Notfallplans:

Notfallplan
- Was kann der Patient tun, wenn es ihm schlecht geht?
- An wen kann er sich wenden?
- Was würde helfen?
- Erkennen von Frühwarnzeichen und „problematischen" Handlungsmustern
- Einüben alternativer Denk- und Handlungsmuster

In einigen Kliniken werden auch Anti-Suizid-Verträge bei Aufnahme bzw. bei Bedarf abgeschlossen.

❯ Bei allen Assessments und Verträgen ist zu bedenken, dass diese lediglich ein Hilfsmittel der Betreuung sind. Es handelt sich nicht um hundertprozentig zuverlässige Instrumente, um einen Suizid auszuschließen. Entscheidend ist einerseits die therapeutische Beziehung, andererseits können Gefühle, Intuition und Erfahrung der Pflegeperson eine zentrale Rolle spielen.

Bei einer Verbesserung des Suizidrisikos kommen außerdem sog. Hope-Kits zum Einsatz. Dabei handelt es sich um Gegenstände, die für den Patienten eine besondere Bedeutung besitzen und dadurch Hoffnung symbolisieren.

Ein **Hope-Kit** (Schuhkarton, Tasche, Kästchen) kann enthalten:
- Souvenirs
- Urlaubsbilder
- Selbstgemalte Bilder der Kinder
- Hundeleine
- Bild des Partners
- Bild des eigenen Hauses
- Familienbild
- Etwas Gebasteltes

Als hilfreich empfinden es viele Patienten auch, eine schriftliche Planung für die Zukunft zu erstellen. Dabei sollten Ziele, Wünsche und Vorhaben erfasst werden. Sofern der Patient dazu nicht in der Lage ist, genügt es, gemeinsam den nächsten Tag im Bezugspflegegespräch zu planen. Anschließend sollte unbedingt eine Reflexion erfolgen, inwieweit der Tagesplan umgesetzt werden konnte.

❯ Bei suizidalen Patienten sollte darauf geachtet werden, dass sie keine Medikamente sammeln. Gerade bei älteren Menschen ist die Dunkelziffer von Suiziden durch gesammelte Medikamente hoch, auch in Langzeitpflegeeinrichtungen. Im ambulanten Bereich muss bei der Verordnung darauf geachtet werden, dass die kleinste Packungseinheit rezeptiert wird.

16.8.2 Begleitung während einer Depression

Auch wenn in der Akutphase nicht die Suizidalität im Vordergrund steht, benötigt der Betroffene engmaschige Begleitung in dieser Zeit. So kann diese Phase beispielsweise von Antriebslosigkeit geprägt sein und der Patient schafft es nicht, sein Bett zu verlassen und minimale alltägliche Bedürfnisse umzusetzen, etwa die Körperpflege, die Nahrungsaufnahme etc.

Praxistipp

In diesem Fall ist es sinnvoll, mit dem Betroffenen zu vereinbaren, in welcher

Form und wie häufig eine Kontaktaufnahme und ggf. eine Aufforderung stattfinden soll. Ist es ausreichend, dass die Pflegeperson durch die Tür schaut oder benötigt der Patient mehr Begleitung? Diese Vereinbarung muss in regelmäßigen Abständen evaluiert werden, mindestens wöchentlich oder bei akuten Veränderungen.

Der Patient sollte auch in dieser Phase auf seine Eigenverantwortlichkeit hingewiesen werden. Allerdings muss dabei jegliche Form von Überforderung vermieden werden.

Aus dem sozialen Umfeld werden Patienten mit affektiven Störungen häufig mit Aussagen konfrontiert wie „Nun lass dich doch nicht so hängen" oder „Du musst dich eben zusammenreißen". Dies ist nicht hilfreich und sollte dringend vermieden werden. Das bedeutet, dass die Pflege von Patienten mit depressiven Störungen auch das Verhalten der Bezugspersonen berücksichtigen muss.

Grundvoraussetzung hierfür ist der Aufbau einer tragfähigen Beziehung. Das erfordert von der Bezugspflegeperson Geduld und Einfühlungsvermögen.

Für die Beziehungsgestaltung ist einerseits die Akzeptanz des Krankheitsbildes notwendig und andererseits ein genaues Einschätzen der Bedürfnisse nach Nähe und Distanz. Die Nähe ermöglicht es, echtes Mitgefühl und Zuwendung zu signalisieren, die Distanz ist Voraussetzung für unterstützende Interventionen, beispielsweise die vorsichtige Aktivierung und Gestaltung einer Tagesstruktur.

Praxistipp

Kontraproduktiv ist das gemeinsame Suchen nach den Ursachen der negativen Gefühle und Verstimmung. Zum einen ist dies meistens rein spekulativ und zum anderen ist der Patient gerade zu Beginn der Behandlung gar nicht in der Lage, diese Ursachen zu bewältigen.

Im stationären Rahmen kann oftmals eine Schlafstörung mit Grübelneigung beobachtet werden. Gespräche über negative Erlebnisse und Ereignisse können diese noch verstärken.

Häufig beobachten Behandler und das soziale Umfeld im Verlauf der Behandlung eine Besserung, die der Patient selbst nicht wahrnimmt. So kann man beispielsweise Veränderungen der Mimik oder Verbesserungen in den Bereichen Körperpflege, Aktivität, Schlaf und Appetit beobachten, der Patient gibt jedoch an, es gehe ihm unverändert schlecht.

Praxistipp

In diesem Fall ist es sinnvoll, mit dem Patienten die beobachteten Veränderungen zu besprechen und dadurch Hoffnung auf Besserung zu vermitteln.

Wie in allen Bereichen der psychiatrischen Pflege ist die Pflegeperson in diesem Fall ein Spiegel für den Betroffenen und zeigt ihm dadurch Veränderungen auf. Dabei sollten folgende Punkte genau beobachtet werden:

Beobachtung des Patienten
- Stimmungslage und Stabilität der Stimmung
- Kontaktaufnahme zu anderen Personen, etwa Therapeuten, Pflegeperson, Mitpatienten, Angehörige und fremde Personen
- Aufmerksamkeit
- Kommunikationsfähigkeit
- Konzentrationsfähigkeit
- Antrieb und Aktivität
- Krankheitseinsicht
- Bewältigungsstrategien
- Aggressive und autoaggressive Verhaltensweisen
- Eigenständige Gestaltung des Tagesablaufs
- Eigenständige Planung der nahen und fernen Zukunft

Wenn der Zustand des Betroffenen sich stabil gebessert hat, ist eine weitere wichtige Aufgabe die Planung der poststationären Behandlung.

> ❯ Im Rahmen des Entlassungsmanagements sollten alle Punkte bearbeitet werden, die geklärt und bearbeitet werden müssen, damit der Patient zu Hause nicht wieder in eine depressive Stimmung zurückfällt.

16.8.3 Entlassungsplanung

Wichtige Bereiche des Entlassungsmanagements und der ambulanten Weiterbetreuung:

— Patientenedukation
— Suche nach einem ambulanten Behandler
— Klärung der sozialen Situation
— Finanzielle Fragen, ggf. Schuldnerberatung
— Wiedereingliederung in den Arbeitsalltag
— Reintegration in den familiären Alltag
— Reintegration in das weitere soziale Umfeld, etwa Sportverein, Hobbys etc.
— Genaue Information über die weitere Medikation, etwa Präparat, Dosierung, Dauer etc.
— Eventuell Ausstellung einer Verordnung für Medikamente oder Ergotherapie
— Angebot, sich bei Veränderungen oder Unklarheiten wieder vorzustellen
— Beratung bezüglich der Notwendigkeit einer teilstationären oder ambulanten Weiterbehandlung

> ❯ Um den Übergang aus dem stationären in den teilstationären oder ambulanten Rahmen möglichst gut steuern zu können, ist es wichtig, dass der Patient „übt", sich wieder zurechtzufinden und seinen Alltag mehr und mehr eigenständig zu bewältigen. Dazu sind Beurlaubungen sinnvoll, die zunächst stunden- und tageweise geplant werden können und dann auf ein Wochenende ausgedehnt werden sollten.

Eine wichtige pflegerische Aufgabe im Zusammenhang mit Beurlaubungen ist die frühzeitige Planung der Beurlaubung gemeinsam mit dem Patienten. Dabei sollte besprochen werden, was der Patient tun möchte und ggf. mit wem er die Zeit verbringen möchte. Wenn Personen benannt werden, muss sichergestellt sein, dass diese auch verfügbar und bereit sind, den Patienten zu begleiten, und vorher informiert wurden.

Bei der Rückkehr aus der Beurlaubung ist die pflegerische Aufgabe zunächst, sich einen Eindruck zu verschaffen. Wirkt der Patient ausgeglichen und entspannt oder ist er verunsichert bzw. niedergeschlagen? Ist der Patient zuverlässig und kommt zur verabredeten Zeit oder kommt er zu früh oder zu spät?

Anschließend wird der Verlauf der Beurlaubung mit dem Patienten nachbesprochen und dokumentiert.

16.8.4 Ambulante Pflege

Im ambulanten Bereich hat die Bezugspflegeperson zwar regelmäßig, aber seltener Kontakte zum Betroffenen als in der stationären Betreuung. Deshalb ist die Verhaltensbeobachtung umso wichtiger. Einerseits fallen Veränderungen schneller auf, wenn man sich in längeren Abständen trifft, andererseits muss die Bezugsperson schnell entscheiden, ob eine Verschlechterung des Zustands noch akzeptabel ist oder ob gegebenenfalls eine Wiederaufnahme erforderlich ist.

Die Beobachtung beinhaltet neben den psychopathologischen Veränderungen auch körperliche Symptome, etwa Gewichtsveränderungen, Schlafstörungen, Veränderungen der Selbstpflegefähigkeiten, Hinweise auf Vernachlässigung der Medikamenteneinnahme oder Hinweise auf unerwünschte Wirkungen der Medikamente.

Praxistipp

Oftmals werden Medikamente gerade in der Anfangszeit oder bei älteren Menschen auch von ambulanten Pflegediensten verabreicht. Dabei beschränkt sich der Kontakt oft auf wenige Minuten. In diesem Fall ist die intensive Krankenbeobachtung unter Berücksichtigung von Veränderungen oder Nebenwirkungen ebenfalls besonders wichtig.

Bei alten Menschen neigt man dazu, Verschlechterungen des Pflegezustands oder der Selbstständigkeit als „normal" zu empfinden und nicht genauer zu hinterfragen. Gerade in der Altenpflege ist es deshalb unerlässlich, zu unterscheiden, ob Veränderungen als normaler Prozess des Alterns, als Verschlechterung der Erkrankung oder als Folge von Neben- und Wechselwirkungen zu betrachten sind.

Da diese Frage nicht immer eindeutig zu beantworten ist, sind die enge Kooperation mit Bezugspersonen, Hausarzt und Facharzt und der Informationsaustausch, etwa in Form von Fallbesprechungen, in diesen Pflegesektoren besonders wichtig.

Außerdem sind in jedem Fall die Dokumentation von Veränderungen und Fallbesprechungen bzw. die Gesprächsinhalte mit Patienten und Angehörigen sowie Beratungsinhalte für die Bewertung eines Verlaufs zu dokumentieren.

Praxistipp

Eine Verlaufsdokumentation ist besonders hilfreich bei schleichenden Veränderungen. Die Beurteilung des Verlaufs ist auch bei einer Ablehnung einer Behandlung durch den Patienten erforderlich.

Stimmungsstabilisierer

© Springer-Verlag GmbH Deutschland, ein Teil von Springer Nature 2019

O. Dietmaier et al., *Pflegewissen Psychopharmaka*, https://doi.org/10.1007/978-3-662-58427-9_17

17.1 Einteilung

Der Begriff „Stimmungsstabilisierer" wird in Anlehnung an das englische „mood stabilizer" für eine Gruppe von Psychopharmaka verwendet, die man früher als Phasenprophylaktika oder Rezidivprophylaktika bezeichnete. Es ist keine klar umrissene Gruppe; vielmehr werden heute neben den klassischen „Stimmungsstabilisierern" (Lithium sowie verschiedene Antiepileptika) auch Substanzen aus der Gruppe der Antipsychotika eingesetzt.

Gemeinsam ist diesen Substanzen, dass sie zur Stabilisierung depressiver und/oder manischer Stimmungsschwankungen dienen; sie weisen antidepressive und antimanische Akut- und vorbeugende (rezidivprophylaktische) Wirkungen auf und sind deshalb Medikamente der ersten Wahl zur Behandlung bipolarer affektiver Störungen (frühere Bezeichnung: manisch-depressive Erkrankung).

Zur Behandlung bipolarer Störungen kommen folgende Psychopharmaka zum Einsatz:
- Lithium
- Antiepileptika (Carbamazepin, Lamotrigin, Valproat)
- Antipsychotika der 2. Generation (SGA)

Für weitere Antiepileptika (z. B. Levetiracetam, Gabapentin, Topiramat) liegt kein ausreichender Wirkungsnachweis bei bipolaren Erkrankungen vor.

17.1.1 Lithium

Lithium ist ein metallisches Element, das im Jahre 1818 entdeckt wurde. Der Name ist von dem griechischen Wort Lithos (Stein) abgeleitet, weil es in einem Mineral gefunden wurde. Lithium wird aus lithiumhaltigem Gestein gewonnen, das in der Natur weit verbreitet vorkommt; als Medikament werden nur Lithiumsalze verwendet. Im Jahre 1949 wurde die Wirksamkeit von Lithiumsalzen bei der Behandlung manischer Erregungszustände entdeckt. In den 1960er-Jahren veröffentlichte Ergebnisse zeigten eine eindeutige vorbeugende

Wirkung von Lithium bei bipolaren affektiven Psychosen (manisch-depressive Erkrankung). Lithium ist bis heute auch das einzige Medikament, für das eine suizidvorbeugende Wirkung belegt ist.

17.1.2 Antiepileptika (Antikonvulsiva)

■ **Carbamazepin**
Carbamazepin kam 1964 als Antiepileptikum in den Handel und zählt seither zu den Standardsubstanzen in der Behandlung von Epilepsien. Wegen seinen Wirkungen auf die Psyche wurden gezielte Untersuchungen bei affektiven Störungen durchgeführt, und nach positiven Ergebnissen erfolgte die Zulassung zur vorbeugenden Behandlung manisch-depressiver Erkrankungen. Carbamazepin wird heute bei den psychiatrischen Indikationen nur noch als Reservemedikament eingesetzt.

■ **Lamotrigin**
Lamotrigin ist ebenfalls ein Antikonvulsivum und zeigte in kontrollierten Studien gute Wirkeffekte bei der Rückfallverhütung von Depressionen im Rahmen bipolarer affektiver Störungen; es besitzt die Zulassung für diese Indikation.

■ **Valproinsäure**
Valproinsäure ist als Antiepileptikum zur Behandlung generalisierter und fokaler Anfälle im Handel. Auf psychiatrischem Gebiet wird Valproat zur Akutbehandlung der Manie und zur Rückfallverhütung bipolarer Störungen eingesetzt. Valproat wird heute bei den psychiatrischen Indikationen nur noch als Reservemedikament eingesetzt; in erster Linie nur dann, wenn Lithium kontraindiziert ist oder nicht vertragen wird.

Die Einsatzmöglichkeiten von Lithium und den genannten Antiepileptika sind unterschiedlich. Während Lithium uneingeschränkt sowohl zur Akuttherapie als auch zur Rezidivprophylaxe verwendet werden kann, gibt es bei den Antiepileptika Einschränkungen (◘ Tab. 17.1).

▫ Tab. 17.1 Zulassungsstatus von Lithium, Antiepileptika und Antipsychotika der 2. Generation bei bipolaren Störungen

Wirkstoff	Akuttherapie	Rezidivprophylaxe
Aripiprazol	Ja, mäßige bis schwere manische Episoden	Ja, nur überwiegend manische Episoden
Asenapin	Ja, mäßige bis schwere manische Episoden	Nein
Carbamazepin	Nein	Ja, nur bei Versagen von Lithium oder bei Kontraindikation von Lithium
Lamotrigin	Nein	Ja, nur überwiegend depressive Episoden
Lithium	Ja	Ja
Olanzapin	Ja, mäßige bis schwere manische Episoden	Ja, nur manische Episoden
Quetiapin	Ja, mäßige bis schwere manische Episoden und schwere depressive Episoden	Ja, manische und depressive Episoden
Risperidon	Ja, mäßige bis schwere manische Episoden	Nein
Valproinsäure (nur die retardierten Formen sind zugelassen)	Ja, nur bei Kontraindikation von Lithium oder wenn Lithium nicht vertragen wird	Ja, nur bei Kontraindikation von Lithium oder wenn Lithium nicht vertragen wird
Ziprasidon	Ja, manische und gemischte Episoden bis mäßigen Schweregrad	Nein

17.1.3 Antipsychotika der 2. Generation (SGA)

Antipsychotika der 2. Generation (SGA) werden zunehmend sowohl in der Therapie akuter Manien als auch zur Rezidivprophylaxe bipolarer affektiver Störungen eingesetzt. Der Zulassungsstatus der einzelnen Substanzen ist unterschiedlich, die meisten sind für die antimanische Akuttherapie zugelassen. Für die Rezidivprophylaxe beschränkt sich die Auswahl auf nur wenige Substanzen (▫ Tab. 17.1). Quetiapin ist auch zur Behandlung der bipolaren Depression sowie bei unipolaren Depressionen als Zusatztherapie zugelassen.

17.2 Präparateübersicht

▫ Tab. 17.2 gibt einen Überblick über die Stimmungsstabilisierer (Lithium sowie Antiepileptika). Die Einzelsubstanzen aus der Gruppe der Antipsychotika sind in ► Tab. 18.1 aufgeführt.

17.3 Pharmakologische Wirkung

17.3.1 Lithium

Lithium bleibt von seiner Aufnahme in den Körper bis zur Ausscheidung unverändert, es findet also keine Verstoffwechslung mit

◻ Tab. 17.2   Übersicht Stimmungsstabilisierer

Freiname (INN)	Handels-name (Beispiel)	Substanzklasse	Dosierung[a] (mg/Tag)	Plasmaspiegel
Carbama-zepin	Tegretal	Antiepileptikum Dibenzoazepin-Derivat	200–900	4–10 µg/ml
Lamotrigin	Lamictal	Antiepileptikum	100–400 unbedingt einschleichend	1–6 µg/ml
Lithium	Quilonum ret.	Antimanikum Stimmungssta-bilisierer	Dosiert wird ausschließlich nach Plasmaspiegel	0,5–0,8 mmol/l (Rezidivprophylaxe) 0,8–1,2 mmol/l (Akuttherapie Manie)
Valproin-säure	Orfiril	Antikonvulsi-vum	600–2500	50–100 µg/ml

[a]Die angegebenen Dosierungen beziehen sich auf die Anwendung als Stimmungsstabilisierer

Bildung anderer Verbindungen statt. Der Wirk-mechanismus von Lithium ist bislang nicht endgültig geklärt. Die Substanz ruft eine Viel-zahl biochemischer Effekte hervor: So wurden u. a. eine Serotonin-agonistische Wirkung, eine Abnahme der intrazellulären Kalziumfreiset-zung sowie eine Beeinflussung des Phospho-inositolsystems beschrieben. Wichtig scheinen auch die Effekte von Lithium auf den Sign-altransfer über das Enzym Adenylatzyklase zu sein. Dessen Inhibition soll für einige periphere Nebenwirkungen von Lithium verantwortlich sein, wie die Wirkung auf TSH an der Schild-drüse oder die unerwünschten Wirkungen an der Niere, wo es zu einer verminderten Wir-kung des antidiuretischen Hormons (Vasopres-sin) und damit zu Effekten wie Polyurie oder Diabetes insipidus kommen kann.

Der biologisch wirksame Bestandteil von Lithiumsalzen ist das Lithiumion, das phy-siologisch nur in geringen Konzentrationen im menschlichen Organismus vorkommt. Gut wasserlösliche Lithiumsalze werden schnell und nahezu vollständig resorbiert, bei nierengesunden Menschen wird nach 4–7 Ta-gen ein Steady State erreicht. Die Ausschei-dung erfolgt nahezu ausschließlich über die Nieren.

❶ Lithium besitzt nur eine geringe therapeutische Breite. Therapeutische und toxische Spiegel liegen eng zusam-men. Die notwendige exakte Dosierung wird anhand der Blutspiegel überprüft.

Bei der Therapie mit Lithium ist es ohne klini-sche Relevanz, welches Lithiumsalz eingesetzt wird. Entscheidend ist allein der Lithiumgehalt (mmol) pro Tablette. Bei einer Präparateumstel-lung innerhalb der Lithiummedikamente ist der Lithiumgehalt unbedingt zu beachten.

17.3.2   Antiepileptika

Für die therapeutische Wirkung der Antikon-vulsiva Carbamazepin, Lamotrigin und Val-proat werden verschiedene neuronale Wirkme-chanismen diskutiert, so etwa die Blockierung spannungsabhängiger Natrium-, Kalzium- und Kaliumkanäle, antagonistische Wirkungen an Glutamatrezeptoren und eine Steigerung der GABA-Aktivität.

17

17.3.3 Antipsychotika

Die ebenfalls in der Akutbehandlung manischer, depressiver und bipolarer Störungen sowie in der Rezidivprophylaxe zum Einsatz kommenden Antipsychotika wirken über die in ▶ Abschn. 18.3 beschriebenen Mechanismen.

17.4 Grundzüge der Behandlung

17.4.1 Lithium

Lithium gilt bis heute als Goldstandard in der Behandlung bipolarer Erkrankungen. Die Lithiumsalze werden sowohl prophylaktisch als auch, bei einer Manie, therapeutisch eingesetzt. In letzterem Fall besteht der Nachteil darin, dass die Lithiumwirkung nur langsam einsetzt, deshalb muss eine akute Manie anfangs fast immer zusätzlich mit einem Antipsychotikum behandelt werden (◻ Abb. 17.1).

Welche Dosierung für den therapeutischen Effekt notwendig ist, lässt sich anhand der **Lithiumkonzentration im Blut (Blutspiegel)** überprüfen (siehe unten). Um möglichst ausgeglichene Blutspiegel zu erreichen, werden heute bevorzugt Retardpräparate (Tabletten mit allmählicher Freisetzung der Wirksubstanz) verordnet.

In etwa 70–80 % der Fälle hat die Behandlung mit Lithium Erfolg. Es gelingt zwar nicht immer, Rückfälle völlig zu verhüten, doch man

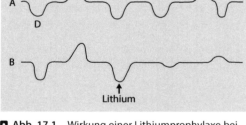

◻ **Abb. 17.1** Wirkung einer Lithiumprophylaxe bei bipolarer affektiver Störung (manisch-depressiver Krankheit). **A** Vor Lithiumbehandlung, **B** unter Lithium. *D* depressive Phase, *M* manische Phase

kann schon von einem Behandlungserfolg sprechen, wenn die Intervalle zwischen den Krankheitsphasen länger werden (die Krankheit somit seltener auftritt) oder die Krankheit nur noch in schwächerer, milderer Form wiederkehrt (◻ Abb. 17.1). Da die vorbeugende Wirkung von Lithium erst nach Wochen oder bis zu 6 Monaten einsetzt, empfiehlt es sich, beim Vorliegen einer der oben genannten Erkrankungen möglichst frühzeitig mit der Behandlung zu beginnen.

Allerdings ist in jedem Einzelfall zwischen möglichem Nutzen und Risiko der Behandlung abzuwägen. Zur Beurteilung werden der bisherige Krankheitsverlauf (Häufigkeit und Schwere der Krankheitsphasen), die Wahrscheinlichkeit, mit der erneute Krankheitsphasen zu erwarten sind (mit dem Alter werden sie meistens häufiger!) sowie körperliche Risikofaktoren herangezogen.

Mit einer Lithiumbehandlung kann entweder im Intervall, also zwischen den Krankheitsphasen, oder während einer Krankheitsphase begonnen werden. Folgende **Voruntersuchungen** sind notwendig:

- körperliche Untersuchung (einschließlich Gewicht)
- Blutdruck
- Blutbild
- EKG
- Bestimmung der Nieren- und Schilddrüsenwerte im Blut
- Messung des Halsumfangs

Eine eingehende Information ist erforderlich, da Motivation und Mitarbeit des Patienten gerade bei einer vorbeugenden Langzeitbehandlung von entscheidender Bedeutung sind.

17.4.1.1 Dosierung

Lithium wird „einschleichend" dosiert, mit abendlichem Schwerpunkt (so werden mögliche Nebenwirkungen „verschlafen"). Nach 7 Tagen wird der Lithiumblutspiegel erstmals bestimmt. Dabei ist darauf zu achten, dass immer der „Talspiegel", 12 h nach der letzten Einnahme, morgens vor der nächsten Verabreichung bestimmt wird. Die Patienten müssen dabei nicht zwingend nüchtern sein. Die Dosis wird so angepasst, dass sich im Blut eine Lithiumkonzentration von 0,5–0,8 mmol/l einstellt (eine Verdopplung der Dosis bewirkt eine Verdopplung der Lithiumkonzentration). Dieser Blutspiegel von 0,5–0,8 mmol/l gilt für die Prophylaxe; wenn Lithium therapeutisch, also zur Behandlung einer Manie, eingesetzt wird, sind höhere Blutspiegel (0,8–1,2 mmol/l) erforderlich. Die Dosierung muss individuell erfolgen und kann daher von Patient zu Patient verschieden sein. In der Regel genügen zur Erhaltungstherapie 2 × 1 Retardtbl. oder 2 × 2 Tbl. Nach 14, 21 und 28 Tagen wird die Lithiumkonzentration im Blut erneut bestimmt. Später reicht es, den Lithiumblutspiegel alle 6–12 Wochen zu kontrollieren. Angepasst an den Zustand des Patienten, wird die Dosis beim Auftreten lästiger Begleitwirkungen verringert bzw. bei ungenügender Wirksamkeit erhöht.

❗ Bei Lithiumtherapie muss grundsätzlich regelmäßig der Blutspiegel bestimmt und die Therapie danach ausgerichtet werden. Bei Lithium-Plasmakonzentration von >1,2 mmol/l können sehr schnell Intoxikationssymptome auftreten.

17.4.1.2 Kontrollen

Üblicherweise bekommt der Patient als Kooperationshilfe eine Kontrollkarte ausgehändigt, den sog. Lithiumausweis oder Lithiumpass (◘ Abb. 17.2). Während der Lithiumbehandlung sollten neben der zwingend notwendigen Blutspiegelkontrolle in regelmäßigen Abständen der Halsumfang gemessen, die Nieren- und Schilddrüsenwerte bestimmt, der Blutdruck kontrolliert sowie unter Umständen ein EKG und ein EEG abgeleitet werden. Zusätzliche Kontrollen des Blutspiegels sind notwendig bei körperlichen Erkrankungen (z. B. Grippe), nach Salz- und Flüssigkeitsverlusten (starkes Schwitzen), bei einer Diät/Abmagerungskur sowie nach Beginn einer Behandlung mit Diuretika (harntreibendes Mittel).

Die Behandlung mit Lithium ist eine Langzeittherapie, deren Dauer individuell festgelegt wird und sich nach dem Krankheitsverlauf richtet.

❗ Soll Lithium abgesetzt werden, muss dies langsam und schrittweise erfolgen, da abruptes Absetzen schwere manische, depressive und schizoaffektive Psychosen auslösen kann.

17.4.2 Antiepileptika

▪ **Carbamazepin**

Der Einsatz von Carbamazepin als Alternative zu Lithium bietet sich an, wenn Kontraindikationen für Lithium bestehen oder bei Unverträglichkeiten oder mangelnder Wirksamkeit von Lithium. Regelmäßige Blutbildkontrollen sind erforderlich, um mögliche Nebenwirkungen zu erfassen (◘ Tab. 17.2).

Dosierung Die Dosierung sollte einschleichend erfolgen, mit abendlichem Schwerpunkt und der anfänglichen Gabe von 200–400 mg. Angestrebt werden in der Regel Dosen zwischen 600–1800 mg pro Tag. Nach etwa einer Woche wird die erste Blutspiegelkontrolle durchgeführt, empfohlen sind Werte zwischen 4–10 µg/ml.

▪ **Lamotrigin**

Lamotrigin ist indiziert zur Prävention depressiver Episoden bei Patienten mit bipolarer Störung (manisch-depressive Erkrankung).

Dosierung Wichtig ist, dass Lamotrigin langsam aufdosiert werden muss. Die Anfangsdosis beträgt in den ersten beiden Wochen 25 mg/Tag, in der 3–4. Woche 50 mg/Tag, in der 5. Woche 100 mg/Tag, die Zieldosis ab der 6. Woche 200 mg/Tag. Bei zu schneller Aufdosierung können in seltenen Fällen schwere Hautausschläge auftreten.

▪ **Valproinsäure**

Valproat ist in der Psychiatrie indiziert zur:
— Akutbehandlung von Manien
— Prophylaxe bei Rapid-cycling-Patienten (mindestens 4 Stimmungsumschwünge im Jahr)
— Prophylaxe bei Lithium- und Carbamazepin-Nonrespondern

LITHIUM- PASS

Name :

Geboren am :

Adresse :

Beh. Arzt :

Beginn der Behandlung am :

Serum-Lithiumspiegel

Datum	Tabl./Tag	mmol Li/l Serum

Der für die Langzeittherapie angemessene Bereich des Lithiumspiegels liegt 12 Stunden nach der letzten Einnahme zwischen 0,5 und 0,8 mmol/l Serum. Bei Einmalgabe der Tagesdosis können die Spiegel um 0,2 mmol/l höher sein.

Kontrolluntersuchungen

Urinstatus :

Kreatinin i . S . :

Natrium :

Kalium :

Blutbild :

T3, T4, TSH :

Blutglukose :

EKG :

EEG :

Halsumfang :

Körpergewicht :

◘ **Abb. 17.2** Lithiumpass

Die Substanz zeigt eine gute Wirkung bei manischen Syndromen; Vorteil ist der rasche Wirkungseintritt.

Da im Beipackzettel dieser Präparate primär von „Anfallsleiden" bzw. „Epilepsie" als Indikationen gesprochen wird, sind manche Patienten erfahrungsgemäß verunsichert, wenn man sie nicht vorher ausführlich über die rückfallverhütende Wirkung der Substanz aufgeklärt hat. Der individuell auf den Patienten abgestimmten Beratung kommt deshalb hier eine ganz besondere Bedeutung zu.

Ganz aktuell (2017) ist in Deutschland jeder Arzt verpflichtet, vor einer Behandlung von Patientinnen im gebärfähigen Alter eine entsprechende Risikoaufklärung mit der Patientin anhand eines speziellen Formulars (Risikoaufklärung – Valproat) vorzunehmen und dieses auch von der Patientin unterschreiben zu lassen. Besonders wichtig ist der Hinweis auf die Notwendigkeit einer Verhütung! Außerdem liegt jeder Packung eines Valproinsäurepräparates eine sog. Patientenkarte bei, auf der die wichtigsten Informationen enthalten sind. Diese Karte muss jeder Patientin zur Verfügung stehen.

Dosierung Die Dosierung zur Rezidivprophylaxe liegt zwischen 600 und 2500 mg/Tag, entsprechend einem Plasmaspiegel zwischen 50 und 100 µg/ml.

17.4.3 Antipsychotika

Siehe ► Kap. 18.

17.5 Unerwünschte Wirkungen/ Nebenwirkungen

17.5.1 Lithium

Zu Beginn einer Behandlung mit Lithium kommt es relativ häufig zu einem Zittern der Hände (sog. feinschlägiger Händetremor). Dieses bessert sich in der Regel bei einer Dosisanpassung. Alternativ kann ein Behandlungsversuch mit einem Betarezeptorenblocker (z. B. Propranolol in niedriger Dosierung) gemacht werden. Die anfänglichen Magen-Darm-Beschwerden, meist in Form von Übelkeit, klingen nach einiger Zeit im Allgemeinen von selbst ab. Die beschriebenen initialen Nebenwirkungen sollten keinesfalls dazu veranlassen, eine begonnene Lithiumbehandlung zu unterbrechen bzw. abzusetzen. Längerfristig kann es zu einer leichten Vergrößerung (selten auch Unterfunktion = Hypothyreose) der Schilddrüse kommen. Dies zeigt sich in einer Zunahme des Halsumfangs, der aber durch die Gabe von Schilddrüsenhormon (Thyroxin) normalisiert werden kann. Ein bekannter Nebeneffekt einer Lithium-Langzeitbehandlung ist eine deutliche Gewichtszunahme (>6 kg) bei ca. 30 % der Patienten. Nicht selten entwickeln die Patienten starken Durst mit vermehrter Urinproduktion (Polyurie), was daran liegt, dass die Fähigkeit der Nieren, den Urin zu konzentrieren, durch Lithium beeinträchtigt wird. Gelegentlich kommt es dabei zu Wassereinlagerungen in Form von Gesichts- und Knöchelödemen. Bessern sich die Symptome auch dann nicht, wenn die Lithiumdosis verringert wird, können vorübergehend Diuretika (zur Ausschwemmung) eingesetzt werden. Diese Behandlung muss durch den Arzt sorgfältig kontrolliert werden, da Diuretika die Lithiumkonzentration im Blut erhöhen und Lithiumvergiftungen möglich sind. Neuere Langzeituntersuchungen zeigten, dass eine langjährige Lithiumtherapie das Risiko der Entwicklung einer chronischen Niereninsuffizienz beinhaltet. Wichtig ist zu wissen, dass diese Effekte erst nach langer (länger als 10 Jahre) Therapie in relevantem Ausmaß auftreten können. Aktuell liegen auch einige Fallberichte vor, die Tumoren bzw. Zysten der Niere unter Lithiumtherapie beschreiben. Es handelte sich allerdings ausschließlich um Patienten mit schwerer Niereninsuffizienz, die über mehr als 10 Jahre Lithium erhalten hatten. Zum gegenwärtigen Zeitpunkt ist die Datenlage dazu noch unsicher, da weitere körperliche Risiken bei diesen Patienten, die evtl. ebenfalls zu entsprechenden Nierenschädigungen geführt haben könnten, nicht in die Untersuchungen mit einflossen. Aktuell sollte eine bereits längerfristige Lithiumtherapie aufgrund dieser Verdachtsfälle keinesfalls abgebrochen werden, da erstens die Datenlage noch zu unsicher ist und zweitens die Vorteile der Lithiumbehandlung eindeutig überwiegen. Auf jeden Fall ist die Empfehlung wichtig, dass vor einer Lithiumtherapie grundsätzlich die Nierenfunktion geprüft wird und bei deutlich eingeschränkter glomerulärer Filtrationsrate (GFR <60 ml/min) keine Lithiumbehandlung erfolgen sollte. Bei Langzeittherapie (>10 Jahre) ist eine regelmäßige sonografische Kontrolle der Nieren zwingend erforderlich.

Nebenwirkungen von Lithium

— Zu Beginn:
  - Händetremor
  - Magen-Darm-Störungen (Übelkeit, weicher Stuhl)
  - Polyurie, Durst
— Später:
  - Händetremor
  - Gewichtszunahme
  - Polyurie, Durst, Ödeme, Nierenschädigung
  - Schwindel
  - Erbrechen, Durchfälle
  - Mäßige Leukozytose (Vermehrung der weißen Blutkörperchen)
  - Struma (Kropf)
  - Mattigkeit, selten: Verwirrtheit
  - Sehr selten: EKG-, EEG-Veränderungen, Akne, Psoriasis (Schuppenflechte), Muskelschwäche, Haarausfall

---

Manche Patienten klagen über „psychische Nebenwirkungen" wie das Fehlen ihrer „(manischen) Energie und Begeisterung" und eine Herabsetzung ihrer Kreativität. Gelegentlich kommt es zu leichten Konzentrationsstörungen und Müdigkeit. Die Gefahr einer Abhängigkeitsentwicklung besteht bei Lithium nicht.

Einige der genannten Nebenwirkungen können im Laufe der Behandlung bei überwiegend abendlicher Einnahme der Tabletten oder Einnahme von Retardpräparaten oder nach einem Wechsel auf ein anderes Präparat wieder verschwinden.

■ **Überdosierung und Vergiftung**

Ab einem Lithiumspiegel von ca. 1,2 mmol/l treten vermehrt Nebenwirkungen auf. Ein zu hoher Spiegel kann u. a. durch Nierenkrankheiten oder einen Salz- und Wassermangel verursacht werden. Dieser kann z. B. bei kochsalzarmer Diät, Abmagerungskuren, Behandlung mit Diuretika, starkem Schwitzen, körperlichen Erkrankungen oder einer krankheitsbedingt verminderten Zufuhr von Nahrung und Flüssigkeit auftreten. Auch eine gewollte (Selbstmordversuch) oder unabsichtliche Überdosierung (fehlende Blutspiegelkontrollen) kommt als Ursache in Betracht. Deutliche Symptome einer Überdosierung treten auf, wenn die Lithiumkonzentration im Blut über 1,5 mmol/l liegt, Vergiftungssymptome im Allgemeinen bei Lithiumkonzentrationen über 2 mmol/l. Erbrechen, Durchfälle, grobschlägiger Händetremor (Händezittern), Trägheit, Schläfrigkeit und undeutliche Sprache können auf eine **drohende Lithiumvergiftung** hinweisen. Bei eingetretener Lithiumvergiftung finden sich gesteigerte Reflexe, zerebrale Krampfanfälle und Bewusstseinstrübung: Der Patient muss sofort intensivmedizinisch behandelt werden. Kündigt sich eine Überdosierung an, ist die Lithiumeinnahme sofort zu unterbrechen, der Patient sollte reichlich trinken und Kochsalz zu sich nehmen. ❏ Tab. 17.3 zeigt die verschiedenen Stadien einer Lithiumvergiftung (in Abhängigkeit vom Lithiumblutspiegel).

Die wichtigsten Maßnahmen zur Verhütung von Überdosierungen sind regelmäßige Kontrollen des Blutspiegels und der Nierenfunktion sowie die Aufklärung des Patienten (damit er immer auf ausreichende Kochsalz- und Flüssigkeitszufuhr achtet und Überdosierungssymptome erkennen lernt).

> **Gewissenhafte Einnahme und regelmäßige Kontrolle der Lithiumblutspiegel sind Grundvoraussetzungen für eine Lithiumbehandlung.**

◧ Tab. 17.3	Stadien einer Lithiumvergiftung (in Abhängigkeit vom Lithiumblutspiegel)	
Stadium	**Blutspiegel**	**Symptomatik**
Stadium 1	Leichte toxische Lithium-Serumkonzentrationen (1,5–2,0 mmol/l)	Müdigkeit, Konzentrationsstörungen, verwaschene Sprache, Zittern, Muskelschwäche, Übelkeit, Diarrhö
Stadium 2	Mittlere toxische Lithium-Serumkonzentrationen (2,0–2,5 mmol/l)	Verwirrtheit, Desorientierung, Sprachstörungen, Sehstörungen, Gangunsicherheit, Muskelkrämpfe, EKG-Veränderungen
Stadium 3	Hohe toxische Lithium-Serumkonzentrationen (ab 2,5 mmol/l)	Bewusstseinsstörungen, Delir, Bewusstlosigkeit, Krampfanfälle, Nierenversagen, Koma, Tod

17.5.2 Antiepileptika

- **Carbamazepin**

Häufige Nebenwirkungen, vor allem zu Beginn der Therapie, sind Übelkeit, Schwindel, Sedierung, Ataxie, Sehstörungen sowie Kopfschmerzen. Die Substanz führt häufig zu Veränderungen der Leberwerte; auch das weiße Blutbild (Leukopenie, in seltenen Fällen auch Agranulozytose) kann massiv verändert werden. Bekannt ist, dass Carbamazepin relativ oft Hyponatriämien auslöst. Allergische Hautreaktionen sind ebenfalls häufig; ganz selten auch lebensbedrohlich in Form eines Stevens-Johnson- bzw. Lyell-Syndroms. Wichtig bei dieser Substanz sind auch die vielfältigen Interaktionen (► Abschn. 17.7.2).

- **Lamotrigin**

Die wichtigste Nebenwirkung dieser Substanz sind Hautreaktionen. Diese treten vor allem zu Beginn der Therapie auf, insbesondere bei zu schnellem Aufdosieren; sie sind dosisabhängig. Vereinzelt werden schwere, lebensbedrohliche Reaktionen beschrieben (toxische epidermale Nekrolyse, Stevens-Johnson-Syndrom, Lyell-Syndrom), in einzelnen Fällen mit tödlichem Verlauf. Lamotrigin darf deshalb auf keinen Fall schnell aufdosiert werden. Die Angaben zur Dosierung laut Fachinformation sind unbedingt einzuhalten, insbesondere bei Kombination mit Valproinsäure. Weitere Nebenwirkungen, die häufiger auftreten können, sind Kopfschmerzen, Schwindel, Sehstörungen, Müdigkeit sowie Übelkeit.

❯ Bei Lamotrigintherapie müssen unbedingt die Aufdosierungsintervalle (über mehrere Wochen) und Dosierungen laut Fachinformation eingehalten werden.

- **Valproinsäure**

Bei **Valproinsäure** treten als häufigste Nebenwirkungen gastrointestinale Beschwerden mit Übelkeit und Erbrechen sowie Tremor und Schwindel auf. Häufig sind auch asymptomatische Leberwerterhöhungen und Gewichtszunahme. Seltener sind reversibler Haarausfall sowie asymptomatische Thrombozytopenien.

17.6 Gegenanzeigen

17.6.1 Lithium

Absolute Kontraindikationen für Lithium sind akutes Nierenversagen, Myokardinfarkt sowie ausgeprägte Hyponatriämie.

Als **relative Kontraindikationen** sind Nierenfunktionsstörungen, Herz-Kreislauf-Erkrankungen, Schilddrüsenunterfunktion, Psoriasis, Morbus Addison, myeloische Leukämie, zerebrale Krampfanfälle, Myasthenia gravis, Herzrhythmusstörungen sowie Störungen im Natriumhaushalt und Erkrankungen, die eine kochsalzarme Diät erfordern, anzusehen. Lithium sollte ca. 48 h vor Narkosen und Operationen abgesetzt werden (Interaktion mit

Muskelrelaxanzien bzw. operationsbedingte Elektrolytverschiebungen mit Gefahr einer Lithiumintoxikation).

17.6.2 Antiepileptika

Carbamazepin ist kontraindiziert bei Knochenmarkschädigung, Reizleitungsstörungen, insbesondere AV-Block sowie akuter Porphyrie. Die Substanz darf nicht mit MAO-Hemmern kombiniert werden. Vorsicht ist geboten bei schweren Leberfunktionsstörungen und kardialer Vorschädigung.

Für **Lamotrigin** bestehen, außer der üblichen Überempfindlichkeit gegen die Substanz, keine absoluten Kontraindikationen.

Kontraindikationen von **Valproinsäure** sind mittel- bis schwergradige Leberinsuffizienz (auch familiär), Porphyrie sowie Blutgerinnungsstörungen.

Valproinsäure gilt als eindeutig teratogener Stimmungsstabilisierer. Valproat sollte bei Frauen im gebärfähigen Alter nur verordnet werden, wenn kein Kinderwunsch besteht und eine zuverlässige Kontrazeption erfolgt. Wird Valproat in der Schwangerschaft eingenommen, kommen ca. 10 % der Neugeborenen mit Missbildungen (Schädel, Herz, Nieren, Harnwege, Sexualorgane und Gliedmaßen) zur Welt. Weiterhin treten bei ca. 30–40 % der Kinder im Vorschulalter Entwicklungsstörungen (motorisch, sprachlich) auf, die zu erheblichen Lernschwierigkeiten führen können.

❗ **Valproat darf in der Schwangerschaft nicht eingenommen werden. Die Substanz ist teratogen!**

17.7 Wichtige Arzneimittelwechselwirkungen

Wechselwirkungen sind in der Gruppe der Stimmungsstabilisierer ein besonders wichtiges Thema. Ihr Haupteinsatzgebiet „bipolare Störungen" ist gekennzeichnet durch klinische Besonderheiten wie relativ geringe Responseraten bzw. Therapieresistenz, hohe Rezidivraten, häufige Komorbidität, komplexe Krankheitsbilder und eine in der Regel symptomorientierte Therapie. Diese Phänomene erfordern meist Psychopharmakakombinationen bzw. den Einsatz verschiedenster Arzneimittelgruppen

17.7.1 Lithium

Aufgrund der fehlenden Metabolisierung und der ausschließlich renalen Ausscheidung von Lithium betreffen pharmakokinetische Interaktionen bei dieser Substanz praktisch nur die Elimination. Besonders wichtig sind hier die Wechselwirkungen mit Diuretika, ACE-Hemmern und NSAR, die eine verminderte renale Lithiumclearance bewirken und dadurch zu einem erhöhten Lithiumspiegel und gesteigerter Lithiumtoxizität führen können (❑ Tab. 17.4).

❑ **Tab. 17.4** Wichtige Wechselwirkungen von Lithium mit anderen Medikamenten (Auswahl)

Psychopharmakon	Wechselwirkung mit	Mögliche Folge
Lithium	ACE-Hemmer (z. B. Captopril) AT-II-Antagonisten (z. B. Valsartan)	Verminderte Lithiumausscheidung Erhöhte Lithiumspiegel
	Antiphlogistika (Entzündungshemmer), nichtsteroidale (z. B. Ibuprofen, Diclofenac)	Erhöhte Lithiumspiegel
	Diuretika	Erhöhte Lithiumspiegel, vor allem bei Thiaziddiuretika
	Thyreostatika	Hypothyreose

Pharmakodynamische Interaktionen bei Lithium beziehen sich in erster Linie auf vermehrte Lithiumnebenwirkungen bis hin zu erhöhter Neurotoxizität, vor allem bei Kombination mit Antipsychotika, SSRI und Carbamazepin.

17.7.2 Antiepileptika

■ **Carbamazepin**

Carbamazepin besitzt ein sehr komplexes Interaktionsspektrum. Es ist ein potenter Induktor von CYP3A4 und interagiert deshalb mit vielen Substraten dieses Cytochrom-P450-Isoenzyms; gleichzeitig induziert Carbamazepin auch andere CYP-Enzyme und wird teilweise als sog. „Pan-Induktor" bezeichnet. Wegen seiner potenziell myelotoxischen Eigenschaften sollte es nicht mit Clozapin oder anderen Arzneimitteln mit ähnlichem Risikoprofil (z. B. Metamizol) kombiniert werden.

Vorsicht ist auch geboten bei gemeinsamer Gabe mit Substanzen, die eine Hyponatriämie verursachen können (z. B. SSRI, Venlafaxin, Diuretika), da Carbamazepin vergleichbare Effekte auslösen kann.

■ **Lamotrigin**

Interaktionen bei Lamotrigingabe beziehen sich in der Regel auf sog. Phase-II-Reaktionen der Metabolisierung. Lamotrigin wird hierbei praktisch ausschließlich über Glukuronidkonjugation abgebaut, die überwiegend über UDP-(Uridindiphosphat)-Glucuronyltransferasen (UGT) vermittelt wird. Inhibitoren bzw. Induktoren dieses Enzyms können zu klinisch relevanten Wechselwirkungen mit Lamotrigin führen. Die gefürchteten Hautreaktionen (Exantheme bis hin zu Stevens-Johnson-Syndrom und toxischer epidermaler Nekrolyse) sind abhängig von der Höhe des Lamotriginspiegels, und dieser kann durch Induktoren massiv angehoben werden. Besonders relevant ist dies für die Kombination mit Valproinsäure. Hierunter können die Lamotriginspiegel bis zu 200 % erhöht werden.

■ **Valproinsäure**

Für Valproinsäure werden in der Literatur viele potenzielle Arzneimittelinteraktionen beschrieben, allerdings gibt es keine Kombination, die kontraindiziert wäre. Unter entsprechenden Vorsichtsmaßnahmen (Plasmaspiegelbestimmung, Dosisanpassung) kann Valproinsäure mit allen anderen Medikamenten kombiniert werden.

17.8 Pflegerische Aspekte

Die Begleitung von Patienten, die Medikamente zur Stimmungsstabilisierung einnehmen, beinhaltet zwei Hauptaufgaben. Die erste Aufgabe zielt auf die Akzeptanz der Medikation und ihrer unerwünschten Wirkungen bzw. Maßnahmen zur Verminderung von Nebenwirkungen. Die zweite Aufgabe besteht in der genauen Beobachtung der Stimmungslage, um den Wechsel in eine depressive oder manische Phase frühzeitig zu erkennen und möglichst zu verhindern.

Bei beiden Aufgaben sind die Kooperationsfähigkeit und die Bereitschaft des Patienten zur aktiven Mitwirkung ausschlaggebend.

> ❯ Grundvoraussetzung für eine aktive Rolle des Patienten sind gute Kenntnisse des Betroffenen über Erkrankung, Nebenwirkungen und Selbstbeobachtung, Offenheit im Gespräch und eine gute Beziehungsgestaltung.

Der erste Schritt in der Behandlung wäre somit die Patientenedukation. Üblicherweise findet diese bereits im Verlauf des stationären Aufenthaltes statt. Spezielle Programme für Patienten bzw. Angehörige oder der Austausch diesbezüglich in Gruppenvisiten werden wohl in jeder Klinik angeboten.

Zusätzlich können Schulungsprogramme angeboten werden, die sich insbesondere mit Ernährung, Bewegungsprogrammen und Aktivitäten beschäftigen und bei denen diese Interventionen auch eingeübt werden. In Kliniken arbeiten meist verschiedene Berufsgruppen in diesen Trainings zusammen, vor allem Ärzte,

17

Pflege, Diätassistenten, Physiotherapeuten, Psychologen, Ergotherapeuten, Sozialarbeiter etc.

Dabei erhalten die Patienten wichtige Informationen über den Umgang mit Heißhungerattacken, Folgeerkrankungen von Übergewicht oder Fehlernährung, Trainingsmöglichkeiten, aber auch spezielle Maßnahmen, etwa die medikamentöse Adipositastherapie oder das Einsetzen eines Magenbandes.

> **❶ Gerade die kontinuierliche Gewichtszunahme ist ein limitierender Faktor bei der zuverlässigen Einnahme von Stimmungsstabilisierern, insbesondere Lithium.**

Informationsmaterial und Trainingsprogramme werden oft auch von den Herstellern der Medikamente oder über das Internet angeboten.

Dort gibt es auch zahlreiche Online-Hilfen für den Umgang mit Stimmungsveränderungen, etwa das Führen und die Auswertung eines Stimmungstagebuchs, wie es auf der Webseite ► http://www.meemo-tec.com dargestellt wird. Stimmungstagebücher und Informationen werden auch über etliche Apps angeboten und ausgewertet, beispielsweise über die App „UP!".

Auch mit all diesen technischen Hilfen muss der Patient aber zunächst in der Lage sein, diese Hilfen anzunehmen und bei Veränderungen frühzeitig Hilfe in Anspruch zu nehmen.

Da dies in der Realität meistens problematisch ist – aufgrund einer fehlenden Krankheitseinsicht nimmt der Patient die Veränderungen nicht wahr, bagatellisiert diese oder zieht sich zurück –, kann gerade bei schweren Ausprägungen affektiver Störungen das Abschließen einer Behandlungsvereinbarung oder das Ausstellen eines Krisenpasses sinnvoll sein. In diesen Dokumenten legt der Patient gemeinsam mit seinem therapeutischen Team und ggf. mit seinem gesetzlichen Betreuer fest, welche Maßnahmen im Falle einer Verschlechterung des Zustands durchgeführt werden sollen. Dadurch kann die Anwendung von Zwangsmaßnahmen im Idealfall verhindert werden.

> **❯ Je frühzeitiger ein Phasenwechsel oder eine Verschlechterung bemerkt und behandelt wird, desto kürzer ist meistens die Dauer der Phase bzw. der Behandlung.**

Antipsychotika

© Springer-Verlag GmbH Deutschland, ein Teil von Springer Nature 2019
O. Dietmaier et al., *Pflegewissen Psychopharmaka*, https://doi.org/10.1007/978-3-662-58427-9_18

18.1 Einteilung

Der Begriff Antipsychotika umfasst Psychopharmaka, die in charakteristischer Weise auf die Symptome psychotischer Erkrankungen einwirken („antipsychotische Wirkung"). Ihr therapeutischer Effekt besteht in der Dämpfung psychomotorischer Erregungszustände und affektiver Spannungen sowie einer günstigen Beeinflussung psychotischer Denk- und Verhaltensstörungen, Wahrnehmungs- und Ich-Störungen (sog. Plus- bzw. Positivsymptome).

Antipsychotika werden hauptsächlich zur Behandlung schizophrener Psychosen eingesetzt. Aber auch Manien, Delirien, bipolare Erkrankungen und Demenzen sind wichtige Indikationsgebiete (► Abschn. 18.4).

Der Begriff „Neuroleptika" ist die ursprüngliche Bezeichnung für diese Arzneimittelgruppe und geht auf die Entdecker des ersten Neuroleptikums „Chlorpromazin", Delay und Deniker, zurück. Heute wird zur Charakterisierung der gesamten Gruppe dem Begriff „Antipsychotika" statt „Neuroleptika" der Vorzug gegeben. Dieser Begriff weist viel deutlicher auf das entscheidende Wirkprinzip, die antipsychotische Wirkung, hin. Die ältere Bezeichnung „Neuroleptika" umschreibt vorrangig die dämpfende Wirkung und ist eng mit bestimmten Nebenwirkungen (extrapyramidalmotorische Symptome, EPMS) verbunden. Die sog. klassischen Neuroleptika werden heute zunehmend als „Antipsychotika der 1. Generation" (First Generation Antipsychotics/FGA) im Unterschied zu denen der 2. Generation (Second Generation Antipsychotics/SGA) bezeichnet. Streng genommen ist der Begriff „Antipsychotika" für die niederpotenten klassischen Substanzen (◘ Tab. 18.1), die in üblichen Dosen nur geringe antipsychotische Wirkungen besitzen, nicht exakt zutreffend. Diese Gruppe ist durch die Bezeichnung „Neuroleptika" besser charakterisiert.

18.1.1 Rückblick

Ausgangspunkt für die Entwicklung der Neuroleptika war das Phenothiazinderivat Chlor-

promazin, das Anfang der 1950er-Jahre in der Tradition der Dämmer- und Schlafkuren in Frankreich auch in der psychiatrischen Therapie zum Einsatz kam. Chlorpromazin zeigte im Gegensatz zu den bis dahin angewendeten Medikamenten ein in großen Teilen anderes Wirkspektrum bei den Patienten. Konnte man die Kranken früher lediglich in einen Schlafzustand versetzen, nach dessen Abklingen viele der Symptome unverändert fortbestanden, war es durch die Gabe von Chlorpromazin möglich, auch die typischen Schizophreniesymptome (fast) vollständig zum Abklingen zu bringen. Es zeigte also eine im engeren Sinn „antipsychotische" Wirkung.

Neben der „antipsychotischen" Wirkung ließ sich bei vielen Patienten auch ein Einfluss auf das extrapyramidalmotorische System im ZNS beobachten: Unter Chlorpromazin entwickelte sich ein Zustandsbild ähnlich wie bei der Parkinson-Krankheit. Dieses Phänomen diente als wichtiger Anhaltspunkt für die Weiterentwicklung von Neuroleptika. Die Fähigkeit, eine extrapyramidalmotorische Symptomatik auszulösen, wurde als eine unabdingbare Eigenschaft neuroleptisch wirksamer Substanzen angesehen („klassische Neuroleptika").

Anfang der 1970er-Jahre musste diese Hypothese allerdings revidiert werden, denn mit Clozapin stand ein neuartiges „Antipsychotikum" zur Verfügung, das keinen Einfluss auf das extrapyramidalmotorische System und deshalb nur geringfügige Bewegungsstörungen zeigte.

In den letzten Jahrzehnten wurden weitere Substanzen entwickelt, die deutlich weniger extrapyramidalmotorische Symptome hervorrufen und zusätzlich eine Eigenschaft besitzen, die den klassischen Neuroleptika fast vollständig fehlt: die Wirkung auf sog. Negativ- bzw. Minussymptome. Dabei handelt es sich um Symptome wie Antriebsmangel, sozialen Rückzug, Anhedonie (Verlust der Lebensfreude), Sprachverarmung usw. Diese Minussymptome treten bei vielen schizophrenen Patienten im Laufe der Erkrankung zunehmend auf und wirken sich häufig stärker auf den weiteren Verlauf aus als die oben genannten Plussymptome. Heute werden Wirkungen auf die Minussymptomatik zunehmend auch mit einer

◘ Tab. 18.1   Einteilung der Antipsychotika in 1. und 2. Generation („klassische"/typische und neuere/ atypische Substanzen)

Stark antipsychotisch wirksam („hochpotent")	Antipsychotisch-sedierend („mittelpotent")	Sedierend-angstlösend („niedrig potent")
1. Generation („klassische" [typische] Antipsychotika)		
Flupentixol	Perazin	Chlorpromazin
Fluphenazin	Zuclopenthixol	Chlorprothixen
Perphenazin		Levomepromazin
Benperidol		Promethazin
Bromperidol		Melperon
Fluspirilen		Pipamperon
Haloperidol		Prothipendyl
Loxapin		
Pimozid		
2. Generation (neuere [atypische] Antipsychotika)		
Asenapin	Amisulprid	
Aripiprazol	Clozapin	
Cariprazin	Quetiapin	
Lurasidon	Sulpirid	
Olanzapin		
Paliperidon		
Risperidon		
Sertindol		
Ziprasidon		

verbesserten Lebensqualität in Verbindung gebracht. In Patientenumfragen wurden die neueren Substanzen insbesondere wegen ihrer besseren Wirkung auf Affekt (Stimmung) und Kognition (Denkvermögen) eindeutig bevorzugt.

Zur Abgrenzung von den sog. klassischen Neuroleptika wurden die neueren Substanzen meist „atypische Antipsychotika" genannt. Diese Bezeichnung wird zunehmend durch den Begriff „SGA" (s. oben) abgelöst.

❯ Die Entdeckung der Antipsychotika ist ein Meilenstein der Psychiatriegeschichte. Eine weitere Optimierung der therapeutischen Möglichkeiten stellen die sog. Antipsychotika der 2. Generation dar, die deutliche Vorteile im Hinblick auf Bewegungsstörungen als typische Nebenwirkung klassischer Substanzen und verbesserte Wirkungen auf die Minussymptome der Schizophrenie zeigen.

Die Einteilung der Antipsychotika kann unter verschiedenen Gesichtspunkten erfolgen. Eher traditionell ist die Einteilung nach der chemischen Struktur oder nach der sog. neuroleptischen Potenz. Es existieren auch Unterteilungen nach der bevorzugten Bindung an bestimmte

Rezeptoren oder die Differenzierung in Antipsychotika der 1. und 2. Generation (Typika und Atypika).

18.1.2 Einteilung nach der chemischen Struktur

Nach der chemischen Struktur werden die Antipsychotika folgendermaßen eingeteilt:
- trizyklische Antipsychotika:
  - „klassische" trizyklische Neuroleptika (Phenothiazine, Thioxanthene und chemisch ähnliche)
  - Dibenzoepine (Clozapin, Loxapin, Olanzapin, Quetiapin)
- Butyrophenone und Diphenylbutylpiperidine
- Benzamide (Sulpirid, Amisulprid)
- heterozyklische Antipsychotika (Aripiprazol, Asenapin, Cariprazin, Lurasidon, Paliperidon, Risperidon, Sertindol, Ziprasidon)

Die trizyklischen Antipsychotika zeigen nicht nur untereinander große chemisch-strukturelle Ähnlichkeiten, sondern auch enge Beziehungen zu den trizyklischen Antidepressiva. Interessant ist, dass es in dieser Klasse sowohl Vertreter der älteren, klassischen Substanzen als auch neuere atypische Antipsychotika gibt. Bei der Gruppe der Butyrophenone handelt es sich um tetrazyklische Verbindungen, deren „Muttersubstanz" Haloperidol 1958 entdeckt wurde. Die Diphenylbutylpiperidine haben zwar eine ähnliche chemische Struktur wie die Butyrophenone, aber eine im Vergleich sehr viel längere Halbwertszeit. Benzamide und eine Reihe neuerer Antipsychotika wie Aripiprazol, Risperidon u. a. weisen in ihrer chemischen Struktur keine Ähnlichkeit mit den anderen Gruppen auf. Für die praktische Anwendung ist diese Einteilung allerdings nur von begrenztem Wert, da die chemische Struktur einer Substanz nur wenig über ihre klinische Wirkung aussagt. Eine Ausnahme sind hier die Phenothiazine, Thioxanthene und Butyrophe-

none. Für diese kann hinsichtlich der Wirkungen und Nebenwirkungen ein Gruppeneffekt postuliert werden.

18.1.3 Einteilung nach der „neuroleptischen Potenz"

Das Modell der „neuroleptischen Potenz" beruht auf Beobachtungen, dass traditionelle Neuroleptika extrapyramidale Bewegungseinschränkungen hervorrufen, die sich u. a. sehr frühzeitig in der Feinmotorik erkennen lassen und über Veränderungen der Handschrift gemessen werden können. Die „neuroleptische Schwelle" ist derjenige Dosisbereich, ab dem die feinmotorischen Veränderungen beginnen. Je weniger Substanzdosis notwendig ist, bis die neuroleptische Wirkung einsetzt, desto höher ist die neuroleptische Potenz einer Substanz, d. h. ihre antipsychotische Wirksamkeit.

Nach dieser Systematik können bei den Antipsychotika **hochpotente**, **mittelpotente** und **niederpotente Substanzen** unterschieden werden (◘ Tab. 18.1). Damit wird jedoch nur ein relativ grobes Einteilungsmuster vorgegeben, denn die Ansprechbarkeit auf Neuroleptika weist eine sehr große, individuell unterschiedliche Spannbreite auf. Nicht richtig einordnen in diese Systematik – die nach der Intensität des Auftretens einer motorischen Nebenwirkung (EPMS = extrapyramidalmotorische Symptome) klassifiziert – lassen sich Substanzen wie Clozapin und andere Antipsychotika der 2. Generation, bei denen die extrapyramidale Symptomatik geringer ausgeprägt ist oder weitgehend fehlt. Hier werden weitere Grenzen dieser Einteilung offensichtlich.

18.1.4 Einteilung nach dem Rezeptorprofil

Antipsychotika entfalten ihre klinische Wirkung über verschiedene Einflüsse auf Neurotransmittersysteme des zentralen Nervensystems. Gegenwärtig am besten untersucht ist die Beeinflussung des Dopamin- und des Serotoninsystems; hier scheinen sich – nach aktuellem Kenntnisstand – die wichtigsten Prozesse abzuspielen.

Je nach Angriffsschwerpunkt können verschiedene Gruppen gebildet werden, z. B. Dopamin-D_2-Blocker, Dopamin-D_2/Serotonin-5-HT-Blocker etc. Diese Klassifikation mag auf den ersten Blick eher von rein wissenschaftlichem Interesse sein, doch beinhaltet sie sehr differenzierte Aussagen über die potenziellen klinischen Wirkungen einer Substanz (z. B. Ausmaß extrapyramidalmotorischer Nebenwirkungen, Beeinflussung von Minussymptomatik etc.) und ist für die praktische Anwendung deshalb von großer Bedeutung.

18.1.5 Einteilung in Antipsychotika der 1. und 2. Generation (typische und atypische Substanzen)

Die gegenwärtig am häufigsten praktizierte Einteilung der Antipsychotika ist die Unterscheidung zwischen klassischen/typischen und neueren/atypischen Substanzen (◘ Tab. 18.1)

18.1.5.1 Antipsychotika der 1. Generation

Als Antipsychotika der 1. Generation (typische Neuroleptika) gelten die älteren Substanzen, die neben der antipsychotischen Wirkung auch typische extrapyramidalmotorische Symptome zeigen. Dabei ist ihre Wirksamkeit vorrangig auf die Plussymptome begrenzt. Eine Beeinflussung der Minussymptome wird ihnen in der Regel nicht zugesprochen, allerdings liegen hierzu kaum kontrollierte Untersuchungen vor.

18.1.5.2 Antipsychotika der 2. Generation

Als Antipsychotika der 2. Generation (atypische Antipsychotika) werden Substanzen mit antipsychotischer Wirkung bei gleichzeitig fehlenden bzw. geringen extrapyramidalmotorischen Nebenwirkungen sowie Wirksamkeit gegen Minussymptome bezeichnet.

Neuere Untersuchungen haben gezeigt, dass die Übergänge zwischen den beiden Gruppen teilweise fließend sind und eine klare Trennung in 1. und 2. Generation nicht immer eindeutig ist.

> ❯ Bei der Gruppe der Antipsychotika der 2. Generation handelt es sich um keine einheitliche Klasse, denn die Substanzen unterscheiden sich teilweise deutlich in ihrem Wirkprofil und dem Nebenwirkungsspektrum. Eine generelle Bevorzugung der SGA in Bezug auf Wirksamkeit und Nebenwirkungen gegenüber den FGA ist nach den Ergebnissen neuerer großer Metaanalysen nicht mehr haltbar.

18.2 Präparateübersicht

Die derzeit im Handel befindlichen Antipsychotika sind in ◘ Tab. 18.1 zusammenfassend dargestellt.

In Deutschland wurden 2017 Quetiapin, Olanzapin, Risperidon und Aripiprazol am häufigsten verordnet.

18.3 Pharmakologische Wirkung

Erforschung des Wirkmechanismus
Bei der pharmakologischen Prüfung von Medikamenten, die potenziell als neue Antipsychotika in Frage kommen, besteht die Problematik, dass sich psychische Krankheiten wie z. B. die Schizophrenie nicht in tierexperimentellen Modellen darstellen lassen und deshalb auch die antipsychotische Wirkung der Medikamente nicht exakt geprüft werden kann.

Dennoch fanden sich in verschiedenen Versuchsanordnungen Hinweise auf eine mögliche neuroleptische Wirkung. Mittlerweile kann jedoch auf neurobiochemischem Weg bestimmt werden, an welche Rezeptoren sich potenzielle Antipsychotika bevorzugt binden („Rezeptorbindungsprofil"). Daher sind die Ergebnisse des klassischen Tierversuchs nicht mehr ausschlaggebend für die Klärung der Frage, ob es sich bei den in der Prüfung befindlichen Substanzen um wirksame Antipsychotika handelt oder nicht.

Erst diese neurobiochemischen Untersuchungen trugen auch entscheidend zur Erforschung des Wirkmechanismus der Antipsychotika bei.

Antipsychotika entfalten ihre klinische Wirkung, indem sie die Neurotransmitter des zentralen Nervensystems und deren Rezeptoren beeinflussen. Gegenwärtig am besten untersucht ist ihre Wirkung auf das Dopamin- (und das Serotonin-)System; hier scheinen sich – nach dem aktuellen Kenntnisstand – die wichtigsten Prozesse abzuspielen.

18.3.1 Dopamin und seine Rezeptoren

Der Neurotransmitter Dopamin wird im Körper über die Vorstufen Tyrosin und L-Dopa gebildet und dann – gesteuert über elektrische Impulse – in den synaptischen Spalt ausgeschüttet. Nach der Freisetzung lagert sich Dopamin an spezifische Rezeptoren an, die keine einheitliche Struktur besitzen. Nachdem man ursprünglich angenommen hatte, dass es 2 Arten von Rezeptoren (D_1- und D_2-Rezeptoren) gibt, ist nach neueren Forschungen gegenwärtig von einer ganzen „Familie" von Dopaminrezeptoren (D_1–D_5) auszugehen.

Überschießende dopaminerge Aktivität führt zu einer Symptomatik, wie sie auch bei einer schizophrenen Erkrankung auftreten kann. Experimentell lässt sich ein ähnliches Krankheitsbild auch durch Gabe größerer Dosen von sog. Dopaminagonisten, wie sie z. B. im Rahmen der Therapie einer Parkinson-Erkrankung eingesetzt werden, erzeugen. Gegenwärtig geht man davon aus, dass bei Schizophrenen ein Do-

paminüberschuss im mesolimbisch-mesokortikalen System des Gehirns vorliegt. Diesen assoziiert man mit dem Auftreten der sog. Positivsymptome der Schizophrenie. Demgegenüber werden die sog. Negativsymptome und kognitiven Störungen zumindest zum Teil auf eine defizitäre dopaminerge Neurotransmission im präfrontalen Kortex zurückgeführt.

Wie wirken nun nach heutigem Kenntnisstand Antipsychotika? Sie besetzen („blockieren") die postsynaptischen Dopaminrezeptoren und werden dadurch zu Gegenspielern von Dopamin, indem sie seine Wirksamkeit antagonisieren (schematische Darstellung in ◘ Abb. 18.1) und das klinische Bild der überschießenden dopaminergen Aktivität reduzieren. Maßgeblich für die antipsychotische Wirkung scheint vor allem die Blockade der D_2-Rezeptoren im sog. mesolimbischen System des Gehirns zu sein. Bis heute gibt es keine Substanz mit antipsychotischer Wirkung, die nicht – wenn auch teilweise nur in geringem Umfang – dopaminblockierende Eigenschaften besitzt. Die D_2-Rezeptorenbesetzung wird neben der Wirkung auch mit der Inzidenz von Nebenwirkungen (Bewegungsstörungen/EPMS) in Verbindung gebracht. Blockaden von Dopaminrezeptoren im sog. nigrostriatalen System (= extrapyramidalmotorisches System) sind in erster Linie für die durch Antipsychotika ausgelösten Bewegungsstörungen verantwortlich. Es konnte gezeigt werden, dass ab einer 70 %igen Blockade der

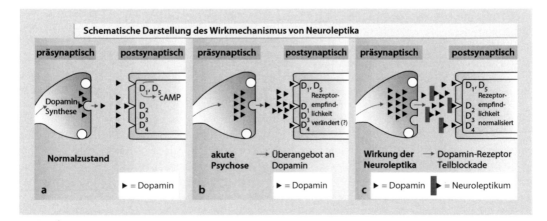

◘ Abb. 18.1 Wirkmechanismus von Antipsychotika/Neuroleptika. (Möller et al. 2015, S. 536)

D_2-Rezeptoren ein deutlicher antipsychotischer Effekt auftritt, eine über 80 %ige Rezeptorbesetzung hingegen mit einem höheren Risiko verbunden ist, EPMS zu entwickeln.

18.3.2 Blockade anderer Rezeptoren

Neben der Blockade („Antagonismus") von Dopaminrezeptoren bewirken Antipsychotika in unterschiedlichem Maß auch eine Blockade von Rezeptoren anderer Neurotransmitter wie Noradrenalin (NA), Serotonin (5-HT), Histamin (H) und Acetylcholin (ACh). Die therapeutische Bedeutung ist zum Teil noch unklar. In den letzten Jahren wurden Substanzen entwickelt, die sowohl Dopamin- als auch Serotoninrezeptoren blockieren, also antagonistisch wirken (z. B. Asenapin, Cariprazin, Olanzapin, Quetiapin, Risperidon, Sertindol, Ziprasidon). Dies basiert auf der Annahme, dass durch eine zentrale Blockade von bestimmten Serotoninrezeptoren (5-HT_2-Rezeptoren) eine Verminderung der extrapyramidalmotorischen Auswirkungen und eine Verbesserung der schizophrenen Minussymptomatik zu erreichen ist. Die klinische Erfahrung zeigt, dass 5-HT_2-antagonisierende Effekte im Hinblick auf das Auftreten von EPMS tatsächlich Vorteile bringen und einen wichtigen Teilaspekt für atypische Eigenschaften darstellen.

❯ **Die Wirkung der klassischen Neuroleptika im zentralen Nervensystem beruht vorwiegend auf einer Blockade der Dopaminrezeptoren, Substanzen der 2. Generation (atypische Antipsychotika) besitzen daneben u. a. auch relevante Wirkungen auf das Serotoninsystem.**

18.4 Grundzüge der Behandlung

Entsprechend der Vielzahl der Symptome, die sich durch Antipsychotika beeinflussen lassen, sind auch die Indikationen dieser Gruppe breit gestreut. Ihr Anwendungsbereich ist nicht nur auf psychiatrische Krankheitsbilder begrenzt; ◘ Tab. 18.2 gibt eine Übersicht.

Innerhalb der Psychiatrie stellt das Krankheitsbild der Schizophrenie die wichtigste Indikation für den Einsatz von Antipsychotika dar. Weltweit leidet etwa 1 % der Bevölkerung an dieser Krankheit. Die Erkrankung beginnt meist im frühen Erwachsenenalter (18.–30. Lebensjahr) und verläuft in Schüben; lediglich bei 10 % der Kranken treten die Symptome nur einmal im Leben auf. Bei allen anderen kommt es immer wieder zu Schüben, bei denen oft keine vollständige Rückbildung (Remission) mehr erreicht wird.

Daneben gibt es auch Erkrankungen, die in erster Linie (= primär) chronisch verlaufen. Chronifizierungen zeigen sich psychopathologisch als chronisch produktive Verläufe, als reine Minussymptomatik oder als Mischung aus beiden.

Schizophrene Psychosen

Traditionell werden die folgenden Formen unterschieden: Die **paranoid-halluzinatorische Form** ist gekennzeichnet durch Wahnideen (Beziehungs-, Beeinträchtigungs- und Verfolgungswahn) und Halluzinationen (verschiedener Sinne, meist aber akustische, z. B. Stimmenhören), daneben kommen auch Ich-Störungen (Gefühl des von außen Gemachten) vor.

Typisch für die **katatone Form** sind Veränderungen der Psychomotorik (Stupor = Starrheit bei wachem Bewusstsein, Erregung), stereotype (starre) Bewegungs- und Haltungsmuster, negatives Denken, maniertes Auftreten. Die **hebephrene Form** ist geprägt von Veränderungen des emotionalen Verhaltens (es wirkt inadäquat, „läppischer Affekt") und formalen Denkstörungen.

Bei der **zönästhetischen Form** stehen Gefühle bzw. Vorstellungen über bizarre Veränderungen des Körpers im Vordergrund. Bei einem **Residualzustand** ist eine Minussymptomatik (Apathie, Antriebslosigkeit, emotionale Verarmung) vorherrschend.

Die Einführung der Antipsychotika in die Therapie schizophrener Erkrankungen hat beträchtlich dazu beigetragen, das Schicksal der Patienten zu verbessern. Während früher für viele ein jahrelanger oder sogar lebenslanger Krankenhausaufenthalt unabwendbar schien, sind stationäre Behandlungen heute relativ kurz. Auch die Chancen einer beruflichen und sozialen Reintegration sind wesentlich besser.

◘ Tab. 18.2 Indikationen für Antipsychotika

Symptomatik	Indikation
	Psychiatrische Indikationen
Halluzinationen, Denkstörungen, Wahn, Angstzustände, Unruhe und Erregung, autistisches Verhalten, Schlafstörungen	Schizophrene und schizoaffektive Psychosen
Unruhe, Gereiztheit, Wahn, Schlafstörungen	Manien
Unruhe, Wahn, Angstzustände, Schlafstörungen	Organische Psychosyndrome oder Alterspsychosen
Halluzinationen, Wahn	Delirien
	Erregungszustände jeglicher Genese
	Zusatzbehandlung bei wahnhaften Depressionen, Zwangssyndromen, Verhaltensstörungen im Kindes- und Jugendalter
	Nichtpsychiatrische Indikationen
	Hyperkinetische Syndrome (Bewegungsstörungen, z. B. Chorea, Athetose, Torsionsdystonie, Hemiballismus, Gilles-de-la-Tourette-Syndrom)
	Schmerzsyndrome
	Neuroleptanalgesie (Form der Narkose, bei der der Patient außer einem Narkosemittel ein Neuroleptikum und ein Schmerzmittel bekommt)
	Postoperatives Erbrechen

18.4.1 Probleme vor der Behandlung

18.4.1.1 Fehlende Krankheitseinsicht

Der praktischen Durchführung einer Therapie mit Antipsychotika stellen sich meist schon zu Beginn mehrere Hindernisse in den Weg. Viele an Schizophrenie Erkrankte empfinden sich selbst nicht als krank (fehlende Krankheitseinsicht). Da sie die Notwendigkeit einer Behandlung nicht einsehen, gehen sie meist nicht aus eigener Überzeugung und freiwillig zum Arzt; und selbst wenn es gelingt, eine Therapie zu beginnen, ist deren Fortführung durch mangelnde Verlässlichkeit (Noncompliance) gefährdet.

18.4.1.2 Auswahl eines geeigneten Präparats

Für den behandelnden Arzt stellt sich darüber hinaus die Frage nach dem am besten geeigneten Antipsychotikum sowie der richtigen Dosierung. Dem Nicht-Facharzt kann man hier nur empfehlen, sich auf wenige Präparate zu beschränken und mit diesen eigene Erfahrungen zu sammeln.

Für die Auswahl eines geeigneten Präparats ist besonders die Kenntnis der unterschiedlichen Wirkspektren von Bedeutung. Als Faustregel gilt dabei, dass hochpotente Antipsychotika (z. B. Haloperidol) vorrangig auf Symptome wie Denkstörungen, Trugwahrnehmungen, Wahnideen wirken, während niederpotente Substanzen (z. B. Chlorprothixen, Levompromazin) besonders psychomotorische Erregungszustände und affektive Spannungen günstig beeinflussen. Die Antipsychotika der 2. Generation besitzen neben einer vergleichbar guten Wirkung auf die Positivsymptomatik auch Effekte auf Negativsymptome.

18.4.2 Akutbehandlung

18.4.2.1 Präparateauswahl

Die Auswahl des Präparats, mit dem die Therapie begonnen wird, richtet sich nach klinischen Gesichtspunkten. Ausschlaggebend ist die Ausprägung des jeweiligen psychopathologischen Syndroms. Bei Akutkranken findet sich häufig ein Nebeneinander verschiedenster Symptome: Der Patient fühlt sich verfolgt, ist ängstlich gespannt, sein Gedankengang ist zerfahren, er ist unruhig bis hin zur Erregung. Therapie der Wahl ist dann entweder die Kombination eines hochpotenten (1. oder 2. Generation) mit einem niederpotenten Antipsychotikum bzw. die Gabe einer mittelpotenten Substanz (◘ Tab. 18.1) oder eines eher sedierenden atypischen Antipsychotikums (z. B. Quetiapin). Bei vermindertem Antrieb (Apathie, sozialer Rückzug) werden bevorzugt eher aktivierende Substanzen wie Amisulprid, Aripiprazol, Cariprazin oder Flupentixol eingesetzt.

Bei unkooperativen, erregt-aggressiven Patienten kann es erforderlich sein, die Therapie mit einer **parenteralen** (intramuskulären bzw. intravenösen) Gabe eines Antipsychotikums zu beginnen. Hierbei sind allerdings die nicht unbeträchtlichen Kreislaufwirkungen vor allem der niederpotenten Neuroleptika zu berücksichtigen. Möglichst rasch sollte der **Übergang zur oralen Behandlung** gesucht werden. Durch Anbieten von Tropfen oder Saft (viele Präparate liegen in dieser Form vor) wird die Einnahme vom Patienten häufig eher akzeptiert; auch ist hierdurch die Einnahmekontrolle besser gewährleistet.

Bis vor wenigen Jahren war die Auswahl, mit welchem Präparat die Therapie begonnen wird, relativ begrenzt. Zur Verfügung standen als Mittel der 1. Wahl lediglich die „klassi-

schen", deutlich mit stigmatisierenden Nebenwirkungen behafteten Präparate. Heute steht auch eine Reihe von Antipsychotika der 2. Generation zur Verfügung, die einen wichtigen Stellenwert in der Therapie besitzen. Hinsichtlich der Wahl 1. oder 2. Generation ist eine lebhafte Expertendiskussion entbrannt; viele betonen, dass die 2. Generation im Vergleich zu Haloperidol (Standardreferenzsubstanz der konventionellen, typischen Neuroleptika) global mindestens gleich wirksam ist, bezüglich Verträglichkeit und Lebensqualität aber deutliche Vorteile aufweise.

Ein wichtiges Auswahlkriterium ist auch das Nebenwirkungsprofil (► Abschn. 18.5).

18.4.2.2 Dosierung, Behandlungsablauf und möglicher Wechsel des Präparats

Die Dosierung der einzelnen Substanzen findet sich im „Präparate- und Substanzverzeichnis" im Anhang. Es gibt große Dosierungsunterschiede zwischen einzelnen Individuen.

Tritt innerhalb von 2–4 Wochen unter der gewählten Dosierung keine Besserung ein, so kann die Dosis erhöht werden. Zeigt sich nach maximal 6 Wochen auch bei höherer Dosierung keine Besserung des Zustands und ist die Einnahmetreue (Compliance) des Patienten gesichert (Plasmaspiegelbestimmung!), sollte das Präparat gewechselt werden. Es ist dann sinnvoll, bei den klassischen Substanzen ein Präparat aus einer anderen Gruppe bzw. ein Antipsychotikum der zweiten Generation (SGA) zu wählen. Bei nicht ausreichender Wirkung eines SGA empfiehlt sich entweder ein anderes SGA oder evtl. eine klassische hoch- oder mittelpotente Substanz. Falls sich auch durch Präparatewechsel kein Therapieerfolg erzielen lässt, kann das Antipsychotikum Clozapin zum Einsatz kommen. (Für Clozapin als Reservepräparat gelten gemäß Auflagen des Bundesinstituts für Arzneimittel und Medizinprodukte [BfArM] bestimmte Verordnungseinschränkungen!)

Verbessert sich der Zustand eines Patienten selbst dann nicht, bieten sich nach Überprü-

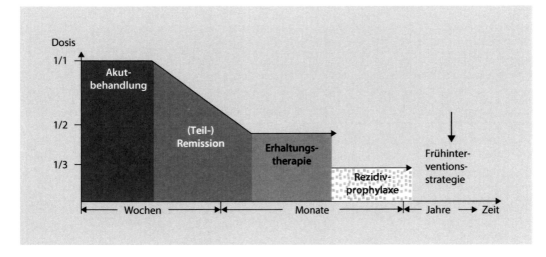

Abb. 18.2 Schema zur Dosierung von Neuroleptika in verschiedenen Behandlungsabschnitten. (Laux in Möller et al. 2015, S. 537)

fung der Einnahmezuverlässigkeit als nächste Schritte Mehrfachkombinationen, eine Hochdosistherapie oder evtl. die Elektrokrampftherapie an. Diese Behandlungsmaßnahmen sind jedoch Kliniken vorbehalten.

Ist ein Patient das erste Mal erkrankt, sollte die medikamentöse Therapie über einen Zeitraum von 1–2 Jahren fortgesetzt werden (Stabilisierungsphase).

Im Anschluss an die Stabilisierungsphase kann die Dosis in der Regel schrittweise reduziert werden (◘ Abb. 18.2). Danach sollte aber weiterhin ein enger ärztlicher Kontakt gepflegt werden, um mögliche Rezidive frühzeitig zu erkennen.

18.4.3 Langzeitbehandlung und Rezidivprophylaxe

Beim zweiten oder mehrfachen Auftreten der Erkrankung wird im Allgemeinen eine Behandlungsdauer von 2–5 Jahren vorgeschlagen. Patienten, die sehr häufig erkranken oder bei denen sich die Symptome nicht zurückbilden (keine Remission), benötigen eine **Dauertherapie**.

Entsprechend der Leitlinie der DGPPN (Deutsche Gesellschaft für Psychiatrie, Psycho-

therapie und Nervenheilkunde) soll zur Langzeitmedikation das Antipsychotikum eingesetzt werden, unter dem eine Remission oder Response erzielt werden konnte. Vielfach wird den Antipsychotika der 2. Generation in der Langzeittherapie der Vorzug gegeben; bei guter Response und Verträglichkeit kann aber ein konventionelles Neuroleptikum beibehalten werden. Bei der Auswahl spielt das Nebenwirkungsprofil eine entscheidende Rolle (EPMS, Gewichtszunahme, endokrine, kardiale Effekte). Ein Depot-Antipsychotikum sollte dem Patienten optional angeboten werden, insbesondere bei fraglicher Compliance.

18.4.3.1 Depotpräparate

Je nach verwendeter Substanz kann eine intramuskuläre Injektion in Abständen von 1–4 Wochen oder neuerdings sogar von 3 Monaten (◘ Tab. 18.3) die für viele Patienten lästige tägliche Tabletteneinnahme ersetzen. Dabei sollte Folgendes berücksichtigt werden: Rein rechnerisch lässt sich zwar für jedes oral verabreichte Neuroleptikum bestimmen, welche Substanzmenge eines Depotpräparats notwendig wäre. In der Praxis ist es allerdings sinnvoller, ein bestimmtes Depotpräparat erst zu wählen, wenn der Patient bereits gut auf die orale Therapie

angesprochen hat. Die Umstellung sollte überlappend erfolgen, d. h. die orale Medikation
allmählich verringert werden. Bei einem abrupten Übergang von einem oralen auf ein Depotpräparat käme es anfangs zu einer Unterdo-
sierung.

Die Verordnung von Depotpräparaten
macht es nicht nur dem Patienten einfacher,
sondern sie kann auch – wegen der erforderlichen regelmäßigen Arztkonsultationen – zur
Vertiefung der Arzt-Patienten-Beziehung beitragen.

In ◘ Tab. 18.3 findet sich eine Übersicht
über die im Handel befindlichen Depotpräpa-
rate und ihre Dosierungen bzw. Injektionsin-
tervalle.

◘ **Tab. 18.3** Depot-Antipsychotika: Injek-
tionsintervalle und Dosierungen

Antipsy-chotikum	Injektions-intervall	Depotdosis
FGA		
Flupentixol	2–4 Wochen	20–100 mg
Fluphenazin	3 (2–4) Wochen	25–100 mg
Haloperidol	4 Wochen	50–150 mg
Zuclopent-hixol[a]	2–4 Wochen	100–400 mg
SGA		
Aripiprazol	4 Wochen	300–400 mg
Olanzapin	2 Wochen	210–300 mg
	4 Wochen	300–405 mg
Paliperidon (Xeplion)	4 Wochen	50–100 mg
Paliperidon (Trevicta)	3 Monate	175–525 mg
Risperidon	2 Wochen	25–50 mg

[a]Für die Substanz existiert auch eine „Kurz-
Depotform" mit einer Wirkdauer von 2–3 Tagen

18.4.3.2 Niedrigdosierung

Die Rate der Wiedererkrankungen (Rezidive)
hat sich durch die Langzeittherapie mit Depot-
neuroleptika in den letzten Jahren deutlich
verringert. Da die Langzeitmedikation mit verschiedenen Nebenwirkungen, insbesondere
Bewegungsstörungen (Spätdyskinesien), einhergehen kann, wurde in den letzten Jahren
versucht, zur Rezidivprophylaxe nur niedrige
Dosen zu verwenden. Dabei hat sich jedoch
gezeigt, dass unterhalb einer gewissen Dosis
(ca. 1/5 der Standarddosierung) kein Schutz
mehr vorhanden ist und die Rezidivrate wieder
zunimmt. Möglich ist auch eine intermittie-
rende Therapie (Frühinterventionsstrategie;
◘ Abb. 18.2), die aber einen kooperativen Patienten voraussetzt, der Frühwarnzeichen zu
beachten gelernt hat (Psychoedukation!).

Grundsätzlich ist ein individuelles „Austit-
rieren" der (kleinstmöglichen) Antipsychotikadosis erforderlich. Aus Gründen der besseren
Compliance ist die Depotmedikation oder die
(abendliche) Einmaldosierung zu empfehlen.

18.4.3.3 Orale Gabe

Bei der Langzeittherapie mit einem oral verab-
reichten Antipsychotikum wird heute vielfach
den Antipsychotika der 2. Generation (z. B. Aripiprazol, Quetiapin, Risperidon) der Vorzug gegeben. Diese weisen eine deutlich niedrigere
Rate an extrapyramidalmotorischen Nebenwirkungen auf, sind wirksam bei einer häufig vor-
handenen Minussymptomatik, scheinen bessere Effekte auf affektive und kognitive
Symptome zu haben als konventionelle Neuroleptika und insgesamt die Lebensqualität zu erhöhen. Diesen Vorteilen stehen einige, zum Teil
nicht unerhebliche Nebenwirkungen wie
z. B. Gewichtszunahme oder metabolische Effekte wie Diabetesrisiko (► Abschn. 18.5) gegenüber.

18.4.3.4 Stellenwert im Gesamtbe-handlungskonzept

Eine Langzeitmedikation bzw. Rezidivprophylaxe mit Antipsychotika hat im Sinne eines

„Stress-Puffers" grundlegende Bedeutung für die Rehabilitation vieler schizophrener Patienten. In Langzeitstudien zeigte sich allerdings, dass neben der medikamentösen Behandlung auch andere Therapiestrategien eine wesentliche Rolle spielen, um das Rückfallrisiko zu senken. So wurde in den letzten Jahren vermehrt versucht, die Familien schizophrener Patienten in die Therapie einzubeziehen. Wie es scheint, kann das „Familienklima" (Art des Umgangs mit dem Kranken) entscheidend daran mitwirken, ob es – auch unter Antipsychotikaschutz – zu einer erhöhten Rate von Rückfällen kommt (Modell der „Expressed Emotions").

Bewährt haben sich auch sog. psychoedukative Gruppen, in denen Patienten und Angehörige im Umgang mit der Krankheit und ihrer Behandlung geschult werden, wodurch die Compliance beträchtlich gesteigert werden kann. Zu den neuen psychotherapeutischen Ansätzen zählt die sog. metakognitive Therapie.

Für die erfolgreiche Rehabilitation schizophrener Patienten ist ein Gesamtbehandlungskonzept unverzichtbar, das neben der meist unverzichtbaren Antipsychotikagabe psychosoziale, psychotherapeutische und im weiteren Sinn familientherapeutische Maßnahmen einschließt.

> ⟩ In der Behandlung der Schizophrenie sind Antipsychotika der wichtigste Baustein. Mit diesen lassen sich akute Krankheitszustände behandeln und ein Wiederauftreten der Symptomatik vorbeugen. In der Langzeitbehandlung besitzen Depot-Antipsychotika einen hohen Stellenwert.

18.5 Unerwünschte Wirkungen/ Nebenwirkungen

Nebenwirkungen von Antipsychotika stehen in der Regel in engem Zusammenhang mit ihrem Rezeptorprofil bzw. neurobiochemischen Wirkungen. Generell haben Antipsychotika eine große therapeutische Breite und sind deshalb bei Überdosierungen oder Intoxikationen relativ sicher (Ausnahme: Clozapin). Allerdings sind einige Nebenwirkungen für die Umgebung deutlich sichtbar, wie z. B. EPMS oder Gewichtszunahme, und werden aus diesem Grund bei der Akzeptanz von Patienten relativ schlecht bewertet. In der Vergangenheit war der Fokus vor allem auf Nebenwirkungen gerichtet, die eng mit der antidopaminergen Wirkung der Substanzen zu tun haben, heute stehen durch das „Multirezeptorprofil" vieler SGA andere Transmittersysteme (Serotonin, Histamin) im Vordergrund.

Im Zusammenhang mit Nebenwirkungen von Antipsychotika soll auf folgende Bereiche näher eingegangen werden:

- Störungen der Beweglichkeit (EPMS)
- Nebenwirkungen auf das hämatopoetische System (Blut) sowie Haut-, Augen- und Leberveränderungen
- Zentralnervöse, vegetative und psychische Nebenwirkungen
- Endokrine (hormonelle) Nebenwirkungen
- Metabolische Nebenwirkungen (Gewichtszunahme, Diabetes und Dyslipidämie)
- Kardiale Nebenwirkungen

18.5.1 Störungen der Beweglichkeit: Extrapyramidalmotorische Symptome

Häufige unerwünschten Wirkungen – insbesondere klassischer hochpotenter Antipsychotika (FGA) – sind extrapyramidalmotorische Symptome (EPMS). Es gibt einen signifikanten Unterschied in der Häufigkeit von EPMS zwischen FGA und SGA. Die Inzidenzen liegen für FGA bei ca. 25 %, für SGA bei ca. 5 %. Es gibt allerdings auch SGA (Amisulprid, Risperidon), die vor allem dosisabhängig vergleichbar häufig EPMS induzieren wie FGA. Klinisch werden als EPMS Frühdyskinesien/Dystonien, Parkinsonoid, Akathisie und Spätdyskinesien unterschieden.

18.5.1.1 Frühdyskinesien

Diese können zu Beginn der Behandlung bei etwa 5–30 % der Patienten auftreten. Es kommt dabei (akut) zu Verkrampfungen der mimischen (Gesichts-)Muskulatur, der Zungen-/Schlundmuskulatur, zu Blickkrämpfen und Bewegungsstörungen im Bereich der Hals- und Armmuskulatur. Diese harmlosen, aber außerordentlich beeinträchtigenden, oft plötzlich auftretenden Nebenwirkungen können durch Gabe eines Anticholinergikums (z. B. Biperiden [Akineton]) schnell gebessert werden. Für den Bedarfsfall sollten Patienten daher zu Beginn einer Antipsychotikabehandlung solche „Gegenmittel" zur Verfügung haben. Offenbar gibt es individuelle Unterschiede in Bezug auf die Neigung (Disposition) zu derartigen Frühdyskinesien; bei vielen Patienten treten sie nie auf, bei manchen schon nach ganz geringen Antipsychotikadosen.

18.5.1.2 Parkinson-Syndrom (Parkinsonoid)

Die zweite wichtige extrapyramidalmotorische Nebenwirkung ist das durch Antipsychotika bedingte Parkinson-Syndrom, das sich durch folgende Symptome bemerkbar macht:
- eingeschränkte motorische Beweglichkeit mit Verlust der Mitbewegungen,
- kleinschrittiger Gang,
- erhöhte Muskelspannung,
- Tremor,
- Speichelfluss und
- Salbengesicht.

Mediziner sprechen von der sog. **Parkinson-Trias**: Tremor, Rigor, Akinese. Die Häufigkeit, mit der es auftritt, hängt von der Dosierung, der Wirkungsstärke des Antipsychotikums und der individuellen Disposition des Kranken ab und liegt bei 20–30 %. Diese Nebenwirkung kann im Mittel nach etwa 10-tägiger Behandlung auftreten und bildet sich durch die Gabe eines Anticholinergikums (z. B. Biperiden [Akineton]) zurück.

18.5.1.3 Bewegungsunruhe (Akathisie)

Relativ oft kann es im Laufe einer längeren Antipsychotikabehandlung zu einer Sitz- und/oder Bewegungsunruhe (Akathisie/Tasikinesie) kommen. Die Angaben über die Häufigkeit sind sehr unterschiedlich und schwanken zwischen 20–60 %, im Mittel betragen sie 25 %. Beide Nebeneffekte werden am ehesten unter hochpotenten Antipsychotika beobachtet; sie werden subjektiv als sehr quälend empfunden und zwingen entweder zur Dosisreduktion oder zum Umsetzen, evtl. auf Clozapin. Als medikamentöse Behandlungsmaßnahme kann auch ein Versuch mit Betablockern (z. B. Propranolol 30–80 mg) oder mit Benzodiazepinen (Lorazepam 1–2 mg/Tag) unternommen werden. Biperiden ist bei dieser Indikation nicht wirksam.

18.5.1.4 Spätdyskinesie

Extrapyramidalmotorische Nebenwirkungen, die erst nach längerer Antipsychotikatherapie auftreten, werden als Spätdyskinesien (tardive Dyskinesien) bezeichnet. Das Risiko einer Spätdyskinesie scheint in deutlichem Zusammenhang mit der Zeitdauer der Einnahme zu stehen. Untersuchungen sprechen von einer Häufigkeit von 5 % pro Jahr der Einnahme für klassische Antipsychotika; für SGA liegt dieser Wert mit ca. 1 % pro Jahr signifikant niedriger. Die Symptome sind typischerweise unauffällig (diskret), sodass sie vom Patienten zumeist gar nicht bemerkt werden. Meist äußern sie sich in Form unwillkürlicher Zuckungen, vor allem im Bereich der Mund- und Gesichtsmuskulatur. Sehr selten sind bizarr gestörte Körperbewegungen („Pisa-Syndrom") und Verkrampfungen der Atemmuskulatur. Betroffen sind vorwiegend ältere Patienten und Kranke mit hirnorganischer Vorschädigung. Spätdyskinesien müssen leider bislang als häufige Komplikationen einer Langzeitbehandlung mit vor allem klassischen Antipsychotika angesehen werden. Als Ursache vermutet man eine Überempfindlichkeit der Dopaminrezeptoren. Da die Nebenwirkung sehr schlecht reversibel ist, sollte alles unternommen werden, um sie erst gar nicht auftreten zu

18

lassen. Zur Früherkennung dient der sog. Zungenruhighaltetest, der erste Anzeichen einer Spätdyskinesie im Mundbereich erkennen lässt. Therapeutisch kann versucht werden, auf ein anderes Präparat mit geringerem Spätdyskinesierisiko zu wechseln (SGA!), manchmal hilft (jedoch nur vorübergehend) eine Erhöhung(!) der Antipsychotikadosis. Die Antipsychotika dürfen keinesfalls abrupt abgesetzt werden; Anticholinergika wie Akineton sind wirkungslos. Eine kurzfristige Besserung ist manchmal durch die Gabe eines Benzodiazepins zu erreichen, auch ein Versuch mit Clozapin (z. B. Leponex) oder Tiaprid (z. B Tiapridex) kann unternommen werden. Clozapin ist das einzige Antipsychotikum, unter dem keine Spätdyskinesien beschrieben sind. Wichtigste Vorsichtsmaßnahme bleibt die regelmäßige Überwachung eines mit Antipsychotika behandelten Patienten, insbesondere in der Wahl der niedrigstmöglichen Dosierung.

18.5.1.5 EPMS bei Substanzen der 2. Generation

Das Risiko für extrapyramidalmotorische Störungen (EPMS) ist – in vielen Untersuchungen bestätigt – bei den Antipsychotika der 2. Generation signifikant verringert. Allerdings gibt es auch hier Substanzen, in erster Linie Amisulprid und Risperidon bzw. Paliperidon, bei denen dosisabhängig EPMS auftreten können. Werden die üblichen klinischen Dosierungsbereiche eingehalten, sind EPMS bei den genannten Substanzen allerdings selten; erst ab gewissen „Schwellenwerten" (Amisulprid: >600 mg/Tag, Risperidon: >6 mg/Tag, Paliperidon: >9 mg/Tag) steigt das Risiko deutlich an. Bei den übrigen SGA ist das Risiko für EPMS geringer; am geringsten ist es bei Clozapin und Quetiapin.

18.5.2 Nebenwirkungen auf das hämatopoetische System (Blut) sowie Haut-, Augen- und Leberveränderungen

Wichtig sind vor allem Nebenwirkungen auf das **weiße Blutbild**, hier vor allem sog. Leuko-

penien und Agranulozytosen. Von einer Leukopenie spricht man bei Leukozytenwerten <3000/mm^3, Werte zwischen 3000 und 3500/mm^3 werden als kritisch beurteilt und bedürfen eines engmaschigen Monitorings. Gefährlich und auch lebensbedrohlich ist die sog. Agranulozytose mit Werten <500 mm^3. Hierbei ist das gesamte weiße Blutbild fast vollständig zerstört und betroffene Patienten besitzen praktisch keine körpereigene Abwehr mehr gegen invasive Fremdkeime. Von Bedeutung ist die Problematik in erster Linie bei Clozapin. Hierunter treten bei ca. 1 % der damit behandelten Patienten Agranulozytosen auf, wenn keine Blutbildkontrollen stattfinden. Clozapin unterliegt deshalb einer sog. kontrollierten Anwendung. Dies bedeutet, dass Clozapin nur angewendet werden darf, wenn

- eine vorangehende Behandlung mit mindestens zwei vergleichbaren Medikamenten keine ausreichende Besserung erbracht hatte oder mit intolerablen Nebenwirkungen verbunden war,
- ein normaler Leukozytenbefund vor Behandlung vorliegt,
- während der Behandlung mit Clozapin regelmäßige Kontrollen des weißen Blutbildes erfolgen: in den ersten 18 Wochen der Behandlung wöchentlich, danach monatlich.

Klinisch zeigt sich eine Leukopenie bzw. beginnende Agranulozytose häufig mit grippeähnlichen Symptomen, wie Abgeschlagenheit, Fieber, Halsschmerzen und Entzündungen der Mundschleimhaut. Bei Auftreten derartiger Symptome bei Clozapin-Patienten sollte unverzüglich das weiße Blutbild kontrolliert werden. Keinesfalls darf das Analgetikum Metamizol gegeben werden, da es sogar noch größere Risiken für Blutbildschäden als Clozapin trägt.

Bei Auftreten einer Leukopenie und erst recht einer **Agranulozytose** sind die Antipsychotika sofort abzusetzen und evtl. intensivmedizinische Maßnahmen zu veranlassen. Ursächlich in Frage kommen in der Regel Clozapin und manchmal auch Phenothiazinderivate.

Sonstige Blutbildveränderungen (Eosinophilie, Monozytose, Lymphozytose) sind in der Regel unspezifisch und erfordern keine Änderung der Therapie.

Nebenwirkungen können auch im Bereich der **Leber** und des Gallengangsystems auftreten; ein vorübergehender Anstieg der Leberenzyme ist meist harmlos und erfordert nur bei längerfristiger Persistenz oder bei starker Erhöhung ein Absetzen des Präparats. Abgesetzt werden muss auf jeden Fall beim (seltenen) Auftreten einer Gelbsucht. Bei sedierenden, schwachpotenten Neuroleptika kann es in Einzelfällen zur Ausbildung von **Thrombosen** (in Bein- und Beckenvenen) kommen, insbesondere wenn die Patienten bettlägerig sind, an Venenerkrankungen leiden und/oder Ovulationshemmer („Pille") einnehmen.

Gelegentlich können allergische Hautreaktionen auftreten; bei manchen Patienten ist unter Phenothiazinen eine vermehrte Lichtempfindlichkeit (**Fotosensibilisierung**) zu beobachten, sodass von Sonnenbädern und dem Besuch von Solarien abzuraten ist. In einigen Fällen ist es zu Pigmentablagerungen an **Hornhaut und Linse des Auges** gekommen; bei einer Dauerbehandlung mit Phenothiazinen empfiehlt sich eine Augenhintergrundkontrolle in etwa halbjährlichen Abständen.

18.5.3 Zentralnervöse, vegetative und psychische Nebenwirkungen

Vegetative Nebenwirkungen treten vor allem unter nieder- und mittelpotenten trizyklischen Substanzen (z. B. Chlorprothixen, Levomepromazin, Perazin) auf sowie besonders ausgeprägt unter Clozapin. Im klinischen Bild zeigen sie sich sowohl als anticholinerge Effekte, wie (leichte) Blutdrucksenkung und Pulsbeschleunigung (Kreislauflabilität), Sekretionsstörungen der Speichel- und Schweißdrüsen sowie (selten) Blasenentleerungsstörungen, als auch als Hypotonie und orthostatische Dysregulation. Orthostatische Hypotonie kommt in der Gruppe der SGA häufiger unter Quetiapin,

□ Tab. 18.4   Vegetative Nebenwirkungen und therapeutische Gegenmaßnahmen

Nebenwirkung	Gegenmaßnahme
Mundtrockenheit	Zuckerfreie Kaugummis bzw. Bonbons
Obstipation	Macrogol (1–3 Beutel/Tag), Lactulose (5–10 g/Tag). Cave Ileus!
Miktionsstörungen (Störungen beim Wasserlassen)	Distigmin (Ubretid) 5–10 mg/Tag
Tachykardie	Betablocker, z. B. Metoprolol (50–100 mg/Tag)
Hypotonie, orthostatische	Langsame Aufdosierung, evtl. Etilefrin (15–30 mg/Tag)
Hypersalivation (vor allem bei Clozapin!)	Pirenzepin (Gastrozepin) 50–100 mg/Tag, Off-Label! Salbeiextrakt zum Gurgeln (Salvysat)
Schwitzen	Salbeiextrakt extern bzw. als Dragee (Sweatosan) Atropinsulfat (Dysurgal) 0,5–1,5 mg/Tag

Sertindol und Risperidon/Paliperidon vor. In □ Tab. 18.4 werden die wichtigsten vegetativen Nebenwirkungen und therapeutischen Gegenmaßnahmen aufgeführt.

Besondere Aufmerksamkeit ist auf kognitive Nebenwirkungen zu richten, die sich vor allem bei älteren Patienten im schlimmsten Fall bis zum Delir ausweiten können. Beim **Delir** handelt es sich um ein Krankheitsbild, das durch gleichzeitig bestehende Störungen des Bewusstseins und der Aufmerksamkeit, des Denkens und des Gedächtnisses charakterisiert ist. Häufig sind optische Halluzinationen und ein gestörter Schlaf-Wach-Rhythmus zu beobachten. Die Patienten sind oft desorientiert, im Unterschied zu Schizophrenen, die in der Regel orientiert sind. Die Symptomatik ist – im Unterschied zu einer schizophrenen

18

Erkrankung – stets mit einem auslösenden Faktor in Beziehung zu bringen, wie u. a. Medikamente, bestimmte Infektionen, ZNS-Erkrankungen, Entzug oder Operationen (postoperativ). Der Beginn kann akut sein und sich in Form von Hyper- bzw. Hypoaktivität äußern. Die Symptomatik ist nach Absetzen bzw. Beenden des auslösenden Agens schnell reversibel.

Als potenziell delirogene Medikamente werden vor allem Substanzen mit anticholinergem Wirkungsprofil bewertet . Hierzu zählen in erster Linie Clozapin und die niederpotenten Neuroleptika aus der Gruppe der Phenothiazine (z. B. Perazin, Levomepromazin). Von den SGA ist Olanzapin zu nennen. Alle anderen SGA besitzen nur ein sehr niedriges Risiko. Das Risiko steigt bei schnellem Aufdosieren in den ersten Behandlungstagen und ist generell höher bei älteren Patienten. Besonders hoch ist es, wenn verschiedene Substanzen mit anticholinerger Komponente kombiniert werden (◗ Tab. 14.2).

Schließlich sei noch auf **psychische Nebenwirkungen** der Antipsychotika hingewiesen. Viele Patienten klagen über Müdigkeit und Störungen der Konzentrationsfähigkeit. Die Abgrenzung von therapeutisch nicht gewünschter Sedierung einerseits und krankheitsbedingten Denkstörungen andererseits ist hier nicht immer einfach. In der Gruppe der FGA besteht ein inverser Zusammenhang zwischen antipsychotischer Potenz und sedierender Wirkung. Hochpotente FGA wie z. B. Haloperidol sind wenig sedierend, deutlich sedierend wirken dagegen alle niederpotenten klassischen Substanzen. Bei den SGA ist Clozapin die Substanz mit dem höchsten Sedierungspotenzial, gefolgt von – vor allem initial – Quetiapin. Aripiprazol, Cariprazin, Ziprasidon, Sertindol und Amisulprid besitzen praktisch keine sedierenden Eigenschaften.

Nach längerfristiger Behandlung mit Antipsychotika können **depressive Verstimmungszustände** auftreten. Ob es sich dabei um eine arzneimittelbedingte Depression handelt oder um eine Erscheinung, die zur eigentlichen Krankheit gehört und nach Abklingen der aku-

ten Symptomatik bestehen bleibt, ist umstritten. In der Praxis empfiehlt es sich, die Antipsychotikadosis möglichst zu reduzieren oder auf ein SGA umzustellen. Falls dies nicht zum Erfolg führt, kann die Kombinationstherapie mit einem Antidepressivum erwogen werden.

Sehr selten können **Krampfanfälle** bei Patienten mit vorgeschädigtem Gehirn, bei Behandlung mit zu hohen Dosen oder zu rascher Dosissteigerung sowie bei abruptem Absetzen hoher Antipsychotikadosen auftreten. Das höchste Risiko besteht bei Clozapin. Bei dieser Substanz ist die Inzidenz von Krampfanfällen eng mit der Höhe des Plasmaspiegels verbunden und steigt bei einem Spiegel >1000 ng/ml massiv an.

❯ **Abhängigkeitsentwicklungen sind bei Antipsychotika nicht bekannt.**

18.5.4 Endokrine (hormonelle) Nebenwirkungen

Alle „klassischen" und einige der neueren Antipsychotika führen zu einem Anstieg der Prolaktinsekretion (bedingt durch die Dopaminrezeptorenblockade im Bereich der Hirnanhangdrüse [Hypophyse]); dies kann bei Frauen zu Störungen des Menstruationszyklus und Galaktorrhö (Milchabsonderung) führen, bei Männern zu Gynäkomastie und selten auch zu Galaktorrhö. Weitere Symptome sind Störungen von Erektion und Ejakulation und Dämpfung des Geschlechtstriebs. Auf jeden Fall, speziell auch im Hinblick auf mangelnde Compliance, muss diesen endokrinen und sexuellen Nebenwirkungen besondere Aufmerksamkeit gewidmet werden. Bei den Antipsychotika kann dabei zwischen 2 Gruppen unterschieden werden. Die erste führt zu keinen klinisch relevanten Prolaktinerhöhungen, hierzu zählen u. a. Aripiprazol, Clozapin, Olanzapin, Quetiapin und Ziprasidon. Die 2. Gruppe besitzt deutliche prolaktinerge Effekte und kann entsprechende Nebenwirkungen auslösen. Insbesondere Amisulprid, aber auch alle hochpotenten klassischen Neuroleptika sowie die beiden SGA Risperidon und Paliperidon sind hier zu nennen.

18.5.5 Metabolische Nebenwirkungen (Gewichtszunahme, Diabetes und Dyslipidämie)

Eine für viele Patienten sehr lästige Nebenwirkung ist die Steigerung des Appetits und eine daraus resultierende Gewichtszunahme. Ein besonderes Risiko stellen in diesem Zusammenhang Clozapin und Olanzapin dar; 10–40 % der mit diesen Substanzen behandelten Patienten sind von deutlichen Gewichtszunahmen von >10 % des Ausgangsgewichts betroffen. Generell ist das Risiko schizophrener Patienten für Übergewicht und Diabetes 1,5- bis 2-mal höher als in der Allgemeinbevölkerung. Zum gegenwärtigen Zeitpunkt ist nicht klar, ob dieses Phänomen eine Funktion der Krankheit oder der Behandlung dieser Krankheit darstellt.

Nach neueren Untersuchungen ist der beste Prädiktor für eine langfristige Gewichtszunahme eine kurzfristige Zunahme in den ersten Wochen. Essenziell ist deshalb eine häufige Kontrolle des Gewichts gerade zu Beginn der Therapie. Wichtig im Zusammenhang mit der Gewichtszunahme ist die Beobachtung, dass die Gewichtszunahme nicht kontinuierlich während der gesamten Einnahmedauer stattfindet, sondern nach ca. 1 Jahr ein sog. Plateau erreicht. Danach ist die Zunahme geringer bzw. kommt es sogar zu einer leichten Abnahme. Von Bedeutung ist gleichfalls, dass keine Dosisabhängigkeit dieser Nebenwirkung existiert. Bei entsprechend veranlagten Patienten ist bereits bei niedrigen Dosen eine Gewichtszunahme zu verzeichnen, während andere selbst bei höheren Dosen nicht zunehmen. In einigen Untersuchungen sind auch Auffälligkeiten im Zusammenhang mit dem BMI beobachtet worden. Patienten mit einem niedrigen BMI nehmen unter Olanzapin mehr zu als jene, die vorher bereits einen höheren BMI hatten.

Neben der antipsychotikainduzierten Gewichtszunahme sind in jüngster Zeit vermehrt weitere internistische Effekte dieser Medikamentengruppe in den Fokus des Interesses gelangt. Eine Gewichtszunahme geht unter der Therapie mit Antipsychotika nicht selten mit Glukose- und Lipidstoffwechselstörungen ein-

◻ Tab. 18.5 Metabolische Zielparameter (Über- bzw. Unterschreitung der genannten Werte bei mindestens 3 Kriterien definiert ein metabolisches Syndrom)

	Werte
Abdominelle Adipositas (Bauchumfang)	Männer >102 cm, Frauen >88 cm
Nüchternblutzucker	>110 mg/dl
Triglyzeride	>150 mg/dl
HDL-Cholesterin	Männer <40 mg/dl, Frauen <50 mg/dl
Hypertonie	>140/90 mm Hg

her. Der Glukosestoffwechsel kann in Form einer Verminderung der Glukosetoleranz betroffen sein. Zusammen mit Bluthochdruck wird diese Kombination verschiedener Stoffwechselstörungen auch als metabolisches Syndrom bezeichnet. Das Risiko für metabolische Veränderungen unter Antipsychotika der 2. Generation wird nach einem Konsensus-Statement verschiedener amerikanischer Fachgesellschaften wie folgt eingeschätzt:

- Clozapin und Olanzapin: höchstes Risiko
- Quetiapin und Risperidon: moderates Risiko
- Aripiprazol und Ziprasidon: niedriges Risiko

Die veränderte Risikobeurteilung spiegelt sich auch in den neuen Empfehlungen für Kontrolluntersuchungen wider. Parameter wie Bauchumfang, Gewicht, Nüchternglukose und Lipidstatus müssen jetzt bei den betroffenen Substanzen engmaschiger kontrolliert werden.

Kommen drei oder mehr der oben genannten Kriterien zusammen, so spricht man von einem sog. metabolischen Syndrom, wenn die Grenzwerte laut ◻ Tab. 18.5 überschritten werden.

Die unter dem Begriff „metabolisches Syndrom" zusammengefassten internistischen Krankheitsbilder können zu entsprechend erhöhten Risiken für das Auftreten kardialer und zerebrovaskulärer Effekte (Herzinfarkt und Schlaganfall) führen. Epidemiologische Unter-

18

suchungen gehen davon aus, dass die Lebenserwartung Schizophrener um 10–20 % niedriger liegt als bei der übrigen Bevölkerung.

⚠ Sowohl FGA als auch SGA führen zu einem gegenüber Placebo leicht, aber signifikant erhöhten Risiko von Mortalität und zerebrovaskulären Ereignissen bei älteren Patienten mit Demenz. Dem Einsatz bei diesem Patientenkreis muss eine strenge Nutzen-Risiko-Abwägung vorausgehen. Ist dieser unvermeidbar, z. B. bei Aggressivität oder Wahn im Rahmen einer Demenz, darf er nur zeitlich befristet erfolgen (max. 3–6 Monate). Einziges zugelassenes Antipsychotikum bei dieser Indikation ist Risperidon.

Mögliche Ursachen für die Gewichtszunahme sind immer noch nicht eindeutig zuzuordnen; so werden verschiedene Mechanismen verantwortlich gemacht, wobei in jüngster Zeit vor allem den antihistaminergen Effekten besondere Bedeutung zugemessen wird. Ein möglicher Mechanismus für die diabetogene Wirkung scheint ein direkter negativer Einfluss auf die Insulinwirkung bedingt durch Insulinresistenz zu sein.

In der nachfolgenden Übersicht werden Maßnahmen zum Management bei metabolischen Störungen vorgestellt.

Management bei metabolischen Störungen

- Ausführliche Anamnese einschließlich Ernährungsgewohnheiten und Genussmittelgebrauch
- Gewichtskontrolle
- Regelmäßige Messung des Bauchumfangs, Kontrolle von Blutdruck, Lipidstatus, Nüchternblutzucker und Schilddrüsenhormonen
- Ernährungsberatung und gegebenenfalls Diätplan
- Beratung zur Veränderung des Lebensstils (regelmäßige Bewegung, kontrollierte Nahrungsaufnahme)
- Gegebenenfalls Umstellung der Medikation auf Präparat ohne nennenswerte metabolische Nebenwirkungen

---

18.5.6 Kardiale Nebenwirkungen

Antipsychotika können im EKG eine Verlängerung der sog. QT-Zeit bewirken; dies bedeutet ein erhöhtes Risiko für die Entstehung von Herzrhythmusstörungen und sehr selten einer potenziell tödlichen Kammertachyarrythmie (Torsades de Pointes). Heute wird in der Regel das Herzfrequenz-korrigierte QT-Intervall berechnet und als QTc-Zeit angegeben. QTc-Zeiten von <430 ms bei Männern und <450 ms bei Frauen gelten als normal. Ab Zeiten von >450 ms bei Männern und >470 ms bei Frauen spricht man von verlängerter QT-Zeit. QTc-Zeiten von >500 ms gelten als Risiko und sollten Konsequenzen in Form des Absetzens der evtl. auslösenden Medikamente haben. Das höchste Risiko für QT-Zeit-Verlängerungen besteht bei der trizyklischen Substanz Thioridazin, gefolgt von dem ebenfalls konventionellen Pimozid. Generell können trizyklische Substanzen häufiger zu QT-Zeit-Verlängerungen im EKG führen. Auch einige neuere Substanzen (Sertindol, Ziprasidon) sind betroffen. Unter Haloperidol wurden bei i.v.-Gabe Fälle von Torsades de Pointes und plötzlichem Herztod beschrieben. Die i.v.-Gabe ist deshalb nur noch unter kontinuierlichem kardialen Monitoring zulässig. Dieses gilt nicht für die i.m.-Gabe bzw. orale Verabreichung von Haloperidol. Die meisten beobachteten QT-Zeit-Verlängerungen sind in der Monotherapie klinisch gut beherrschbar und ohne Folgen. Problematisch sind häufig Situationen, wenn 2 oder mehr Substanzen kombiniert werden, die ähnliche kardiale Effekte auslösen. Aripiprazol, Olanzapin und Asenapin besitzen nach aktuellen Daten kein erhöhtes Risiko für QTc-Zeit-Verlängerungen.

18.5.7 Übersicht über die Nebenwirkungen

Während in der Gruppe der Antipsychotika der 1. Generation für die Nebenwirkungen eine deutliche Zuordnung zur jeweiligen Substanzgruppe (u. a. Phenothiazine oder

◘ Tab. 18.6   Wichtigste bzw. typische Nebenwirkungen von Antipsychotika

Wirkstoff/Wirkgruppe	Wichtige Nebenwirkungen
Antipsychotika der ersten Generation	
Butyrophenone, hochpotent (Haloperidol u. a.)	EPMS
Butyrophenone, niederpotent (Melperon u. a.)	Sedierung
Loxapin (Adasuve)	Geschmacksstörungen, Sedierung
Trizyklische Substanzen, hochpotent (Flupentixol u. a.)	EPMS
Trizyklische Substanzen, niederpotent (Chlorprothixen u. a.)	Sedierung, anticholinerge Wirkungen
Antipsychotika der zweiten Generation	
Amisulprid	Schlaflosigkeit, Hyperprolaktinämie
Aripiprazol	Kopfschmerzen, initial auch Unruhe, Übelkeit
Asenapin	Sedierung
Cariprazin	EPMS, Unruhe
Clozapin	Orthostase, Sedierung, Gewichtszunahme, metabolische Effekte, Speichelfluss, (selten, aber gefährlich: Agranulozytose, epileptische Anfälle, Delir)
Lurasidon	EPMS, Sedierung
Olanzapin	Gewichtszunahme, metabolische Effekte
Paliperidon	Unruhe, Schlafstörungen, dosisabhängig EPMS, Hyperprolaktinämie
Quetiapin	Sedierung, Hypotonie, Schwindel
Risperidon	Unruhe, Schlafstörungen, dosisabhängig EPMS, Hyperprolaktinämie
Sertindol	EKG-Veränderungen (QT-Zeit-Verlängerung)
Ziprasidon	EKG-Veränderungen (QT-Zeit-Verlängerung)

Butyrophenone bzw. hoch- oder niederpotent) hergestellt werden kann, zeigt sich die Gruppe der Antipsychotika der 2. Generation sehr heterogen, was ihr Nebenwirkungsprofil betrifft.

Bewegungsstörungen (EPMS) treten unter den SGA im Vergleich zu den FGA signifikant seltener auf. Dagegen werden die Nebenwirkungen Gewichtszunahme, Diabetes und Fettstoffwechselstörungen in der Gruppe der SGA häufiger beobachtet.

Die wichtigsten unerwünschten Wirkungen der Antipsychotika sind in ◘ Tab. 18.6 zusammengefasst.

> ❯ Antipsychotika können zahlreiche Nebenwirkungen verursachen, jedoch sind nur sehr wenige schwerwiegend. Durch Verringerung der Dosis, Wechsel auf ein anderes Präparat oder ergänzende Gabe von speziellen Medikamenten können die meisten Nebenwirkungen gut behandelt werden.

◘ Tab. 18.7   Auswahl wichtiger Wechselwirkungen von Antipsychotika

Antipsychotika, die besonders betroffen sind	Wechselwirkung mit	Mögliche Folge
Clozapin, Phenothiazine	Anticholinergika/Antihistaminika (Allergiemittel)	Anticholinerge Wirkungen und Nebenwirkungen verstärkt (Vorsicht bei Engwinkelglaukom, Darm-, Blasenatonie, Delir)
Clozapin	Carbamazepin und andere potenziell blutbildschädigende Substanzen (z. B. Metamizol, Mianserin)	Gefahr von Leukopenie und Agranulozytose
Quetiapin	Carbamazepin und andere Induktoren des CYP3A4-Systems wie z. B. Johanniskraut	Deutliche Absenkung des Plasmaspiegels von Quetiapin
Alle Antipsychotika	Parkinsonmittel (z. B. L-Dopa, Bromocriptin)	Gegenseitige Wirkungsminderung
Clozapin, Olanzapin	Rauchen	Plasmaspiegelabsenkung durch Induktion des CYP1A2
Thioridazin und andere Phenothiazine, Pimozid, Sertindol, Ziprasidon	Substanzen, die EKG-Veränderungen bewirken können (z. B. Antiarrhythmika, bestimmte Antibiotika z. B vom Makrolid-Typ, Mittel gegen Pilzerkrankungen wie z. B. Itraconazol, Erythromycin, Citalopram)	QT-Zeit-Verlängerungen im EKG (Herzrhythmusstörungen)
Alle Antipsychotika	Zentral dämpfende Pharmaka (Benzodiazepine, Hypnotika, Antihistaminika)	Verstärkte Sedierung

18.6 Gegenanzeigen

Gegenanzeigen für Antipsychotika der 1. Generation sind akute Vergiftungen mit zentraldämpfenden Pharmaka und Alkohol. Vorsicht ist angezeigt bei vorbestehenden organischen Hirnschäden, Blut- und Herz-Kreislauf-Erkrankungen.

Für die Klasse der SGA können keine einheitlichen Kontraindikationen für die gesamte Gruppe angegeben werden. Vielmehr bestehen für jede Substanz spezielle Vorgaben, die im Einzelfall abzuklären sind.

18.7 Wichtige Arzneimittelwechselwirkungen

In ◘ Tab. 18.7 findet sich eine Auswahl wichtiger Wechselwirkungen von Antipsychotika mit anderen Medikamenten.

18.8 Pflegerische Aspekte

Die Compliance des Patienten spielt bei der Therapie mit Antipsychotika eine besondere Rolle. Oft setzt der Betroffene das Medikament ab, wenn er das Gefühl hat, dass es ihm gut bzw. besser geht. Dies führt sehr häufig zu Exazerbationen der Psychose und zu wiederholten stationären Aufenthalten.

Deshalb sind die Hauptaufgaben bei der Behandlung mit Antipsychotika die intensive Krankenbeobachtung, die Sicherstellung der Medikamenteneinnahme und die Bereitschaft, immer wieder mit dem Patienten und ggf. seinen Bezugspersonen über das Befinden zu sprechen

18.8.1 Medikamenteneinnahme

Ein großer Teil der Patienten befürchtet, die Medikamente könnten ihnen schaden, sie abhängig machen, oder befürchtet aufgrund der Erkrankung, vergiftet zu werden. Aus diesem Grund wird die Medikation oft komplett verweigert. In diesem Fall kann der Patient lediglich aufgeklärt werden, eine Zwangsmedikation ist nur unter bestimmten Voraussetzungen möglich und muss richterlich angeordnet werden.

> ❯ Gerade zu Beginn der Behandlung kann eine Kontrolle der Medikamentenein-nahme, etwa durch Mundkontrollen nach Absprache, sinnvoll sein. Im Verlauf soll der Patient dann zunehmend eigenverant-wortlich mit der Medikation umgehen, um dies auch für die Zeit nach dem stationä-ren Aufenthalt zu erlernen. Außerdem wird die Compliance verbessert, wenn der Betroffene in die Auswahl und Dosierung des Medikaments einbezogen wird (sog. „shared decision making").

Gerade in der stationären psychiatrischen Versorgung werden Patienten heute zunehmend in die Planung der Therapie integriert, etwa durch verschiedene Programme wie das Weddinger Modell oder das Modell ROSI.

Seit Dezember 2010 arbeitet die Klinik für Psychiatrie, Psychotherapie und Psychosomatik im St. Hedwig-Krankenhaus Berlin mit dem Weddinger Modell, mit dem Ziel, eine umfassendere Einbeziehung und Transparenz in der Therapie für Patienten und deren Bezugspersonen zu ermöglichen.

Bei ROSI handelt es sich um das „Ressourcenorientierte Modell der Intensivstation" im Zentralinstitut für Seelische Gesundheit Mannheim. Auch bei diesem Modell stehen der Trialog Arzt, Patient und Pflege im Vordergrund.

Trialog
Allen modernen Konzepten der Psychiatrie gemein ist die Betonung des Trialogs, der eine patientenzentrierte Gestaltung der Therapie ermöglicht. Dabei wird dem Patienten jeweils ein ärztlicher und ein pflegerischer Behandler zugeordnet, Visiten können gemeinsam oder mit jeweils einem der beiden Behandler stattfinden, es werden jedoch keine Gespräche über den Patienten in dessen Abwesenheit geführt, etwa mit Angehörigen. Dadurch bekommt der Betroffene die größtmögliche Eigenverantwortung für seine Behandlung zurück.

18.8.2 Compliance

Wichtige Themen im Trialog oder in pflegerischen Bezugsgesprächen und Pflegevisiten ist der Umgang mit Gewichtszunahme, metabolischen Störungen und gelegentlich auch sexuellen Störungen. Diese werden jedoch nicht von allen Patienten offen angesprochen.

Da es sich um ein schambesetztes Thema handelt, muss zunächst eine tragfähige Beziehung zwischen Patient und Bezugspflegeperson vorhanden sein. Aber auch Gespräche über eine kontinuierliche Gewichtszunahme verursachen unangenehme Gefühle, Abwehr oder Wut.

Schließlich können Aufklärung und Beratung zum Umgang mit metabolischen Störungen auch Zukunftsängste hervorrufen. Die Bezugspflegekraft benötigt also ein feines Gespür für den Informations- und Aufklärungsbedarf des Patienten und gleichzeitig die Kompetenz, geeignete Maßnahmen zum Umgang mit diesen Nebenwirkungen zu erläutern. Wenn der Patient trotz Aufklärung und regelmäßig durchgeführten Maßnahmen weiter an Gewicht zunimmt oder sexuelle Störungen beklagt, muss ein Wechsel des Präparats mit dem Betroffenen und dem multiprofessionellen Team diskutiert werden.

> ❯ Das anhaltende Auftreten von Gewichts-zunahme und sexuellen Störungen führt auf Dauer in den meisten Fällen zu einer Beendigung der Medikamentenein-nahme durch den Patienten.

18.8.3 Antipsychotika bei Demenz

Aufgrund der möglichen und zum Teil erheblichen Nebenwirkungen von Antipsychotika ist eine intensive Krankenbeobachtung auch bei gerontopsychiatrischen Patienten besonders wichtig, auch bei sehr geringen Dosierungen. Dabei sollte das Augenmerk auf Nebenwirkungen gerichtet werden, die besonders häufig auftreten und bei älteren Menschen zu Schädigungen führen können.

> ❯ Oft zeigen sich unerwünschte Wirkungen direkt zu Beginn der Behandlung und können so in einen direkten Zusammenhang mit der Medikation gebracht werden. Schwieriger wird dies bei Nebenwirkungen, die schleichend auftreten und sich bei längerer Behandlungsdauer verschlechtern. Hier wird oft eher ein altersbedingter körperlicher Abbau vermutet.

18.8.4 Spezielle Risiken älterer, dementer Menschen

■ **Herz-Kreislauf-System**
Auswirkungen auf die Herz-Kreislauf-Funktion treten gerade bei älteren Menschen häufig auf, sodass die engmaschige Kontrolle der Vitalwerte sinnvoll ist.

■ **Sturzrisiko**
Auswirkungen haben Veränderungen des Blutdrucks auch auf das Gangbild, in Kombination mit motorischen Nebenwirkungen kommt es oft zu einem erhöhten Sturzrisiko. Aus diesem Grund ist die Medikation mit Psychopharmaka auch Bestandteil der anerkannten Sturzrisikofaktoren.

Verstärkt wird dieses Problem zusätzlich durch die Anwendung von freiheitsentziehenden Maßnahmen, die wiederum Unruhe, Ängste und Panik bei den Betroffenen auslösen können und im schlimmsten Fall zu einer Steigerung der Medikamentendosis führen.

> ❯ Die Erhebung des Sturzrisikos in angemessenen Intervallen ist sowohl zu Beginn als auch im Verlauf der Behandlung unerlässlich.

Wird ein erhöhtes Sturzrisiko festgestellt, müssen adäquate Maßnahmen zur Sturzprophylaxe veranlasst werden. Dazu gehört auch die Überprüfung der eingesetzten Hilfsmittel. Wenn eine Sturzgefahr nicht ausgeschlossen werden kann, können folgende Hilfsmittel geprüft und eine entsprechende Beratung durchgeführt werden.

Mögliche Hilfsmittel zur Sturzprophylaxe
- Rollator
- Walker
- Verschiedene Protektoren
- Antirutschkissen
- Verschiedene Sturzmatten
- Sensorsysteme
- SafeBag
- Spezialbetten und dergleichen mehr

Um die Einschätzung, Beurteilung, Beratung und Maßnahmenplanung bei einer möglichen Sturzgefahr besser zu handhaben und die Ergebnisse im Verlauf zu dokumentieren, befindet sich im Anhang ein Formular mit einer Übersicht zur Sturzprophylaxe.

■ **Dekubitusrisiko**
Schon zu Beginn der Behandlung kann es durch eine Verminderung des Schmerzempfindens auch zu einem erhöhten Dekubitusrisiko kommen. Begünstigt wird die Entstehung eines Dekubitus außerdem durch die Beeinträchtigung der Bewegungsfähigkeit im Rahmen der Medikation. Besonders wichtig für diese Patienten sind deshalb eine gezielte Bewegungsförderung und die Anleitung zu Mikrobewegungen, Hautinspektionen und regelmäßige Positionswechsel.

■ **Schmerz**
Auch Schmerzerhebungen und Beobachtungen von Mimik, Körperhaltung, Verhalten und Wohlbefinden tragen zu einer Verminderung des Dekubitusrisikos bei.

Das ZOPA Zurich Observation Pain Assessment (Anhang) ist ein Instrument, mit dem Schmerzen auch bei Betroffenen erkannt werden können, die nicht kommunizieren können. Die Beobachtung sollte vor und nach einer Schmerzmedikation erfolgen, um die Effektivität eines Analgetikums erkennen zu können. Oftmals ist Schmerz auch ein Auslöser für Unruhe, Agitiertheit und Aggression. Eine Schmerzmedikation kann deshalb auch eine Alternative zu einer Bedarfsmedikation mit Antipsychotika sein.

▪ Gewichtsverlust

Ein weiterer wichtiger Risikofaktor für ältere, demente Menschen, die mit Antipsychotika behandelt werden, ist die Appetitlosigkeit, möglicherweise in Kombination mit Mundtrockenheit oder Schluckstörungen. Eine mögliche Folge dieser unerwünschten Wirkungen können ein schleichender, stetiger Gewichtsverlust sein, der entsprechende weitere Probleme verursacht, Sturzneigung, Wundheilungsstörungen, allgemeine Schwäche und Antriebslosigkeit, sowie eine Beeinträchtigung der kognitiven Fähigkeiten.

Begünstigt wird die Gefahr des Gewichtsverlustes außerdem durch das Auftreten von innerer Unruhe, vor allem Sitzunruhe. Die Betroffenen sind dann nicht in der Lage, während einer Mahlzeit sitzen zu bleiben und zu essen. Oft stehen sie nach wenigen Minuten auf und gehen weg, zum Teil vergessen sie dabei, dass sie gerade eine Mahlzeit einnehmen, und verbrauchen dabei zusätzlich viele Kalorien. Eine kurzfristige Abhilfe zur Vermeidung eines kontinuierlichen Gewichtsverlustes ist in diesem Fall zwar das Angebot von hochkalorischer Kost, Zwischenmahlzeiten, Fingerfood oder Essstationen, besser ist es jedoch, das Risiko im Vorfeld zu vermeiden, indem die Medikation regelmäßig sehr kritisch hinterfragt wird.

> **Praxistipp**
>
> Immer wieder kann man beobachten, dass ältere Menschen sich körperlich stabilisieren, wenn die Dosierung der Antipsychotika reduziert bzw. das Medikament komplett abgesetzt wird.

▪ Exsikkose

Die Faktoren, die einen Gewichtsverlust verursachen können, können auch einen Einfluss auf das Trinkverhalten haben. Innerhalb weniger Tage kann es dann zu einem Flüssigkeitsmangel mit der Gefahr einer Exsikkose kommen. Wenn dieses Problem nicht rechtzeitig erkannt wird, kann es im weiteren Verlauf zu Fieber kommen. Eine Berechnung des Flüssigkeitsbedarfs und die Dokumentation der entsprechenden Trinkmenge kann dazu beitragen, weitere Gefahren, etwa die Entstehung eines deliranten Syndroms durch die Exsikkose, zu vermeiden.

❯ Wichtig und in vielen Fällen schwierig ist die rechtzeitige Erkennung des Delirs, damit eine stationäre Krankenhausaufnahme und eine Behandlung eingeleitet werden kann. Dies betrifft vor allem das hypoaktive Delir, bei dem die Betroffenen nicht durch Agitiertheit auffallen. Wegen der möglichen vitalen Bedrohung ist beim deliranten Syndrom der kurzfristige Einsatz von Medikamenten in Kombination mit nichtpharmakologischen Maßnahmen gerechtfertigt.

Bei ausgeprägten Schluckstörungen kommt es allerdings auch vor, dass kurzfristig intravenöse oder subkutane Infusionen verabreicht werden müssen.

> **Praxistipp**
>
> Häufig kann man beobachten, dass schon eine einzige Infusion zu einer deutlichen Verbesserung von Verhaltensauffälligkeiten, Schwäche und Unruhe führt. Auch in diesem Fall ist es jedoch besser, durch eine regelmäßige Überprüfung der Notwendigkeit der Medikation derartige Probleme schon im Vorfeld zu vermeiden.

▪ Unruhe, Ängste und delirante Symptome

Nebenwirkungen, die durch einen Flüssigkeitsmangel, Benommenheit oder auf andere Art zu wahnhaften Verkennungen, motorischer Unruhe, Ängsten oder gar Erregungszuständen führen, werden oft als Verschlechterung der Grunderkrankung betrachtet und bewirken statt einer Dosisreduktion eine Dosissteigerung, was für den Patienten einen Teufelskreis

18

aus Verstärkung der Nebenwirkung und weiterer Erhöhung der Dosis bedeuten kann.

Aufmerksamkeit, Zuwendung, Zeit und Gespräche sowie das „Ernstnehmen" von Empfindungen und Wahrnehmungen des Betroffenen können dazu beitragen, diesen Teufelskreis zu durchbrechen.

- **Kontinenz**

Die Einnahme von Antipsychotika kann zu Beeinträchtigungen der Kontinenz führen, u. a. auch durch Orientierungsstörungen, Ängste oder durch ein erhöhtes Sturzrisiko bei Toilettengängen.

Für die Betroffenen ist dies besonders unangenehm, da das Auftreten einer Inkontinenz häufig mit einem Eingriff in die Intimsphäre verbunden ist.

❗ In der professionellen Pflege und Betreuung von älteren Menschen, insbesondere von Menschen mit Demenz, ist es für die Mitarbeiter sehr belastend, alternative Maßnahmen aus Zeitmangel nicht anwenden zu können. Es ist jedoch ein Trugschluss, zu denken, dass durch die Verabreichung von Psychopharmaka Zeit „gespart" werden kann, da die oben erwähnten Risiken und Gefahren ihrerseits zu einem Verlust der Autonomie führen und dadurch ein erhöhter Zeit- und Pflegebedarf entsteht.

- **Wohlbefinden**

Eine Beeinträchtigung des Wohlbefindens entsteht nicht nur durch die Grunderkrankung an sich, sie kann durch die Einnahme von Medikamenten sogar noch verstärkt werden. Dabei spielen die häufigsten Nebenwirkungen wie Müdigkeit und Benommenheit eine große Rolle. Die Patienten sind deshalb oft nicht einmal in der Lage, alltägliche Aktivitäten, beispielsweise die Körperpflege, die Nahrungsaufnahme, Toilettengänge oder eine sinnvolle Beschäftigung selbstständig durchzuführen.

▶ Andere Nebenwirkungen, insbesondere extrapyramidalmotorische Nebenwirkungen, beeinflussen das Wohlbefinden in besonderem Maße.

Es ist deshalb sinnvoll, vor oder zu Beginn der Behandlung eine Messung des Wohlbefindens mithilfe einer standardisierten Skala durchzuführen und diese in regelmäßigen Abständen zu wiederholen. Dadurch können Veränderungen schneller erkannt und entsprechend darauf reagiert werden. Ein Beispiel für eine Skala, das „Profil des Wohlbefindens" befindet sich im Anhang.

18.8.5 Gefahren vermeiden

Wenn eine Medikation tatsächlich unvermeidlich ist und im Vorfeld ausgeschlossen wurde, dass andere alternative Maßnahmen in der aktuellen Situation nicht ausreichend hilfreich sind, sollte zu Beginn der Verordnung sichergestellt werden, dass der Betroffene durch die Verabreichung der Medikamente nicht gefährdet wird.

Zu diesem Zweck werden zunächst alle Informationen erhoben, die im weiteren Verlauf notwendig sind, um den Zeitraum der Verabreichung nach Möglichkeit zu limitieren. Dazu gehören beispielsweise die bisherige Medikation, die Art und Ausprägung der herausfordernden Verhaltensweisen, die bisher ausprobierten alternativen Interventionen und deren Ergebnis, mögliche Wechselwirkungen, mögliche Nebenwirkungen sowie Gefährdungen, die durch die Medikation für den Betroffenen entstehen.

> **Praxistipp**
>
> In der professionellen Pflege ist es üblich, Probleme, Ziele und Maßnahmen zu planen und in einem bestimmten Zeitraum zu evaluieren. In dieser Form sollte auch die Verabreichung von Psychopharmaka geplant werden, um im Anschluss eine Evaluation durchführen zu können. Durch die Evaluation können Neben- und Wechselwirkungen sowie neu aufgetretene Risiken frühzeitig erkannt werden, um dann entsprechend zu reagieren.

18.8.6 **Evaluation**

Das Evaluationsintervall bei der Verabreichung von Psychopharmaka sollte überschaubar sein, ein Zeitrahmen von einer bis wenigen Wochen ist dabei sinnvoll. Damit die Evaluation nicht übersehen wird, ist es hilfreich, mit dem Beginn der Behandlung eine Dokumentation zu erstellen, die die oben erwähnten Inhalte wiedergibt.

Im Anhang befindet sich eine Checkliste, mit der die Dokumentation zeitsparend und übersichtlich durchgeführt werden kann. Im Rahmen der Evaluation sollte auch immer überprüft werden, ob die Situation sich durch das eventuell neu aufgetretene Risiko insgesamt verändert hat und der Grundsatz neu geprüft werden muss.

> Der zweite Schritt ist deshalb das Abwägen zwischen den beiden Fragestellungen: „Welche Gefahren entstehen für den Betroffenen, wenn Psychopharmaka verabreicht werden?" und „Welche Gefahren entstehen für den Betroffenen ohne die Medikation?".

Die Deutsche Gesellschaft für Gerontopsychiatrie und -psychotherapie e. V. (DGGPP) hat speziell zum Einsatz von Antipsychotika in der Behandlung von Menschen mit Demenz eine Stellungnahme herausgegeben, die an dieser Stelle nur in Auszügen zitiert wird:

Auszug aus der Stellungnahme der DGGPP

1. Zuerst Suche nach (körperlichen oder medikamentösen) Ursachen!
2. Dann bzw. gleichzeitig Einsatz nichtmedikamentöser Interventionen – adäquater Umgang mit Demenzkranken!
3. Erst danach Einsatz von Psychopharmaka
4. Indikationen sind nur gravierende Symptome, wie psychotische Symptome oder schwere Verhaltensstörungen, nicht Schlafstörungen oder Angst
5. Immer wieder Absetzversuche unternehmen!

Tranquilizer (Beruhigungsmittel)

© Springer-Verlag GmbH Deutschland, ein Teil von Springer Nature 2019
O. Dietmaier et al., *Pflegewissen Psychopharmaka*, https://doi.org/10.1007/978-3-662-58427-9_19

19.1 Einteilung

Die Entwicklung der modernen Tranquilizer nahm ihren Ausgang von Muskelrelaxanzien und Sedativa. Auch die heute angewandten Tranquilizer besitzen fast alle mehr oder weniger ausgeprägte sedierende (schlafanstoßende) und muskelentspannende Wirkungen. Neben den Barbituraten war bis zum Jahre 1960 Meprobamat der Hauptvertreter der Tranquilizer. Mit der Entdeckung der Benzodiazepine 1960 entwickelte sich diese Gruppe zu den bei Weitem wichtigsten und weltweit am verbreitetsten Tranquilizern.

Tranquilizer (Beruhigungsmittel) sind Psychopharmaka, die zur Behandlung von Angst- und Spannungszuständen verwendet werden. Sie werden auch als Anxiolytika (= angstlösende Mittel) bezeichnet. Ihre angstlösende, beruhigende und emotional entspannende Wirkung bezeichnet man als klinischen Tranquilizer-Effekt. Neben den eigentlichen Tranquillanzien (lat. tranquillare = beruhigen) zeigen auch niedrig dosierte Antipsychotika, sedierende Antidepressiva, Pregabalin und zum Teil auch Beta-Rezeptorenblocker diese Wirkung. Charakteristisch für Tranquilizer im engeren Sinne ist, dass sie keinen Einfluss auf psychotische Symptome (keine antipsychotische Wirkung) besitzen. Der alte Begriff Psychosedativum basiert darauf, dass Hypnotika in niedriger Dosis ähnlich wie Tranquilizer wirken. Es bestehen – dosisabhängig – fließende Übergänge zwischen Tranquilizern und Schlafmitteln.

19.1.1 Chemisch-pharmakologische Einteilung

> **Unterschiedene Gruppen**
> - Benzodiazepine
> - Chemisch andersartige (trizyklische) Tranquilizer: Opipramol, Buspiron
> - Pregabalin Niedrig dosierte
> - Antipsychotika und Antidepressiva mit anxiolytischen Wirkungen
> - Phytotherapeutika (pflanzliche Sedativa)

Benzodiazepine nehmen dank ihrer pharmakologischen Vorzüge bis heute den ersten Rang unter den Tranquilizern ein.

Trizyklische Tranquilizer (Opipramol) stellen den Übergang zu den Antidepressiva dar; zu den **chemisch andersartigen Tranquilizern** (oft als Nicht-Benzodiazepin-Tranquilizer beschrieben) zählt Buspiron.

In niedriger Dosierung (unterhalb der sog. neuroleptischen Schwelle) können auch **Antipsychotika** (Neuroleptika) aufgrund ihrer dämpfenden, affektiv-entspannenden Wirkung, genauso wie auch bestimmte **Antidepressiva** mit anxiolytischen Effekten, als Tranquilizer eingesetzt werden. Vorteilhaft ist hier, dass sie keine Abhängigkeit hervorrufen und als Depotspritze verabreicht werden können, nachteilig ist die höhere Nebenwirkungsrate (▶ Kap. 18).

Das in der Behandlung von neuropathischen Schmerzen und Epilepsien schon länger eingesetzte **Pregabalin** besitzt auch die Zulassung zur Therapie von Angststörungen (generalisierte Angststörungen/GAD).

Phytotherapeutika (u. a. Lavendelöl, Baldrian, Hopfen, Passionsblume) haben schon seit Jahrhunderten einen hohen Stellenwert in der Volksmedizin. Gerade in jüngerer Zeit werden Technik und Chemie nicht nur in der Medizin häufig abgelehnt, während pflanzliche Arzneimittel eine „Renaissance" erleben und ihr Verbrauch deutlich ansteigt. Ein Extrakt aus Lavendelöl (Silexan) ist für die Behandlung von Unruhezuständen bei ängstlicher Verstimmung zugelassen. Baldrian, Hopfen, Melisse und Passionsblume haben für die Wirkung bei Angstzuständen keine dem Lavendelöl vergleichbar gute Evidenz.

19.1.2 Klinische Einteilung

Klinisch können Benzodiazepin-Tranquilizer nach dem Ausmaß ihrer sedierend-dämpfenden, muskelentspannenden, krampflösenden (antiepileptischen) und angstlösenden Wirkung eingeteilt werden. So besitzen manche Benzodiazepin-Tranquilizer eine relativ geringe sedierende Wirkung (z. B. Clobazam, Prazepam), bei anderen ist sie

19

stark ausgeprägt (z. B. Diazepam). Das Ausmaß der Dämpfung hängt von der einzelnen Substanz, insbesondere aber auch von der Dosierung ab. Viele Tranquilizer wirken in höherer Dosierung schlafanstoßend (hypnogen); manche Benzodiazepine sind deshalb als reine Schlafmittel im Handel. Da bei einigen Benzodiazepinen die krampflösende (antiepileptische, antikonvulsive) Wirkung stark ausgeprägt ist (z. B. Diazepam, Clonazepam), finden sie auch Anwendung in der Behandlung von Epilepsien. Diazepam hat eine deutliche muskelentspannende Wirkung und wird deshalb auch als Muskelrelaxans eingesetzt.

19.1.3 Kurze oder lange Halbwertszeit?

Eine weitere Einteilungsmöglichkeit der Benzodiazepin-Tranquilizer beruht auf ihrer Verweildauer im Organismus (Halbwertszeit); hier können kurz wirkende, mittellang wirkende und lang wirkende Tranquilizer unterschieden werden (◘ Tab. 19.1). Präparate mit einer kurzen Halbwertszeit sind wahrscheinlich von Vorteil, wenn sie als Schlafmittel oder bei älteren Patienten eingesetzt werden sollen (geringes Kumulationsrisiko). Tranquilizer mit längerer Halbwertszeit werden vorwiegend bei chronischen Angstzuständen angewandt. Oft reicht eine Einmaldosierung, daher liegen ihre Vorzüge in der Einnahmebequemlichkeit.

19.2 Präparateübersicht

In ◘ Tab. 19.2 wird eine kurze Übersicht über die Einzelpräparate inklusive des üblichen Dosierungsbereiches gegeben.

19.3 Pharmakologische Wirkung

Suche nach der Wirkungsweise
Für die Entstehung von Angst und Panik spielen neurobiologische, psychoreaktive und Lernfaktoren eine Rolle. Zu Ersteren zählen eine Übererregung des Stresshormonsystems, des Mandelkerns (Amygdala) sowie Störungen im Regelkreis der Botenstoffe (Neurotransmitter) Noradrenalin, Serotonin und GABA. Obwohl Benzodiazepine seit über 40 Jahren als beruhigende und angstlösende Mittel verwendet werden und weltweit zu den am häufigsten verordneten Medikamenten gehören, blieb lange Zeit unklar, wie die pharmakologischen, aber auch klinischen Wirkungen der Benzodiazepine auf neuronaler Ebene zustande kommen. Man musste sich damit zufriedengeben, ihren Einfluss auf bestimmte Areale des Gehirns zu kennen. Erst Ende der 1970er-Jahre wurden durch die Entdeckung spezifischer Benzodiazepinrezep-

◘ Tab. 19.1 Einteilung der Benzodiazepin-Tranquilizer nach Halbwertszeiten ($t_{1/2}$)		
	Freiname	**Präparatebeispiel**
Kurz bis mittellang wirksam ($t_{1/2}$ 5–24 h)	Alprazolam	Tafil
	Bromazepam	Lexostad
	Lorazepam	Tavor
	Oxazepam	Adumbran
Lang wirksam ($t_{1/2}$ >24 h)	Chlordiazepoxid	Librium
	Clobazam	Frisium
	Diazepam	Diazepam-Generika
	Dikaliumclorazepat	Tranxilium
	Medazepam	Rudotel
	Prazepam	Demetrin

Freiname (INN)	Handelsname (Beispiel)	Substanzklasse	Dosierung (mg/Tag)
Alprazolam	Tafil	BZD	0,5–4
Bromazepam	Lexostad	BZD	1,5–6
Buspiron	Busp	Nicht-Benzodiazepin-Tranquilizer	15–30
Chlordiazepoxid	Librium	BZD	25–62,5
Clobazam	Frisium	BZD	20–40
Diazepam	Generika	BZD	2–30
Dikaliumclorazepat	Tranxilium	BZD	10–50
Lavendelölextrakt	Lasea	Phytotherapeutikum	80
Lorazepam	Tavor	BZD	0,5–4
Medazepam	Rudotel	BZD	10–30
Opipramol	Insidon	Nicht-Benzodiazepin-Tranquilizer	50–300
Oxazepam	Adumbran	BZD	10–50
Prazepam	Demetrin	BZD	10–40
Pregabalin	Lyrica	Antikonvulsivum	150–600

❏ **Tab. 19.2**   Übersicht Tranquilizer/Anxiolytika (Einzelpräparate)

BZD Benzodiazepin

toren entscheidende Fortschritte erreicht. Interessant ist die Tatsache, dass es im menschlichen Organismus spezifische Benzodiazepinrezeptoren gibt. Es existieren Nachweise benzodiazepinartiger Substanzen pflanzlicher Herkunft in Hirn und Blut von Mensch und Säugetieren (konserviert vor der ersten Chemosynthese eines Benzodiazepins). So wurde u. a. ein Vorkommen von Benzodiazepinen in chemisch unbehandelten Kartoffeln nachgewiesen. Es wird angenommen, dass es endogene, also körpereigene Stoffe gibt, die diese Benzodiazepinrezeptoren besetzen, ähnlich wie es bei den Endorphinen an den Opiatrezeptoren der Fall ist.

19.3.1   Benzodiazepine

Alle Benzodiazepin-Tranquilizer besitzen folgende Eigenschaften: Sie wirken beruhigend, angstlösend, emotional dämpfend, schlafför-

dernd, muskelentspannend und krampflösend (antiepileptisch).

Als neurobiochemischer Wirkmechanismus wird die selektive Bindung an spezielle Benzodiazepinrezeptoren betrachtet. Dabei verstärken sie den natürlichen Hemmmechanismus GABAerger Neurone des ZNS. Im Gehirn herrscht ein ständiges, wohl ausgewogenes Wechselspiel zwischen erregenden und hemmenden Einflüssen einer Nervenzelle auf die andere. Bei diesem Wechselspiel erfüllt der Neurotransmitter Gammaaminobuttersäure (GABA) eine entscheidende Rolle (❏ Abb. 19.1).

Wird GABA an einer Synapse freigesetzt, macht es die nachgeschaltete Nervenzelle (Neuron) kurzfristig unempfindlich für erregende Überträgerstoffe. So werden z. B. bestimmte Reize oder Empfindungen, die von

19

◘ Abb. 19.1 Wirkmechanismus von Benzodiazepinen

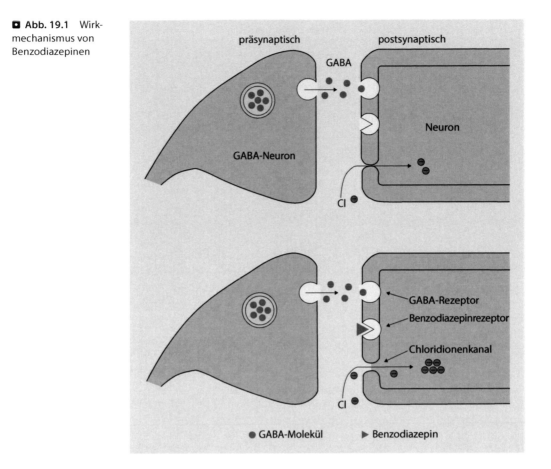

außen auf das Gehirn einwirken, gedämpft und können damit besser verarbeitet werden.

Die Benzodiazepinrezeptoren bilden mit den postsynaptischen GABA-Rezeptoren eine funktionelle Einheit – sie sind gleichsam gekoppelt. Sobald die Benzodiazepinrezeptoren von Benzodiazepinen besetzt werden, trägt diese Kopplung dazu bei, dass sich zusätzlich von GABA gesteuerte Chloridionenkanäle in der Nervenzelle (Neuron) öffnen und die hemmende Wirkung von GABA am Neuron verstärken. Auf diese Weise kommt es durch die Benzodiazepine zu einem verstärkten (natürlichen) „Bremseffekt" auf das ZNS, sie bewirken also eine Dämpfung der Reizweiterleitung im Gehirn.

Es gibt auch sog. Benzodiazepinrezeptor-Antagonisten, die mit hoher Affinität an den Rezeptor binden, selbst jedoch keine intrinsische Aktivität haben. Diese können in kürzester Zeit die Benzodiazepinwirkung aufheben (antagonisieren). Flumazenil (z. B. Anexate), der erste Wirkstoff dieser Klasse, kann therapeutisch in der Anästhesie und Notfallmedizin zur Terminierung der Wirkung von Benzodiazepinen eingesetzt werden. Intoxikationen mit Benzodiazepinen lassen sich mithilfe dieser Substanz rasch diagnostizieren und zumindest passager behandeln.

❯ Alle Wirkungen und Nebenwirkungen der Benzodiazepine werden über eine Bindung an zentrale Benzodiazepinrezeptoren ausgelöst und können durch einen Benzodiazepinrezeptor-Antagonisten (Flumazenil) – zeitlich limitiert – terminiert werden.

19.3.2   Andere Substanzen

■ **Buspiron**

Buspiron ist ein Agonist an präsynaptischen Serotonin-5-HT_{1A}-Rezeptoren. Da diese Rezeptoren Autorezeptoren sind, führt die Buspironwirkung zu verminderter Serotoninfreisetzung und dadurch zu einer anxiolytischen Wirkung.

■ **Opipramol**

Opipramol ist chemisch eine trizyklische Substanz, weist jedoch ein gegenüber trizyklischen Antidepressiva abweichendes Wirkprofil auf. Die Substanz besitzt hohe Affinität zu den sog. Sigma-Rezeptoren und soll auf diese Weise modulierend im NMDA(N-Methyl-D-Aspartat)-System wirken.

■ **Pregabalin**

Pregabalin ist strukturchemisch ein GABA-Abkömmling, verfügt jedoch über keine eigenen Effekte an GABA-Rezeptoren. Es bindet mit hoher Affinität an spannungsabhängige Kalziumkanäle im ZNS und reduziert den Kalziumeinstrom in die Zelle. Dieser Vorgang soll zu einer verminderten Freisetzung exzitatorischer Transmitter (wie z. B. Glutamat) führen.

■ **Beta-Rezeptorenblocker**

Beta-Rezeptorenblocker können über eine Blockade beta-adrenerger Rezeptoren des vegetativen Nervensystems somatische Symptome der Angst (z. B. Zittern, Schwitzen, Herzjagen) vermindern.

■ **Lavendelölextrakt**

Die Inhaltsstoffe aus Lavendelöl sollen spannungsabhängige Kalziumkanäle im ZNS hemmen und dadurch den Kalziumeinstrom in die Zelle vermindern. Dies soll – wie bei Pregabalin – zu einer verminderten Freisetzung exzitatorischer Transmitter (wie z. B. Glutamat) führen.

19.4   Grundzüge der Behandlung

19.4.1   Benzodiazepine

19.4.1.1   Anwendungsgebiete

Auch wenn in diesem Abschnitt verschiedene Substanzgruppen genannt werden, die als Tranquilizer Verwendung finden, ist doch hervorzuheben, dass der Gruppe der Benzodiazepine in der Praxis die größte Bedeutung zukommt. Sie finden in allen Disziplinen der Medizin breite Anwendung und werden überwiegend von Nicht-Psychiatern verordnet, vor allem Allgemeinärzten und Internisten. Aufgrund ihres breiten Wirkungsspektrums, ihrer rasch einsetzenden Wirkung sowie ihrer relativ großen Sicherheit (kaum Nebenwirkungen) kommen diese Präparate im großen Feld der psychoreaktiven Störungen zum Einsatz. Zu diesen gehören vor allem Konflikt-, Belastungs- und Anpassungsstörungen sowie Neurosen verschiedenster Art und psychosomatische Störungen. Manche Benzodiazepine werden als Hypnotika (▶ Kap. 20) eingesetzt, andere bei muskulären Verspannungen oder zur Prämedikation vor operativen Eingriffen. Bewährt haben sie sich auch in der Notfallmedizin (z. B. bei akutem Herzinfarkt). Von Nervenärzten werden sie hauptsächlich als Zusatzmedikamente bei depressiven Erkrankungen, zur symptomatischen Dämpfung bei Erregungszuständen sowie zur Behandlung von Entzugssyndromen und – ein Teil der Präparate – als Antiepileptika eingesetzt.

19.4.1.2   Wirkung und Gefahren

Benzodiazepin-Tranquilizer bieten die Möglichkeit, den „psychovegetativen Störkreis" zu durchbrechen (hierbei verstärkt Angst die psychovegetativen und psychosomatischen Störungen, die ihrerseits wieder neue Ängste auslösen). Auch zur Dämpfung überschießender Emotionen sind sie gut geeignet. So kann z. B. krankhafte Angst, die ein adäquates Verhalten bei Konflikten unmöglich macht, gemindert und der Weg zu einer Psychotherapie – falls erforderlich – geebnet werden. Der mit Benzodi-

19

azepin-Tranquilizern behandelte Patient empfindet meist rasch eine deutliche Besserung seiner vorher häufig sehr quälenden Symptome. Dies kann jedoch auch Gefahren in sich bergen. Denn Tranquilizer können bei manchen Patienten dazu führen, dass sie sich ihren Problemen nicht stellen und sich nicht mit ihnen auseinandersetzen, sondern stattdessen ihre Seele medikamentös („wie unter einer wohltemperierten Glasglocke") vor dem Alltagsstress abschirmen.

19.4.1.3　Behandlungskonzept

Tranquilizer dürfen niemals das ärztliche Gespräch ersetzen und der verordnende Arzt sollte bei allen Patienten, die Benzodiazepine erhalten, ein Behandlungskonzept erstellen.

Leitsätze zur Anwendung von Benzodiazepinen
- Klare Indikationsstellung
- Patienten mit Missbrauchsrisiko ausschließen
- Möglichst niedrig dosieren
- Anwendung nur kurzfristig (max. 1–3 Monate)
- Nie abrupt absetzen, stets langsame Dosisreduktion
- Überhangeffekte beachten

19.4.1.4　Warnzeichen für Missbrauch

Die medikamentöse Therapie soll nur kurzzeitig (in der Regel nicht länger als 1–3 Monate) erfolgen und es ist wichtig, den Patienten nicht mit dem Medikament allein zu lassen (Aufbau einer guten Arzt-Patient-Beziehung; „Droge Arzt"). In vielen Fällen ist eine psychotherapeutische Behandlung, z. B. in Form einer sog. Verhaltenstherapie (Erlernen problemlösender Verhaltensweisen) oder einer Gesprächspsychotherapie (Verbalisierung von Gefühlen), notwendig; zusätzlich haben sich Entspannungsverfahren wie z. B. die progressive Muskelrelaxation bewährt.

Zu den Warnzeichen bzw. Hinweisen auf einen „Missbrauch" zählen:
- „Fixierung auf das Medikament" (man kommt ohne die Tabletten nicht mehr aus)
- Dosissteigerung
- „heimliche Einnahme"
- „Indikationserweiterung" (das Schlafmittel wird auch tagsüber eingenommen)

19.4.1.5　Wann ist eine Langzeiteinnahme sinnvoll?

In Einzelfällen kann es notwendig sein, Benzodiazepine über längere Zeit zu verordnen, nämlich dann, wenn eine psychotherapeutische Behandlung (aus vielerlei Gründen) nicht möglich oder fehlgeschlagen ist. Wird die Einnahme regelmäßig kontrolliert, ist ein solches Vorgehen auch gerechtfertigt. Bei diesem Patientenkreis führt ein Absetzen der Tranquilizermedikation in der Regel zu einer psychophysischen Dekompensation und sollte deshalb vermieden werden. Allerdings sollte gerade bei längerfristigen Verordnungen immer wieder die Diagnose des vorliegenden Krankheitsbildes hinterfragt werden. So treten z. B. Angstzustände oft im Rahmen depressiver Erkrankungen auf, die medikamentös mit Antidepressiva zu behandeln sind.

Bei der Verordnung von Benzodiazepinen sollte die 4-K-Regel beachtet werden:

4-K-Regel
- Klare Indikation
- Korrekte Dosis
- Kurze Anwendung (kleine Packungsgrößen)
- Kein abruptes Absetzen (zur Vermeidung von Entzugserscheinungen)

19.4.1.6　Praktisches Vorgehen

Benzodiazepine werden so verordnet, dass je nach Halbwertszeit des Medikaments 1- bis 3-mal täglich die niedrigstmögliche Dosis eingenommen wird. Lindern sich die Beschwerden nur unzureichend, kann die Dosis dann innerhalb der ersten Behandlungswoche gesteigert werden. Bei Besserung der Symptome versucht man die Dosis allmählich wieder zu reduzieren, was auch in Form einer Intervallbehandlung (Einnahme bei Bedarf) stattfinden kann. Im Allgemeinen ist es von wenigen Ausnahmen abgesehen möglich, innerhalb weniger Wochen die Pharmakotherapie wieder zu beenden.

Um sog. Rebound-Phänomene (Ursprungssymptome wie Angst und Schlaflosigkeit treten wieder auf) zu vermeiden, müssen Benzodiazepine grundsätzlich langsam ausschleichend abgesetzt werden.

Bei Alterspatienten sind möglicherweise spezielle orale Darreichungsformen vorteilhaft; als Tropfen verfügbar ist u. a. Diazepam, von Lorazepam (z. B. Tavor Expidet) gibt es Plättchen, die sich sekundenschnell auf der Mundschleimhaut auflösen.

19.4.2   Sonstige Tranquilizer

Außer Benzodiazepinen – den mit Abstand gebräuchlichsten Tranquilizern – können auch **niedrig dosierte Antipsychotika (Neuroleptika) und bestimmte Antidepressiva (s.u.)** als Tranquilizer eingesetzt werden. Zu beachten sind allerdings mögliche Nebenwirkungen dieser Substanzgruppen (▶ Abschn. 16.5 und 18.5).

> ❯ Generalisierte Angststörungen sowie insbesondere Panikstörungen werden mit Antidepressiva (Escitalopram, Paroxetin, Venlafaxin) oder Pregabalin sowie zusätzlich mit Verhaltenstherapie behandelt.

Als Tranquilizer, der den **trizyklischen Antidepressiva** nahesteht, befindet sich Opipramol (Insidon) im Handel. Klinisch besitzt Opipramol neben seiner beruhigend-entspannenden und angstlösenden Wirkung auch eine leicht antidepressive, stimmungsaufhellende Wirkung. Im Unterschied zu den Benzodiazepin-Tranquilizern hat es keinen muskelrelaxierenden oder direkt hypnotischen Effekt. Ähnlich wie bei den Antidepressiva tritt die Wirkung nicht so rasch wie bei den Benzodiazepinen ein (sog. Wirkungslatenz). Opipramol scheint nicht abhängig zu machen.

Zu den Tranquilizern gehört auch **Buspiron** (z. B. Busp). Eine geringere Sedierung, fehlende Wirkungsverstärkung von Alkohol und ein bislang nicht beobachtetes Abhängigkeitspotenzial werden als Vorteile dieser Substanz genannt. In einigen kontrollierten Studien zeigte sich jedoch, dass die anxiolytische Wirkung schwächer als bei den Benzodiazepin-Tranquilizern war und dass mit einem verzögerten Wirkungseintritt zu rechnen ist. Insbesondere für Patienten, die schon mit Benzodiazepinen vorbehandelt wurden, scheint eine Behandlung mit Buspiron nicht effektiv zu sein. Bei generalisierten Angstzuständen kommt auch **Pregabalin** zum Einsatz, als pflanzliches Mittel **Lavendelölextrakt**. Letztgenannter muss mindestens 2 Wochen lang einmal täglich eingenommen werden, um die Wirksamkeit beurteilen zu können.

19.5   Unerwünschte Wirkungen/ Nebenwirkungen

19.5.1   Benzodiazepine

Benzodiazepine werden zu den Arzneimitteln mit gutem Verträglichkeitsprofil gezählt und gelten wegen ihrer großen therapeutischen Breite als relativ untoxische Medikamente. Bei den Nebenwirkungen dieser Substanzklasse muss zwischen jenen, die bevorzugt **initial** auftreten und **unerwünschten Langzeiteffekten** unterschieden werden. Vor allem zu Beginn der Behandlung mit Tranquilizern kann es zu Müdigkeit, Schläfrigkeit, Konzentrationsminderung und Einschränkung der geistigen Leistungsfähigkeit kommen. Benommenheit, Schwindel und durch die muskelentspannende Wirkung bedingte Störungen des Koordinationsvermögens und Gangunsicherheit treten vor allem bei **älteren Menschen** auf und sind Zeichen einer zu hohen Dosierung. Bei Langzeitbehandlung oder Gabe hoher Dosen sind Sprachstörungen beobachtet worden. Manche Benzodiazepine führen zu kurzzeitigen Gedächtnislücken und Appetitstörungen (Gewichtszunahme); Sexualstörungen (Libidoverlust) und Menstruationsstörungen können

19

◻ Tab. 19.3 Nebenwirkungen unter Benzodiazepin-Tranquilizern

Initial	Bei Langzeitbehandlung
- Sedierung - Konzentrationsminderung - Einschränkung des Reaktionsvermögens (Fahrtüchtigkeit!) - Amnesie Bei **älteren Patienten** höheres Risiko für: - Paradoxwirkung (Erregung, Unruhe) - Ataxie, Benommenheit, Schwindel	- „Bindung", psychische Abhängigkeit - „Maskierungseffekt", Realitätsflucht - „Persönlichkeitswandel" (Gleichgültigkeit, Antriebsverlust) - dysphorisch-depressive Verstimmung

vorkommen. Vor allem bei älteren Menschen sind sog. paradoxe Reaktionen (mit Erregungszuständen, Wut, feindseligem Verhalten und Schlaflosigkeit) möglich. Folgen einer Langzeiteinnahme können Gleichgültigkeit, Realitätsflucht und Einschränkung der Kritikfähigkeit sein. Durch sehr hohe Dosen oder Vergiftungen kann es zum Delir, zu zerebralen Krampfanfällen und zu psychotischen Symptomen wie z. B. Halluzinationen kommen (◻ Tab. 19.3).

> ⊗ Benzodiazepine sollen bei Patienten mit Demenz wegen der negativen Effekte auf die Kognition, der Erhöhung der Sturzgefahr und möglicher paradoxer Reaktionen nur bei speziellen Indikationen kurzfristig eingesetzt werden.

> ⊗ Benzodiazepine können eindeutig zu einer dosisabhängigen Beeinträchtigung der Fahrtüchtigkeit führen.

Benzodiazepine können auch **missbräuchlich** verwendet werden; nach längerfristiger Einnahme werden Abhängigkeitsentwicklungen mit Entzugserscheinungen beschrieben.

19.5.2 Andere Substanzen

■ **Buspiron**
Die am häufigsten beobachteten Nebenwirkungen sind Benommenheit, Übelkeit, Kopfschmerzen, Nervosität, Schwindelgefühl und Erregung.

■ **Opipramol**
Das Nebenwirkungsprofil entspricht insgesamt dem der trizyklischen Antidepressiva (▶ Kap. 16). Die unerwünschten anticholinergen Effekte sind allerdings wegen der bei Opipramol geringeren anticholinergen Aktivität deutlich geringer.

■ **Pregabalin**
Sehr häufig sind Benommenheit und Schläfrigkeit. Diese Nebenwirkungen sind bei langsamer Aufdosierung deutlich geringer ausgeprägt. Außerdem ist häufig mit gesteigertem Appetit und Gewichtszunahme zu rechnen.

Neuere Untersuchungen zeigen für Pregabalin, wie auch für andere Antiepileptika, ein leicht erhöhtes Risiko für das Auftreten von Suizidgedanken und suizidalem Verhalten. Patienten sollten auf die Möglichkeit des Auftretens derartiger Symptome hingewiesen und entsprechend überwacht werden. In letzter Zeit wird vermehrt über missbräuchlichen Einsatz und Fälle einer Abhängigkeitsentwicklung unter Pregabalin berichtet.

■ **Lavendelölextrakt**
Relativ häufig sind Magen-Darm-Störungen (vor allem Aufstoßen) und Hautreaktionen.

19.6 Gegenanzeigen

19.6.1 Benzodiazepine

Benzodiazepine dürfen nicht eingenommen werden bei grünem Star (Engwinkelglaukom), schwerem Asthma, Schlafapnoe und Muskelschwäche (Myasthenia gravis). Auch Alkohol-, Medikamenten- und Drogenabhängigkeit sind absolute Gegenanzeigen für Benzodiazepin-Tranquilizer. Kinder und Jugendliche dürfen keine Benzodiazepine bekommen – außer zur Prämedikation vor chirurgischen Eingriffen und zur Notfalltherapie bei epileptischen Anfällen. Die Plazenta ist für Benzodiazepine durchgängig, auch in die Muttermilch gehen diese Substanzen über. Benzodiazepine sollten in der Schwangerschaft und Stillzeit möglichst nicht verordnet werden.

19.6.2 Andere Substanzen

■ **Buspiron**
Kontraindikationen sind akutes Engwinkelglaukom, Myasthenia gravis und schwere Leber- oder Nierenfunktionsstörungen.

■ **Opipramol**
Kontraindikationen sind unbehandeltes Engwinkelglaukom, Pylorusstenose, Prostatahypertrophie mit Restharnbildung, paralytischer Ileus, kardiale Reizleitungsstörungen und Zustand nach frischem Herzinfarkt.

■ **Lavendelölextrakt**
Der Einsatz bei Kindern und Jugendlichen ist kontraindiziert.

19.7 Wichtige Arzneimittelwechselwirkungen

19.7.1 Benzodiazepine

Benzodiazepine besitzen ein relativ geringes Interaktionsrisiko. Bei den wenigen klinisch relevanten Interaktionen handelt es sich in erster Linie um pharmakodynamische Wechselwirkungen. ◻ Tab. 19.4 zeigt eine Auswahl an evtl. klinisch relevanten Wechselwirkungen von Benzodiazepinen.

19.7.2 Andere Substanzen

■ **Buspiron**
Buspiron besitzt serotonerge Wirkeigenschaften und sollte nicht mit MAO-Hemmern, SSRI oder anderen serotonergen Substanzen (▶ Kap. 16) kombiniert werden. Es existieren Einzelfallberichte über ein zentrales Serotoninsyndrom in dieser Kombination.

■ **Opipramol**
Die Substanz darf nicht gemeinsam mit MAO-Hemmern gegeben werden. Es muss ein Abstand von mindestens 14 Tagen bei Umsetzen auf MAO-Hemmer oder umgekehrt auf Opipramol eingehalten werden. Vorsicht bei Kombination mit Anticholinergika, QT-Zeit-verlängernden Substanzen und generell mit anderen zentral dämpfenden Pharmaka. Opipramol wird vor al-

◻ **Tab. 19.4** Wichtige Wechselwirkungen von Benzodiazepinen mit anderen Medikamenten (Auswahl)

Benzodiazepin-Tranquilizer bzw. -Hypnotika	Clozapin	Blutdruckabfall, Schwindel bis hin zu Bewusstlosigkeit, Kollaps und Atem- bzw. Herzstillstand möglich
	Muskelrelaxanzien	Verstärkte muskelerschlaffende Wirkung
	Zentral dämpfende Pharmaka (Hypnotika, Antihistaminika, Neuroleptika)	Verstärkte Sedierung

19

lem über CYP2D6 verstoffwechselt. Inhibitoren dieses Isoenzyms wie z. B. Paroxetin , Fluoxetin, Duloxetin oder Bupropion können zu deutlich erhöhten Plasmaspiegeln und vermehrten Nebenwirkungen von Opipramol führen.

▪ **Pregabalin**

Vorsicht bei Kombination mit anderen zentral dämpfenden Pharmaka wegen potenziell verstärkter Benommenheit und Schläfrigkeit. Pregabalin wird praktisch nicht metabolisiert, sondern unverändert über die Nieren ausgeschieden. Pharmakokinetische Wechselwirkungen, insbesondere über das CYP-Enzymsystem, sind deshalb nicht zu erwarten.

▪ **Lavendelextrakt**

Es sind keine klinisch relevanten Wechselwirkungen bekannt.

19.8 Pflegerische Aspekte

❗ Die größte Gefahr bei der Verabreichung von Benzodiazepinen ist das Suchtpotenzial. Bei einigen Benzodiazepinen, vor allem bei Lorazepam, kann eine Medikamentenabhängigkeit schon nach wenigen Wochen Behandlungsdauer entstehen.

Wenn Benzodiazepine zur kurzfristigen Behandlung von akuten Belastungsstörungen verabreicht werden, sollte auf Anzeichen eines **Missbrauchs** gezielt geachtet werden.

> **Hinweise auf eine drohende Benzodiazepinabhängigkeit**
> ▬ Dosissteigerung, auch heimlich
> ▬ Aufsuchen von mehreren Ärzten
> ▬ Einnahme auch tagsüber
> ▬ Medikament als einzige Möglichkeit, das Problem zu lösen
> ▬ Häufiger Wunsch nach Bedarfsmedikation

Einige recht typische Situationen führen zu der Verordnung von Benzodiazepinen und können dann in eine Abhängigkeit münden.

Fallbeispiele

Frau Dahlmann, 69 Jahre, erwacht eines Morgens und stellt fest, dass ihr Ehemann tot in seinem Bett neben ihr liegt. Da es keine Anzeichen für eine körperliche Erkrankung des Mannes gab, ist sie zutiefst schockiert. Der kurz darauf eintreffende Notarzt kann nur feststellen, dass der Tod schon vor Stunden eingetreten ist. Zur Beruhigung bekommt Frau Dahlmann später von ihrem Hausarzt ein Rezept für ein Benzodiazepin, das sie vorübergehend einnehmen soll. Frau Dahlmann nimmt das Medikament und bemerkt sofort, dass es ihr hilft, den Schock zu verkraften und organisatorische Dinge zu erledigen. Außerdem kann sie damit am Abend besser einschlafen. Sie beschließt, das Medikament zunächst bis zur Beerdigung einzunehmen, da sie in der Packungsbeilage über das Risiko der Abhängigkeit gelesen hat. Nach der Beerdigung zögert sie das Absetzen des Medikaments von Tag zu Tag hinaus. Nach einigen Wochen fällt es ihr schwer, sich vorzustellen, das Medikament nicht mehr einzunehmen.

Herr Schneider, 88 Jahre, ist in seiner Wohnung gestürzt und hat sich dabei eine Schenkelhalsfraktur zugezogen. Er wird in das nächstgelegene Krankenhaus eingeliefert und soll am nächsten Tag operiert werden. Herr Schneider ist vor der Operation sehr aufgeregt und erzählt auch dem Pflegepersonal davon. Am Abend macht die Nachtschwester ihren Rundgang und erkundigt sich bei Herrn Schneider, ob alles in Ordnung sei. Sie habe gehört, dass er nervös sei und Angst vor der Operation habe. Damit er gut schlafen kann, stellt sie ihm einen Medikamentenbecher auf den Nachttisch mit einer Schlaftablette, die er einnehmen könne, wenn er nicht schlafen kann. Herr Schneider kann mit der Schlaftablette sehr gut schlafen und für den Rest des stationären Aufenthaltes verlangt er jeden Abend „seine" Schlaftablette, ohne die er meint, nicht schlafen zu können, weil der Zimmernachbar so schnarcht. Nach der Entlassung aus dem Krankenhaus lässt Herr Schneider sich das Medikament von seinem Hausarzt verordnen.

⚠ Wenn Benzodiazepine plötzlich abgesetzt werden, kann es zum sog. Rebound-Phänomen kommen, Dabei handelt es sich um ein Wiederauftreten der zuvor behandelten Symptome, zum Teil in verstärkter Form. Benzodiazepine sollten deshalb immer langsam reduziert und ausgeschlichen werden. Wenn bereits eine Abhängigkeit aufgetreten ist, kann dies sehr problematisch werden.

Ein schädlicher Gebrauch von Benzodiazepinen mit der Gefahr der Abhängigkeit tritt schon bei therapeutischen Dosierungen auf. Mögliche Folgen sind Gedächtnisstörungen, paradoxe Reaktionen, Ängste, Schlafstörungen und besonders bei älteren Menschen eine psychomotorische Verlangsamung mit erhöhter Unfallgefährdung. Wenn eine Abhängigkeit entstanden ist, kommt es beim Absetzen des Präparates zu erheblichen **Entzugssymptomen**.

Fallbeispiel

Frau Huber betreibt einen langjährigen Benzodiazepinabusus, nachdem sie nach ihrer Scheidung vorübergehend ein solches Medikament verordnet bekam. Beim Einkaufen stolpert sie wegen eines Schwindels über die Gehwegkante und stürzt auf die Straße. Passanten alarmieren den Krankenwagen und Frau Huber wird in die nächste Klinik eingeliefert. Dort empfiehlt man ihr bei Verdacht auf eine Gehirnerschütterung eine stationäre Aufnahme zur Beobachtung. Frau Huber ist darüber nicht glücklich, weil sie auf dem Weg zur Klinik ihre Handtasche mit den Medikamenten verloren hat. Schon nach wenigen Stunden wird Frau Huber unruhig und verlangt nach einem Beruhigungsmittel. Das Pflegepersonal erklärt ihr, dass solche Medikamente bei ihrer Diagnose nicht ungefährlich sind. Einige Stunden später hat Frau Huber massive Entzugssymptome in Form eines Delirs. Die zuständige Pflegekraft im Nachtdienst hat keinerlei Erklärung für die plötzliche Veränderung des Zustands von Frau Huber.

Gerade bei der Aufnahme im Krankenhaus oder dem plötzlichen Eintritt von Hilflosigkeit können Patienten mit einem schädlichen Gebrauch die benötigten Medikamente nicht mehr beschaffen und einen Entzug erleiden.

➤ Der Antagonist am Benzodiazepinrezeptor Flumazenil (Anexate) kann die Wirkung der Benzodiazepine und der Benzodiazepinrezeptor-Agonisten aufheben und ist deshalb besonders wichtig bei versehentlichen oder beabsichtigten Intoxikationen.

Hauptaufgabe der Pflege im Umgang mit Tranquilizern ist zunächst die genaue **Krankenbeobachtung** auf Neben- und Wechselwirkungen, bei hohen Dosierungen auch unter Berücksichtigung der Vitalfunktionen. Dabei spielt die Atmung eine entscheidende Rolle, insbesondere bei intoxikierten Patienten, sodass gegebenenfalls ein Monitoring erforderlich werden kann.

Außerdem führt die Einnahme von Benzodiazepinen zu einem erhöhten **Sturzrisiko**, sodass gerade im stationären Bereich technische Hilfsmittel zur Sturzprophylaxe sinnvoll sind. Dies ist auch bei intoxikierten Patienten zu beachten.

Im weiteren Verlauf und bei Dosisreduktion sollte das Augenmerk der Beobachtung und Beratung auf dem möglichen Suchtpotenzial liegen. Zeigt der Patient Anzeichen für eine Abhängigkeit und nimmt er dies selbst wahr? Kann er über dieses Thema offen kommunizieren und Hilfestellung annehmen?

> **Praxistipp**
>
> Bei bereits vorhandener Abhängigkeit kann es darüber hinaus sinnvoll sein, mit dem Patienten im Verlauf der Behandlung seine Wohnung aufzusuchen und vorhandene Medikamentenvorräte gemeinsam zu vernichten.

19

Hypnotika (Schlafmittel)

© Springer-Verlag GmbH Deutschland, ein Teil von Springer Nature 2019
O. Dietmaier et al., *Pflegewissen Psychopharmaka*, https://doi.org/10.1007/978-3-662-58427-9_20

20.1 Einteilung

Hypnotika sind Arzneimittel, die einen dem physiologischen (natürlichen) Schlaf ähnlichen Zustand auslösen sollen. Dabei stellen sie keine scharf abgegrenzte Arzneimittelgruppe dar, sondern häufig ist es eine Frage der Dosierung, wann ein Beruhigungsmittel (Sedativum) zum Hypnotikum, ein Hypnotikum zum Sedativum oder auch zum Narkotikum wird.

Für die Einteilung der Hypnotika existieren verschiedene Vorschläge. Bei einigen dieser Klassifikationen (z. B. nach der Wirkung, dem Einfluss auf das Schlafmuster/-profil oder pharmakokinetischen Daten) besteht das Problem, dass für viele Substanzen diese Parameter nicht (im Detail) bekannt sind.

Sinnvoll erscheint eine Einteilung nach Hypnotika im engeren Sinn, deren Hauptindikation die Schlafstörungen sind, und weiteren Substanzen (◘ Tab. 20.1), die neben ihrem Hauptprofil (z. B. Antidepressivum) auch schlafanstoßende Effekte besitzen, bzw. solchen, die selbst keine spezifischen Wirkungen auf den Schlaf induzieren, sondern eher den Tag-Nacht-Rhythmus regulieren (Melatonin).

20.1.1 Hypnotika im engeren Sinn

■ **Benzodiazepine**

Die Schlafmittel vom Benzodiazepintyp unterscheiden sich in ihrer Wirkstärke (sehr stark wirksam sind beispielsweise Flunitrazepam und Triazolam) und in ihrer Pharmakokinetik. Die Verweildauer im Organismus (typischerweise als Halbwertszeit angegeben) unterscheidet sich bei den einzelnen Präparaten teilweise erheblich. Dies ist bedeutsam für die Dauer der Wirkung (Ein- oder Durchschlafstörung, Überhang am nächsten Morgen, Tagesresteffekt) sowie für die Gefahr einer Kumulation des Arzneimittels. Schlafmittel können so zu einer Leistungsminderung am nächsten Tag führen (Nachwirkung), die von den Patienten selbst meist nicht wahrgenommen wird, wohl aber die Verkehrstauglichkeit beeinträchtigen kann.

◘ **Tab. 20.1**   Einteilung von Hypnotika

Substanzen bzw. Substanzgruppen	Handelsnamen (Beispiele)
a) Hypnotika im engeren Sinn	
Benzodiazepine	Remestan, Halcion, Noctamid
Z-Substanzen:	
- Zolpidem	Stilnox
- Zopiclon	Ximovan
Chloralhydrat	Chloraldurat
Antihistaminika	Betadorm, Halbmond
b) Andere Substanzen, die bei Schlafstörungen zum Einsatz kommen	
Antidepressiva, sedierend	Amitriptylin, Doxepin, Mirtazapin, Trazodon, Trimipramin
Clomethiazol	Distraneurin
Melatonin	Circadin
Antipsychotika, niedrigpotent	Atosil, Dominal, Chlorprothixen-Generika, Melperon-Generika
Pflanzliche Sedativa	Baldrian Ratiopharm

20

- **Z-Substanzen (Zopiclon, Zolpidem)**

Als Alternative zu den Benzodiazepinen finden diese 2 Substanzen, die wegen ihres einheitlichen ersten Buchstabens auch als „Z-Substanzen" bezeichnet werden, Anwendung bei Schlafstörungen. Es handelt sich um sog. Benzodiazepinrezeptor-Agonisten, die ähnlich wie Benzodiazepine an Benzodiazepinrezeptoren, jedoch an Untereinheiten dieses Rezeptors, binden. Chemisch und im Wirkprofil unterscheiden sie sich von den Benzodiazepinen. Beide wirken schnell und haben eine kurze Halbwertszeit.

- **Chloralhydrat**

Chemisch ein Alkoholabkömmling und das älteste noch im Handel befindliche Psychopharmakon überhaupt (seit 1869). Es besitzt eine relativ schwache hypnotische Potenz, hat eine geringe therapeutische Breite und erreicht deshalb bei Überdosierung schnell den toxischen Bereich.

- **Antihistaminika**

Sedierende Antihistaminika, zu denen vor allem die beiden Substanzen Diphenhydramin und Doxylamin gehören, sind nicht verschreibungspflichtige Schlafmittel mit relativ schwacher hypnotischer Potenz, schnellem Wirkverlust und verzögertem Wirkungseintritt.

> ❯ Benzodiazepine gehören ebenso wie die beiden Z-Substanzen Zolpidem und Zopiclon zu den Hypnotika der ersten Wahl.

20.1.2 Andere Substanzen, die bei Schlafstörungen zum Einsatz kommen

- **Antidepressiva**

Sedierende Antidepressiva werden vor allem bei Schlafstörungen im Rahmen depressiver Erkrankungen eingesetzt. In letzter Zeit finden sie auch zunehmend Verwendung bei nichtdepressiven Patienten mit der Begründung fehlender Abhängigkeitsgefahr. Dies ist wegen der Nebenwirkungen und der geringen therapeutischen Breite der häufig eingesetzten sedierenden trizyklischen Substanzen (Amitriptylin, Doxepin, Trimipramin) kritisch zu beurteilen. Mirtazapin und Trazodon bieten in dieser Hinsicht Vorteile.

- **Antipsychotika (Neuroleptika)**

Insbesondere niedrigpotente Substanzen (Neuroleptika) wie z. B. Chlorprothixen oder Levomepromazin haben einen ausgeprägten sedierenden Effekt. Wegen der im Vergleich zu Benzodiazepinen schwerwiegenderen Nebenwirkungen (vor allem extrapyramidalmotorisch) erfordert die Therapie von Schlafstörungen mit Antipsychotika eine genaue Indikationsstellung. In Frage kommen vor allem Patienten, bei denen Suchtgefahr besteht – wegen der Suchtfreiheit der Antipsychotika –, daneben auch psychomotorische Erregungszustände und Schlafstörungen bei akuter Selbstmordgefährdung.

- **Clomethiazol**

Es wird hauptsächlich gegen Alkoholentzugssymptome eingesetzt. Wegen der großen Gefahr von Missbrauch und Abhängigkeit sollte diese Substanz nicht als Hypnotikum verwendet werden. Die einzige Ausnahme stellen Schlafstörungen bei Alterspatienten dar.

- **Melatonin**

Das Hormon aus der Zirbeldrüse (Epiphyse) und Abbauprodukt von L-Tryptophan wird vor allem in der Laienpresse als Wundermittel für verschiedene Anwendungsgebiete angepriesen. So soll es u. a. als natürliches Schlafmittel dienen und Symptome, wie sie beispielsweise wegen der Zeitverschiebung nach einem Transkontinentalflug (Jetlag) auftreten, verringern. Die physiologisch wichtigste heute bekannte Wirkung von Melatonin scheint in der Regulation der Tag-Nacht-Rhythmik zu liegen.

Die für ein neuerdings im Handel befindliches Melatoninpräparat vorliegenden Daten scheinen zu bestätigen, dass es sich bei Melatonin weniger um ein Hypnotikum im engeren

Sinn als vielmehr um eine Substanz handelt, die bei konsequentem Einsatz über 3 Wochen einen Effekt auf den Tag-Nacht-Rhythmus, vor allem bei niedrigem körpereigenem (endogenen) Melatoninspiegel, ausübt.

- **Baldrian**

Baldrian, Hopfen, Melisse und Lavendel werden als pflanzliche Sedativa eingeordnet. Jedoch kann nach aktueller Datenlage lediglich Baldrian als mildes Einschlafmittel mit unkla-

rem Wirkungsnachweis gewertet werden. Die anderen pflanzlichen Mittel können allenfalls in Kombination mit Baldrian relativ schwache sedierende Effekte hervorrufen.

20.2 Präparateübersicht

In ◘ Tab. 20.2 wird eine kurze Übersicht über die Einzelpräparate inklusive des üblichen Dosierungsbereichs gegeben.

◘ Tab. 20.2 Übersicht Hypnotika – Einzelpräparate

Freiname (INN)	Handelsname (Beispiel)	Substanz- bzw. chemische Klasse	Dosierung (mg/Tag)
Baldrianwurzel-Trockenextrakt	Baldrian Ratiopharm	Phytotherapeutika	450
Brotizolam	Lendormin	BZD	0,125–0,25
Chloralhydrat	Chloraldurat	Alkoholderivat	250–1000
Clomethiazol	Distraneurin	Thiazolderivat	384–768
Diphenhydramin	Dolestan	Antihistaminikum	25–50
Doxepin	Aponal	Trizyklisches AD	25–100
Doxylamin	Hoggar N	Antihistaminikum	25–50
Flunitrazepam	Rohypnol[a]	BZD	0,5–1
Flurazepam	Dalmadorm	BZD	13,7–27,4
Lormetazepam	Noctamid	BZD	0,5–2
Melatonin	Circadin	Melatonin	2
Melperon	Melperon-Generika	Butyrophenonderivat	25–150
Midazolam	Dormicum	BZD	7,5–15 (nur präoperativ bzw. prädiagnostisch)
Nitrazepam	Mogadan	BZD	5–10
Pipamperon	Dipiperon	Butyrophenonderivat	40–160
Promethazin	Atosil	Phenothiazinderivat	25–200
Temazepam	Remestan	BZD	10–40
Trazodon	Trazodon-Generika	AD	100–200
Triazolam	Halcion	BZD	0,125–0,25

Freiname (INN)	**Handelsname (Beispiel)**	**Substanz- bzw. chemische Klasse**	**Dosierung (mg/Tag)**
Trimipramin	Stangyl	Trizyklisches AD	25–100
Zolpidem	Stilnox	Imidazopyridin	5–10
Zopiclon	Ximovan	Cyclopyrrolon	3,75–7,5

◻ Tab. 20.2 (Fortsetzung)

ᵃBtM!
AD Antidepressivum; *BZD* Benzodiazepin

20.3 Pharmakologische Wirkung

20.3.1 Der natürliche Schlaf (Physiologie des Schlafes)

Um die Pharmakologie und Biochemie der Hypnotika besser verstehen zu können, sollen vorab einige Fakten zur Physiologie des Schlafs erwähnt werden. Noch sind die neuronalen Regulationsmechanismen des Schlaf-Wach-Rhythmus nicht endgültig geklärt. Doch die Forschungen in Schlaflabors haben einige Daten zu der in uns schlummernden „biologischen Uhr" geliefert. So wissen wir heute, dass Schlaf kein passiver Vorgang ist (es gehen also nicht die „Lichter im Gehirn aus", wie man früher meinte), sondern vielmehr einen aktiven Prozess darstellt.

■ **Das Schlafprofil**

Es gibt ein typisches Schlafmuster (Schlafprofil), bei dem sich 2 Arten von Schlaf abwechseln: **orthodoxer Schlaf** (4 Stadien) und **paradoxer** oder **REM(Rapid Eye Movement)-Schlaf.** Beim Einschlafen werden nacheinander die 4 Stadien des orthodoxen Schlafs durchlaufen, und nach dem Tiefschlaf (Stadium 4) folgen diese Stadien in der sog. Aufwachphase erneut, aber in umgekehrter Reihenfolge. Dazwischen treten periodisch Traumphasen auf. Diese Phasen dauern ca. 20 min und sind durch schnelle Augenbewegungen (daher REM-Schlafphasen) gekennzeichnet. Die Perioden des orthodoxen Schlafes ziehen sich über ca. 90 min hin. Alles zusammen, also Einschlafphase, Tiefschlaf, REM-Schlaf und Aufwachphase, kann in einer Nacht bis zu 5-mal vorkommen.

Sowohl der orthodoxe als auch der paradoxe Schlaf sind zur Erholung notwendig. Die REM-Phasen dienen vermutlich zur Verarbeitung von Empfindungen und Daten. Wir wissen, dass der Mensch auf einen Entzug der REM-Schlaf-/Traumphasen mit Angstzuständen, Konzentrationsschwierigkeiten und Müdigkeit reagiert. Mit zunehmendem Lebensalter ändert sich das Schlafprofil: So verringert sich die Schlaftiefe mit dem Alter, die Anzahl der orthodoxen Schlafphasen nimmt zu, und das vorzeitige Erwachen gegen Morgen wird häufiger.

> Schlaf ist lebensnotwendig. Menschen unter Schlafentzug entwickeln psychische Störungen und massive körperliche Beschwerden.

20.3.2 Wirkung der Hypnotika

Alle Hypnotika greifen in unterschiedlicher Weise in das Schlafmuster ein und verändern es (◻ Tab. 20.3). Für die Wirkung der meisten Hypnotika kommt der Verstärkung des Neurotransmitters GABA besondere Bedeutung zu. Dem idealen Schlafmittel, dessen Wirkung dem natürlichen Schlaf gleichkommt, entspricht keines der heute verfügbaren Schlafmittel (◻ Abb. 20.1).

◘ **Tab. 20.3**   Charakteristika verschiedener Schlafmittelgruppen

	„Ideales" Schlafmittel	Antihista-minika	Chloral-hydrat	Benzo-diazepine	Zopiclon/ Zolpidem
Beeinflussung des physiologischen Schlafes					
- REM-Schlaf	0	++	0	+	0
- Tiefschlaf	0	++	++	++	+
Abhängigkeitspotenzial	0	++	+	+++*	++
Toxizität (Suizidpotenzial)	0	++	+++	0	0
Wirkungsverlust	0	++	++	+	+
Wechselwirkungen mit anderen Medikamenten	0	++	+	0/+	0/+

0 unbedeutend; + leicht, ++ mittel; +++ stark
* nur bei längerfristigem Gebrauch

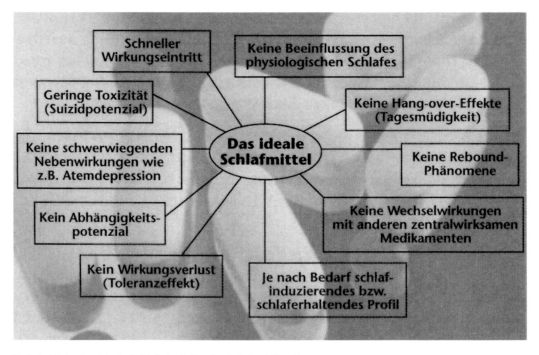

◘ **Abb. 20.1**   Das ideale Schlafmittel. (Quelle: S. Adler, Lübeck)

20

> Das „ideale" Schlafmittel, das einen Schlaf induziert, dessen Wirkung dem natürlichen Schlaf gleichkommt, gibt es nicht.

20.3.3 Hypnotika im engeren Sinn

■ **Benzodiazepine**

Erläuterungen zum Wirkmechanismus der Benzodiazepine finden sich in ▶ Abschn. 19.3. Generell fördern sie die Wirkung von Gammaaminobuttersäure (GABA) am GABA-Rezeptor. Dadurch verstärken sie die physiologischen hemmenden Effekte dieses Neurotransmitters. Ihre sedierende Komponente geht dabei dosisabhängig in eine hypnotische über. Ein wichtiges Kriterium zur Beurteilung der Wirkstärke ist die Affinität zum Benzodiazepinrezeptor.

Substanzen mit hoher Rezeptoraffinität sind bereits in sehr niedrigen Dosierungen hypnotisch wirksam. Hierzu gehören Triazolam, Flunitrazepam und Lormetazepam. Hingegen müssen Substanzen wie Nitrazepam oder Temazepam wegen ihrer schwächeren Bindung an den Rezeptor höher dosiert werden, um gleiche Wirkungen zu erzielen. Benzodiazepine verringern den REM-Schlaf nur geringfügig, führen allerdings zu Veränderungen beim orthodoxen Schlaf. So werden die Phasen 2 und 3 leicht verlängert, Phase 4 (Tiefschlaf) dagegen verkürzt.

■ **Z-Substanzen**

Zopiclon und Zolpidem haben einen den Benzodiazepinen sehr ähnlichen Angriffspunkt am GABA-Rezeptorkomplex. Auch sie docken an einer Untereinheit des GABA-Rezeptors an, allerdings an einer anderen Bindungsstelle (GABA-Subtyp). Sie führen dadurch zu einer Verstärkung dämpfender GABA-Effekte im ZNS. Im Vergleich zu den Benzodiazepinen haben sie gleich starke sedierende und geringere muskelrelaxierende, antikonvulsive und anxiolytische Wirkungen. Die Z-Substanzen üben keinen signifikanten Einfluss auf den REM-Schlaf aus; Zopiclon und Zolpidem verlängern allerdings die orthodoxen Schlafstadien.

■ **Chloralhydrat**

Die Substanz hat im Schlaflabor günstige Ergebnisse gezeigt. So bleibt der REM-Schlaf unverändert, das Tiefschlafstadium nimmt dagegen etwas zu. Die Wirkung tritt schnell ein und die Elimination erfolgt rasch. Es gibt jedoch ein Zwischenprodukt (Metabolit) mit einer Halbwertszeit von 4–5 Tagen, das zur Kumulation führen kann.

■ **Antihistaminika**

Antihistaminika, die als Schlafmittel verwendet werden (d. h., ihre zentral dämpfende Nebenwirkung wird zur Hauptwirkung), verändern sowohl den REM-Schlaf als auch den orthodoxen Schlaf. Wie bei den stärker wirksamen Hypnotika muss auch hier mit einer Toleranzentwicklung gerechnet werden, aus der die Notwendigkeit einer Dosissteigerung resultieren kann. Neben der antihistaminergen Komponente ist auch eine klinisch relevante anticholinerge Wirkung zu beachten.

20.3.4 Andere Substanzen, die bei Schlafstörungen zum Einsatz kommen

Zur Pharmakologie von Antipsychotika und Antidepressiva, die nur unter bestimmten Voraussetzungen sinnvoll als Hypnotika eingesetzt werden können, wird auf ▶ Abschn. 16.3 und 18.3 verwiesen. Clomethiazol wird in ▶ Kap. 23 gesondert besprochen.

■ **Melatonin**

Melatonin ist ein körpereigenes Neurohormon, das in der Zirbeldrüse (Epiphyse) im Zwischenhirn aus Serotonin produziert wird. Bei Einfall von Tageslicht ins Auge wird die Ausschüttung von Melatonin eingestellt, bei Dunkelheit wird das Hormon abgegeben. Es steuert über spezifische Rezeptoren im Hypothalamus den Tag-Nacht-Rhythmus des menschlichen Körpers. Bei geringerem Lichteinfall (z. B. im Winter) kann der Melatoninspiegel auch tagsüber erhöht bleiben und es kommt als Folge zu Müdigkeit und saisonalen Depressionen. Umgekehrt soll ein zu niedriger Melatoninspiegel (z. B. im Alter) Schlafstörungen verursachen. Neuere Untersuchungen zeigten, dass extern zugeführtes Melatonin lediglich in die Regulation des Tag-Nacht-Rhythmus eingreift, den Schlaf hingegen nicht pharmakologisch induzieren kann. Da es über mehrere Wochen gegeben werden muss und keine kurzfristigen Effekte auf den Schlaf zeigt, ist es eher als Schlafmodulator denn als Hypnotikum einzuordnen.

▪ **Pflanzliche Sedativa**

Phytopharmaka wie Baldrian, Hopfen, Melisse oder Passionsblume können die Anforderungen an ein „typisches" Hypnotikum, nämlich die Aktivität des „Wachzentrums" in der Formatio reticularis einzuschränken, nicht erfüllen. Keines der pflanzlichen Beruhigungsmittel scheint die Schlafphasen zu beeinflussen; somit ist ihnen allenfalls eine „schlafanstoßende" Wirkung zuzuschreiben. Zu den Wirkmechanismen und wirksamen Inhaltsstoffen ist immer noch zu wenig bekannt. Nach neueren Untersuchungen soll Baldrian GABAerg wirken und Adenosinrezeptoren im Gehirn aktivieren. Adenosin ist ein endogener schlafrelevanter Wirkstoff, der sich tagsüber im Gehirn anreichert und nachts abgebaut wird.

20.4 Grundzüge der Behandlung

Schlafstörungen gehören zu den häufigsten Symptomen, über die Patienten klagen. So leiden nach wissenschaftlichen Untersuchungen ca. 15 % der Bevölkerung unter Schlafstörungen, nach Erhebungen in Arztpraxen 20–40 %. Frauen und ältere Menschen (fast 40 % der Betroffenen sind älter als 60 Jahre) überwiegen deutlich; höchstens die Hälfte der Schlafstörungen wird medikamentös behandelt. Besonders bei Erkrankungen des neurologisch-psychiatrischen Formenkreises treten Störungen des physiologischen Schlafes auf. So klagen bei stationärer Aufnahme in psychiatrische Kliniken ca. 70 % der Patienten über Schlafstörungen, und auch in nervenärztlichen Praxen scheint die Inzidenz derartiger Leiden etwa doppelt so hoch zu sein wie in einer Durchschnittsklientel.

20.4.1 Einteilung der Schlafstörungen

Es lassen sich **4 Hauptgruppen** von Schlafstörungen unterscheiden:
- Ein- und Durchschlafstörungen (Hypo-/Insomnien; mit Abstand am häufigsten)
- Hypersomnien (Störungen mit exzessiver Schläfrigkeit)
- Störungen des Schlaf-Wach-Rhythmus (bedingt z. B. durch Schichtwechsel oder Flugreisen)
- sog. Parasomnien (Dysfunktionen in Verbindung mit dem Schlaf wie z. B. Bettnässen oder Schlafwandeln)

Die häufigste Form, die nichtorganische Insomnie, wird als ein Zustand definiert, der durch folgende Kriterien gekennzeichnet ist:
- Klagen über Ein-/Durchschlafstörungen
- Schlafstörungen mindestens 3-mal pro Woche während mindestens eines Monats
- deutlicher Leidensdruck oder Störung der beruflich-sozialen Funktionsfähigkeit

20.4.2 Ursachen von Schlafstörungen

Die Ursachen von Schlafstörungen sind äußerst vielfältig; sie reichen von situativen Faktoren (Umgebung, Zeitverschiebung) über psychiatrische und neurologische Erkrankungen (Depression, Alkoholismus, Hirndurchblutungsstörungen, Muskelerkrankungen, Schmerzsyndrome) bis zu internistischen Erkrankungen (Herz-Kreislauf-, Atemwegs- und Harnwegserkrankungen). Auch Drogen und bestimmte Medikamente (z. B. Asthmasprays,

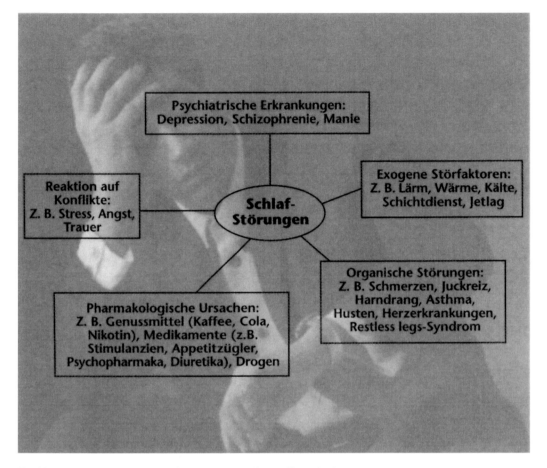

Abb. 20.2 Ursachen von Schlafstörungen. (Quelle: S. Adler, Lübeck)

Theophyllin, Appetitzügler, Diuretika, Psychostimulanzien) können Schlafstörungen verursachen (■ Abb. 20.2).

Durch Untersuchungen im **Schlaflabor** (Schlafpolygrafie), vor allem mittels Schlaf-EEG, ist es heute möglich, die subjektiven Beschwerden genau zu erfassen und näher zu charakterisieren, sodass eine gezieltere Behandlung eingeleitet werden kann.

Grundsätzlich muss immer ein an den Ursachen orientierter Gesamtbehandlungsplan aufgestellt werden, nachdem die Art der Schlafstörung näher bestimmt wurde (z. B. Ein- oder Durchschlafstörung; Berücksichtigung der Lebensgewohnheiten und Schlafsituation des Patienten). Manchmal ist gar keine Behandlung notwendig, sondern nur eine falsche Vorstellung bezüglich des Schlafbedarfs zu korrigieren oder eine „natürliche Erschöpfung" herbeizuführen (durch Aktivität, Spaziergang, Bad). Wichtig sind Tipps zur sog. **Schlafhygiene:**

- regelmäßiger Schlaf-Wach-Rhythmus
- körperliche Aktivität tagsüber
- am späteren Nachmittag und abends kein Koffein
- keine schweren Abendmahlzeiten

20.4.3 Behandlungsmöglichkeiten

Beruht die Schlafstörung auf einer körperlichen Grunderkrankung, muss diese zuerst behandelt werden. Bewährt haben sich auch Entspannungsverfahren wie z. B. das autogene

Training. Empfohlen werden sollte, nur bei Schläfrigkeit zu Bett zu gehen und, falls nach 20 min kein Einschlafen möglich war, wieder aufzustehen und eine entspannende Aktivität aufzunehmen. Bei Müdigkeit sollte wieder zu Bett gegangen werden und dieser Ablauf, wenn nötig, wiederholt werden.

Wenn Schlafmittel eingenommen werden, so immer in einer möglichst niedrigen Dosis und möglichst nicht über längere Zeit. Der Glaube an die „Wirkung" eines Medikaments (Plazeboeffekt) spielt gerade bei Schlafmitteln eine besondere Rolle; für kein Hypnotikum ist eine Wirksamkeit bei Langzeiteinnahme (länger als 3 Monate) sicher nachgewiesen.

20.4.3.1 Pflanzliche Sedativa

Zunächst kann ein Versuch mit einem pflanzlichen Mittel gemacht werden; hierzu sollten aber nur solche Präparate ausgewählt werden, die sich auf eine Positivmonografie des Bundesinstitutes für Arzneimittel und Medizinprodukte (BfArM) stützen können und auch deren Dosierungsangaben erfüllen. Als Sedativum zur Behebung von Einschlafstörungen ist hier in erster Linie nur die europäische Baldrianwurzel zu nennen; Hopfen, Melisse und Lavendel können nach den derzeit vorliegenden Daten allenfalls in der Kombination mit Baldrianwurzel empfohlen werden. Zur Behandlung von Durchschlafstörungen besitzt keines der genannten Phytopharmaka eine ausreichende Wirkqualität. Die schlaffördernde Wirkung scheint nicht unmittelbar einzusetzen, sondern sich erst im Rahmen einer mehrwöchigen Therapie zu entwickeln.

Dosierung Bei Baldrian ist eine ausreichend hohe Dosierung von mindestens 450 mg Trockenextrakt, besser 900 mg pro Tag erforderlich. Die übliche Dosierung von 10–15 Tropfen Baldriantinktur führt nicht zum gewünschten Erfolg.

20.4.3.2 Benzodiazepine

Die Schlafmittel vom Benzodiazepintyp unterscheiden sich bezüglich ihrer Bindungsstärke an den Benzodiazepinrezeptor (sehr stark wirksam sind beispielsweise Flunitrazepam und Triazolam), vor allem aber bezüglich ihrer Pharmakokinetik (Halbwertszeit, Verstoffwechselung/Metabolismus).

So sind Benzodiazepine mit kurzer Halbwertszeit insbesondere bei Einschlafstörungen einsetzbar. Dem Vorteil, dass am nächsten Tag kein Überhang („Hang-over") zu beobachten ist, steht der Nachteil der evtl. verstärkten Entzugsinsomnie (Schlaflosigkeit) gegenüber; Substanzen mit langer Halbwertszeit (evtl. aktive Metaboliten müssen hierbei mitberücksichtigt werden) sollten wegen der Kumulationsgefahr und des Hang-over bei Schlafstörungen zurückhaltend eingesetzt werden. Sie sind allerdings indiziert, wenn gravierende Durchschlafstörungen und/oder morgendliches Früherwachen bestehen oder eine Sedierung auch tagsüber gewünscht wird.

> **Grundregeln bei der Einnahme von Benzodiazepinen**
> — Gezielte Indikation
> — Zeitlich begrenzte Einnahme (bei erstmaliger Verordnung nicht länger als 2 Wochen; maximale Behandlungsdauer von 4 Wochen; eine intermittierende Gabe an jedem 2. oder 3. Tag empfiehlt sich, um eine Gewöhnung zu vermeiden)
> — Langsames Absetzen
> — Während der medikamentösen Behandlung Einleitung anderer Behandlungsmaßnahmen (z. B. autogenes Training) falls erforderlich

20.4.3.3 Z-Substanzen, weitere Substanzen

▪ **Z-Substanzen**

Die Non-Benzodiazepine oder sog. Z-Substanzen Zopiclon und Zolpidem haben sich als Alternative zu den Benzodiazepinen etabliert. Diese Substanzen besitzen einen schnellen Wirkungseintritt und haben eine kurze Halbwertszeit. In verschiedenen Studien konnten sie eine den Benzodiazepinen vergleichbare

Wirkung bei Schlafstörungen erzielen, wobei sich bei den Nebenwirkungen Hinweise auf gewisse Vorteile (z. B. keine Muskelrelaxation, geringere Rebound- und Überhangeffekte) gegenüber den Benzodiazepinen zeigten. Die Abhängigkeitsgefahr scheint etwas geringer zu sein. Wie alle Hypnotika sollten auch diese Substanzen nur kurzzeitig (4 Wochen) kontinuierlich eingenommen werden.

❯ Die sog. Z-Substanzen und die sedierenden Antidepressiva werden heute als Schlafmittel der ersten Wahl – vor den Benzodiazepinen – bewertet.

■ **Chloralhydrat**
Die Substanz liegt als Einschlaf- und Durchschlafmittel (verzögerte Wirkstofffreisetzung) vor. Sie beeinträchtigt das Schlafprofil kaum, weist aber rasche Toleranz (Wirkverlust) auf. Die erforderliche Dosis beträgt 1–1,5 g.

■ **Antihistaminika**
Gehören zu den meistverwendeten nichtpflanzlichen Hypnotika, da sie ohne Rezept erhältlich sind. Sie besitzen allerdings einen verzögerten Wirkungseintritt nach ca. 1–3 h und eine relativ große Überhanggefahr. Zu beachten sind auch anticholinerge Nebenwirkungen, Beeinträchtigungen des Reaktionsvermögens und Toleranzbildung mit daraus resultierender Dosissteigerung. Trotz der relativ großen therapeutischen Breite kommen Vergiftungen (Suizidversuche!) vor.

■ **Antidepressiva**
Schlafstörungen vor allem im Rahmen depressiver Erkrankungen können gut mit dämpfenden Antidepressiva (z. B. Amitriptylin, Doxepin, Mirtazapin, Trimipramin) bei abendlichem Dosisschwerpunkt oder abendlicher Einmalgabe behandelt werden.

■ **Clomethiazol**
Hauptindikation von Clomethiazol sind die Alkoholentzugssymptome. Als Hypnotikum kann es ausnahmsweise bei Schlafstörungen von Alterspatienten zum Einsatz kommen,

wenn andere Hypnotika paradoxe Reaktionen hervorrufen.

■ **Antipsychotika (Neuroleptika)**
Insbesondere die niederpotenten Substanzen wie Chlorprothixen oder Melperon bzw. Pipamperon werden wegen ihres ausgeprägten sedierenden Effekts bei Patienten, bei denen Suchtgefahr besteht – wegen der fehlenden Abhängigkeitsgefahr –, daneben auch bei psychomotorischen Erregungszuständen und Schlafstörungen im Rahmen von Psychosen und bei akuter Suizidalität gerne eingesetzt. Wegen der im Vergleich zu Benzodiazepinen gravierenden Nebenwirkungen, vor allem anticholinerger und extrapyramidal-motorischer Art, erfordert die Therapie von Schlafstörungen mit diesen Substanzen eine genaue Indikationsstellung.

■ **Melatonin**
Hat keine akute schlafinduzierende Wirkung, sondern muss vielmehr als Schlafmodulator mit langsam einsetzenden Effekten eingruppiert werden. Es ist nur für Patienten ab 55 Jahren zur Monotherapie bei primären Schlafstörungen zugelassen. In dieser Altersgruppe sollen die physiologischen Melatoninspiegel relevant erniedrigt sein. Die Substanz muss einmal täglich 1–2 h vor dem Zubettgehen über einen Zeitraum von 3 Wochen kontinuierlich eingenommen werden.

❯ Schlafmittel sollten in der Regel nur zeitlich befristet (maximal 4 Wochen) ohne Unterbrechung eingesetzt werden. Das Absetzen muss langsam ausschleichend erfolgen.

20.5 Unerwünschte Wirkungen/ Nebenwirkungen

Grundsätzlich gilt für alle Pharmaka mit beruhigenden und schlaffördernden Eigenschaften, dass sie das Reaktionsvermögen negativ beeinträchtigen können. Langzeiteinnahme von Hypnotika kann zu Antriebsverminderung, emotioneller Abstumpfung mit Gleichgültigkeit im Sinne einer (leichten) chronischen Intoxikation (Kumulation vor allem bei Alterspatienten) führen.

▪ Antihistaminika
Nebenwirkungen sind u. a. Mundtrockenheit, Miktionsstörungen und Herzklopfen, daneben auch Magen-Darm-Beschwerden und Durchfall. Diphenhydramin hat fotosensibilisierende Eigenschaften. In höherer Dosierung kann es zu Schwindelgefühl, Sehstörungen und Halluzinationen kommen. Besonders bei alten Menschen können Verwirrtheitszustände und delirante Symptome auftreten.

▪ Antidepressiva
Trimipramin und die anderen trizyklischen Substanzen haben ausgeprägte anticholinerge und kardiale Nebenwirkungen. Trazodon und Mirtazapin besitzen dagegen kaum anticholinerge Eigenschaften. Alle Antidepressiva weisen kein Abhängigkeitsrisiko auf

▪ Antipsychotika (Neuroleptika)
Trizyklische Substanzen wie z. B. Chlorprothixen oder Levomepromazin besitzen ausgeprägte anticholinerge und kardiale Nebenwirkungen. Melperon und Pipamperon dagegen weisen kein klinisch relevantes anticholinerges Wirkprofil bzw. kardiale Nebeneffekte auf. Risiko beim Einsatz aller Antipsychotika sind EPMS und Spätdyskinesien; die Substanzen aus dieser Gruppe weisen kein klinisch relevantes Abhängigkeitsrisiko auf.

▪ Benzodiazepine
Alle Nebenwirkungen und Gegenanzeigen, die für Benzodiazepine mit Tranquilizer-Indikation gelten, kommen auch für Benzodiazepin-Hypnotika zum Tragen (► Abschn. 19.5). Eine Langzeiteinnahme von Benzodiazepin-Hypnotika kann zu Antriebsverminderung und emotionaler Abstumpfung mit Gleichgültigkeit im Sinne einer (leichten) chronischen Vergiftung (Kumulation vor allem bei Alterspatienten) führen.

▪ Chloralhydrat
Nebenwirkungen sind Übelkeit und Erbrechen, bedingt durch die Reizung der Magenschleimhaut. Bei Verwendung von Kapseln, die sich erst im Dünndarm auflösen, kann dieser negative Effekt abgeschwächt werden. Der typische unangenehme Mundgeruch beruht auf der Abatmung der Aldehyde über die Lunge. Die therapeutische Breite ist relativ gering.

▪ Clomethiazol
Sehr häufig treten starke Speichelsekretion und Zunahme der Bronchialsekretion auf. Weitere Nebenwirkungen sind Kopfschmerzen, Herzklopfen, Missempfindungen wie Taubheit oder Kribbelgefühl, Juckreiz, Hautausschläge, Magenschmerzen, Sodbrennen, Übelkeit, Erbrechen, Durchfall, Brennen in Hals und Nase, Schnupfengefühl und Hustenreiz.

> ❶ **Clomethiazol hat ein starkes Abhängigkeitspotenzial.**

▪ Melatonin
Die Substanz hat nur ein geringes Nebenwirkungspotenzial. Dazu gehören u. a. Nervosität, Schlaflosigkeit, Albträume und Aufmerksamkeitsstörungen.

▪ Pflanzliche Sedativa (Baldrian)
Pflanzliche Sedativa sind bei kurzfristiger Einnahme praktisch nebenwirkungsfrei. Beachtet werden muss der Alkoholgehalt bei vielen flüssigen pflanzlichen Arzneimitteln.

▪ Z-Substanzen
Benzodiazepinrezeptor-Agonisten

▪ Zolpidem
− Als Nebenwirkungen wurden Schwindel, Kopfschmerzen, Übelkeit und Amnesie beobachtet.

▪ Zopiclon
− Es kann Nebenwirkungen wie Mundtrockenheit, einen bitteren bis metallischen Geschmack im Mund, Benommenheit und Überhang(Tagesrest)-Effekte hervorrufen.

> ⏺ Die Anwendung von Z-Substanzen kann, wie bei Benzodiazepinen, zur Entwicklung von physischer und psychischer Abhängigkeit und Missbrauch führen. Ausprägung und Häufigkeit scheint aber geringer als unter Benzodiazepinen zu sein. Patienten mit Suchtanamnese, insbesondere unter Benzodiazepinen, sollten Z-Substanzen nicht oder nur unter besonderer Kontrolle erhalten. Die Dauer einer Behandlung sollte, einschließlich einer schrittweisen Absetzphase, 4 Wochen nicht übersteigen.

20.6 Gegenanzeigen

- **Antihistaminika**

Gegenanzeigen sind u. a. Blasenentleerungsstörungen mit Restharnbildung, Prostataadenom und Engwinkelglaukom.

- **Antidepressiva**

Siehe ► Abschn. 16.6.

- **Antipsychotika**

Siehe ► Abschn. 18.6.

- **Benzodiazepine**

Alle Gegenanzeigen, die für Benzodiazepine mit Tranquilizer-Indikation gelten, kommen auch für Benzodiazepin-Hypnotika zum Tragen (► Abschn. 19.6).

- **Chloralhydrat**

Gegenanzeigen sind schwere Herz-, Leber- und Nierenerkrankungen sowie Behandlung mit Antikoagulanzien vom Cumarintyp.

- **Clomethiazol**

Clomethiazol darf nicht angewandt werden bei Schlafapnoe-Syndrom, Asthma bronchiale und allen zentral verursachten Atemstörungen.

- **Melatonin**

Gegenanzeigen sind ausschließlich Überempfindlichkeit gegen den Wirkstoff oder einen der sonstigen Bestandteile.

- **Pflanzliche Sedativa (Baldrian)**

Es liegen keine Gegenanzeigen vor.

- **Z-Substanzen**

Benzodiazepinrezeptor-Agonisten

- **Zolpidem**
- Gegenanzeigen sind Myasthenia gravis, Ateminsuffizienz, schwere Leberfunktionsstörungen sowie Vergiftungen mit Neuroleptika und Antidepressiva.

- **Zopiclon**
- Gegenanzeigen wie bei Zolpidem.

20.7 Wichtige Arzneimittelwechselwirkungen

Generell gilt für alle Hypnotika, dass sie bei Kombination mit anderen zentral dämpfenden Substanzen zu verstärkter Sedierung und ZNS-Dämpfung führen können. Besondere Vorsicht ist bei der Einnahme von Alkohol geboten.

- **Benzodiazepine**

Alle Interaktionen, die für Benzodiazepine mit Tranquilizer-Indikation gelten, kommen auch für Benzodiazepin-Hypnotika zum Tragen (► Abschn. 19.7).

- **Antihistaminika (Diphenhydramin, Doxylamin)**

Antihistaminika dürfen nicht gleichzeitig mit MAO-Hemmern gegeben werden. Mit anderen Arzneimitteln, die gleichfalls anticholinerge Wirkeigenschaften besitzen (⊡ Tab. 14.2), kann es zu deutlich verstärkten anticholinergen Effekten kommen.

> ⏺ Vorsicht bei der gleichzeitigen Anwendung von Antihistaminika mit Arzneimitteln, die zu QT-Zeit-Verlängerungen im EKG führen, bzw. bei Medikamenten, die Hypokaliämien auslösen können.

- **Antidepressiva**

Interaktionen von Antidepressiva finden sich ► Abschn. 16.7.

■ **Antipsychotika**

Interaktionen finden sich in ▶ Abschn. 18.7.

■ **Chloralhydrat**

Vorsicht bei Patienten, die unter Antikoagulanzientherapie vom Cumarintyp (z. B. Phenprocoumon/Marcumar) stehen. Chloralhydrat sollte hier nicht zur Anwendung kommen, da es initial zu einer Verstärkung und bei längerer Gabe möglicherweise zu einer Verminderung der antikoagulierenden Wirkung kommen kann. Die gleichzeitige Anwendung von Arzneimitteln, die zu QT-Zeit-Verlängerungen im EKG führen können, sollte genauso wie die von Medikamenten, die Hypokaliämien auslösen können, vermieden werden.

Chloralhydrat darf nicht mit Disulfiram kombiniert werden, da diese Substanz den Abbau zum aktiven Metaboliten Trichlorethanol hemmen würde.

■ **Clomethiazol**

Interaktionen von Clomethiazol finden sich in ▶ Abschn. 23.7.

■ **Melatonin**

Die Metabolisierung von Melatonin wird überwiegend durch CYP1A2 vermittelt. Potente Inhibitoren dieses Enzyms (z. B. Fluvoxamin, Ciprofloxacin) können den Melatoninspiegel deutlich anheben. So wurden unter begleitender Fluvoxamin-Therapie um das 17-fach erhöhte Melatoninspiegel gemessen. Rauchen kann zu einer Senkung der Melatoninspiegel führen. Vorsicht bei Patienten, die 5- oder 8-Methoxypsoralen erhalten. Dieses kann die Melatoninspiegel durch Hemmung der Metabolisierung erhöhen.

■ **Pflanzliche Sedativa**

Es sind keine nennenswerten Interaktionen beobachtet worden.

■ **Z-Substanzen**

Pharmakodynamisch kann es bei Kombination mit Muskelrelaxanzien zu einer verstärkten relaxierenden Wirkung kommen.

20.8 Pflegerische Aspekte

Schlafstörungen sind ein Problem, das in allen Bereichen der Pflege auftritt. In Kliniken und Einrichtungen der stationären Langzeitpflege werden Schlafstörungen häufig mit einer Medikation oder Bedarfsmedikation behandelt, im ambulanten Bereich überwiegt die Selbstmedikation. In allen Bereichen wird jedoch vernachlässigt, zu prüfen, ob es sich überhaupt um eine objektivierbare Schlafstörung handelt oder ob der Patient dies nur subjektiv so empfindet.

> **Praxistipp**
>
> Im stationären Rahmen kann der Patient beispielsweise aufgefordert werden, sich bei Kontrollgängen des Nachtdienstes bemerkbar zu machen oder sich aktiv zu melden.

20.8.1 Fremde Umgebung

Eine plötzliche Veränderung des Aufenthaltsortes ist für viele ältere Menschen ein gravierender Einschnitt. Häufig führen stationäre Aufenthalte zu akut auftretenden Orientierungsstörungen und Verhaltensänderungen.

Kleinere Unfälle, Operationen oder Stürze mit behandlungsbedürftigen Verletzungen, die zu einer Krankenhausaufnahme führen, sind eine der häufigsten Situationen, in deren Folge Pflegebedürftigkeit und Betreuungsbedarf deutlich werden.

Ältere Menschen haben meist größere Schwierigkeiten, sich in einer fremden Umgebung zurechtzufinden. Gerade in der Nacht kommt es dann vor, dass sie sich auf der Suche nach der Toilette nicht mehr orientieren können, herumirren und in fremde Zimmer gehen. Die meisten Kliniken sind auf solche Verhaltensweisen nicht gut vorbereitet und können diese auch personell nicht bewältigen, sodass aus Fürsorge für den Patienten und zur Entlastung des Personals Psychopharmaka verabreicht werden.

20

Auch die Aufnahme in eine stationäre Pflegeeinrichtung verursacht Orientierungsstörungen. Besonders in den ersten 4 Wochen nach der Aufnahme kommt es vermehrt zu nächtlichem Herumirren, möglicherweise auch mit der Folge von Stürzen oder dem unbemerkten Verlassen der Pflegeeinrichtung. Fürsorge und Verantwortungsgefühl des Pflegepersonals können dazu führen, dass Bewohner mit sedierenden Medikamenten behandelt werden, um Folgeschäden zu vermeiden.

Fallbeispiel

Frau Reichert ist in den letzten Monaten zunehmend pflegebedürftig geworden. Auch ihr Gedächtnis und die Orientierung haben sich schleichend verschlechtert. In Absprache mit ihrer Familie kommt sie zur stationären Aufnahme in ein Pflegeheim. Ihre drei Kinder und deren Ehepartner wechseln sich täglich mit Besuchen ab und haben auch einen guten Kontakt zum Pflegepersonal. Nach 6 Wochen erkundigt sich die Schwiegertochter nach dem Gewicht der Bewohnerin, da sie das Gefühl hat, dass die Kleidung zu weit geworden ist. Tatsächlich hatte Frau Reichert abgenommen. Die Familie ist besorgt und beschließt, die Besuche auf die Essenszeiten auszudehnen. Als die Schwiegertochter beim Abendessen neben Frau Reichert sitzt, bemerkt sie, dass diese sehr müde ist und beim Essen fast einschläft. Nach der Mahlzeit gibt ihr die Mitarbeiterin einen Becher mit einem Medikament. Die Schwiegertochter ist irritiert, weil ihre Angehörige vor der Heimaufnahme am Abend überhaupt keine Medikamente eingenommen hat. Sie erkundigte sich bei der Mitarbeiterin. Diese erklärt ihr, dass es sich um die Schlaftablette handle. Die Schwiegertochter kann das nicht verstehen und fragt, warum ihre Schwiegermutter nun plötzlich eine Schlaftablette benötige. Die Mitarbeiterin erklärt ihr, dass die Schwiegermutter nachts sehr unruhig sei und auf den Gängen umhergehe, sodass der Hausarzt angesprochen wurde und dieser eine Schlaftablette verordnet habe.

20.8.2 Insomnie

Das Schlafbedürfnis älterer Menschen verändert sich physiologischerweise mit zunehmendem Alter, sodass Menschen über 60 Jahre durchschnittlich 6,5 Stunden Schlaf benötigen. Dabei ist es normal, dass die Schlafphasen kürzer werden oder auch tagsüber geschlafen wird.

Dennoch klagen viele ältere Menschen über Schlafstörungen. Problematisch wird dies vor allem, wenn sie in einer Pflegeeinrichtung betreut werden. Wenn der ältere Mensch selbst nicht unter der Schlafstörung leidet, kann das Problem dann für andere als störend empfunden werden.

Aber auch jüngere Menschen leiden unter dem subjektiven Gefühl einer Schlafstörung, unter Folgen eines Schlafmangels oder unter objektiv nachweisbaren Beeinträchtigungen des Schlafs. Üblicherweise wird zu selten nach den Ursachen der Problematik gesucht, oft ist der erste Schritt die Einleitung einer medikamentösen Behandlung.

❗ Bei der Behandlung von Insomnie wird oft unüberlegt auf Medikamente zurückgegriffen. Der erste Schritt sollte jedoch immer eine genaue körperliche Abklärung sein, wobei auch die bisher eingenommene Medikation auf mögliche Nebenwirkungen überprüft werden muss.

Oft sind körperliche Probleme, wie Schlafapnoe, Restless-Legs-Syndrom, Herz-Kreislauf-Erkrankungen oder Schmerzen die Ursache der Schlafstörung. Medikamente, die einen Einfluss auf den Schlaf haben können, sind beispielsweise Schilddrüsenmedikamente, Antidepressiva, Diuretika, Cortison, Betablocker oder Theophyllin.

▸ Eine Insomnie sollte auch bei älteren Menschen immer durch einen Spezialisten oder ein spezialisiertes Zentrum abgeklärt werden.

Wenn Sorgen und Ängste einen Menschen quälen, kann dies auch zu nächtlichem Erwachen und Grübeln führen. Auch körperliche Inaktivität und Bewegungsmangel führen zu einem fehlenden Schlafbedürfnis, vor allem dann, wenn tagsüber immer wieder Ruhephasen oder kurze Schlafphasen auftreten.

Weitere Ursachen für Schlafstörungen
- Hunger
- Schmerzen
- Laute Umgebung, Geräusche
- Halluzinationen
- Umgekehrter Tag-Nacht-Rhythmus
- Stoffwechselstörungen
- Innere Unruhe
- Fehlende Schlafrituale
- Unbequeme Schlafposition

Schlafstörungen werden vor allem dann zum Problem, wenn der Betroffene sich in einer Pflegeeinrichtung befindet oder wenn Angehörige durch die nächtlichen Aktivitäten geweckt werden. In diesem Fall kann der Wunsch von Angehörigen, Pflegekräften sowie von anderen Patienten oder Bewohnern dazu führen, dass der Betroffene ein Schlafmedikament verabreicht bekommt.

Wichtig ist die genaue Beobachtung der Schlafbedingungen, um durch einfache Maßnahmen der **Schlafhygiene** (siehe unten) störende Ursachen auszuschließen.

Ein **Schlafprotokoll** sollte ebenfalls Bestandteil der Diagnostik sein. Die Deutsche Gesellschaft für Schlafforschung und Schlafmedizin (DGSM) hat auf ihrer Homepage verschiedene Formulare hinterlegt, die unter ▶ https://www.dgsm.de/fachinformationen_frageboegen_schlaftagebuecher.php heruntergeladen werden können.

Allgemeine Maßnahmen zur Verbesserung der Schlafhygiene
- Keine schweren Abendmahlzeiten
- Kein Koffein am Nachmittag
- Ein Glas warme Milch oder Tee mit Honig vor dem Schlafengehen
- Frische Luft im Schlafzimmer
- Temperatur zwischen 16 und 18 °C
- Kleiner Abendspaziergang
- Raum abdunkeln
- Keine Ablenkung durch Fernsehen oder Musik
- Regelmäßiger Schlaf-Wach-Rhythmus
- Regelmäßige Schlafrituale
- Bei Einschlafproblemen aufstehen und kurze Ablenkung, etwa lesen, kurzer Spaziergang

❯ Wenn ein Betroffener tagsüber häufig oder über längere Zeit im Bett liegt oder inaktiv ist, kann man nicht von einer Insomnie sprechen.

Bei **Menschen mit Demenz** bestehen spezielle Probleme, etwa ein umgekehrter Tag-Nacht-Rhythmus, Ängste, Wahn und Halluzinationen oder Verkennung der Situation. Der Betroffene weiß möglicherweise gar nicht, wo er sich befindet, er ist verzweifelt auf der Suche nach seinem Zuhause und nach vertrauten Personen. In dieser Situation ist es ihm unmöglich, in einer fremden Umgebung zu schlafen.

❯ Eine akute Insomnie, beispielsweise in einer Belastungssituation, kann über einen sehr kurzen Zeitraum von ungefähr 10 Tagen mit Medikamenten behandelt werden. Eine chronische Insomnie sollte prinzipiell nicht medikamentös behandelt werden.

Antidementiva

© Springer-Verlag GmbH Deutschland, ein Teil von Springer Nature 2019
O. Dietmaier et al., *Pflegewissen Psychopharmaka*, https://doi.org/10.1007/978-3-662-58427-9_21

21

21.1 Einteilung

Es ist davon auszugehen, dass etwa 1,2–1,5 Mio. Menschen in Deutschland an einer Demenzerkrankung leiden, davon ca. 800.000 an einer Alzheimer-Demenz. Das Risiko für eine Erkrankung aus diesem Bereich ist deutlich altersabhängig. So liegt die Erkrankungshäufigkeit bei über 65-Jährigen bei ca. 5–10 %, bei über 85-Jährigen aber schon bei 20–30 %. Angesichts der steigenden Lebenserwartung und der gleichzeitig – aufgrund sinkender Geburtenzahlen – überproportionalen Zunahme alter Menschen wird die Alzheimer-Krankheit in Zukunft noch weitaus größere Bedeutung erlangen.

Bei der Gruppe der Antidementiva handelt es sich um zentralnervös wirksame Arzneimittel zur Behandlung kognitiver Störungen, insbesondere des Gedächtnisses, des Urteilvermögens, der Orientierung und von Funktionsbeeinträchtigungen alltagsbezogener Fähigkeiten. Wichtigste Zielgruppe ist der geriatrische Patient, bei dem sich im Rahmen eines zerebralen Abbauprozesses progrediente psychopathologische (vor allem kognitive) und neurologische Störungen entwickeln.

Während man früher annahm, dass dementive Störungen weitgehend Folge einer zerebralen Minderdurchblutung sind, wird heute davon ausgegangen, dass ursächlich verschiedene Faktoren – oft kombiniert – eine Rolle spielen, vor allem neuronale Abbauprozesse (degenerative Prozesse). Unterschieden werden dabei primär neurodegenerative Demenzen (Alzheimer-Demenz, Lewy-Körperchen-Demenz, Parkinson-Demenz, frontotemporale Demenz) und vaskuläre Demenzen (z. B. durch Schlaganfall verursacht), häufig liegen Mischformen vor. Mit 55–70 % ist die Demenz vom Alzheimer-Typ (DAT) die häufigste Form.

Bei der Einteilung der Antidementiva werden 2 Gruppen unterschieden:
- **Acetylcholinesterasehemmer** (Donepezil, Galantamin, Rivastigmin)
- **Glutamat-/NMDA-Rezeptorantagonisten** (Memantin)

Als **Phytopharmakon** wird Ginkgo biloba eingesetzt.

Für die älteren sog. **Nootropika** (u. a. Nicergolin, Nimodipin, Piracetam, Pyritinol) besteht kein Wirksamkeitsnachweis, sie sollten nicht mehr zum Einsatz kommen.

21.2 Präparateübersicht

Die nachfolgende ◘ Tab. 21.1 gibt eine Übersicht über Antidementiva.

◘ **Tab. 21.1**   Übersicht Antidementiva

Freiname (INN)	Handelsname (Beispiel)	Substanzklasse	Dosierung (mg/Tag)
Antidementiva			
Donepezil	Aricept	AchE-Hemmer	5–10
Galantamin	Reminyl	AchE-Hemmer	8–24
Memantin	Axura, Ebixa	NMDA-Rezeptorantagonist	5–20
Rivastigmin	Exelon	AchE-Hemmer	3–12
Phytopharmaka			
Ginkgo biloba	Tebonin	Phytopharmakon	120–240

AchE Acetylcholinesterase

21.3 Pharmakologische Wirkung

■ **Acetylcholinesterasehemmer**

Wirkprinzip dieser Gruppe ist die Blockade des Enzyms Acetylcholinesterase. Die sog. Acetylcholinmangelhypothese der Demenz vom Alzheimer-Typ war Ausgangspunkt für die Entwicklung von Antidementiva mit cholinergem Wirkprinzip. Hierbei wird versucht, die Konzentration von Acetylcholin durch Steigerung der Synthese oder Hemmung des Abbaus zu erhöhen. Die Acetylcholinvorstufen Cholin und Phosphatidylcholin (Lecithin) hatten jedoch keine Effekte auf die Gedächtnisleistungen von Alzheimer-Patienten. Erst die Prüfung von Substanzen, die den enzymatischen Abbau des Acetylcholins hemmten, brachte deutliche therapeutische Fortschritte. Mit Donepezil, Galantamin und Rivastigmin stehen 3 wirksame Antidementiva aus dieser Substanzklasse zur Verfügung. Alle 3 Substanzen sind nur zur Therapie der leichten bis mittelschweren Demenz vom Alzheimer-Typ zugelassen. Der Nachweis der Wirkung bei schwerer Alzheimer-Demenz und bei anderen Demenzen wie z. B. vaskulären Formen ist bisher nicht erbracht. Neuere Untersuchungen zeigten auch günstige Wirkungen der Acetylcholinesterasehemmer bei vaskulären Demenzen.

■ **Glutamat-/NMDA-Rezeptorantagonisten**

Glutamat ist ein wichtiger exzitatorischer Neurotransmitter im ZNS. Der glutamatgesteuerte NMDA-Rezeptor soll von besonderer Bedeutung für die Pathophysiologie primärer Demenzen sein. So führt chronisch freigesetztes Glutamat zu einem lang andauernden neuronalen Kalziumioneneinstrom und letztendlich zum Untergang kortikaler und subkortikaler Neuronen. **Memantin** blockiert die überschießende, zur neuronalen Schädigung führende NMDA-Rezeptoraktivierung und soll auf diese Weise letztendlich auch den Untergang der Nervenzellen verhindern. Memantin ist zur Therapie moderater bis schwerer Alzheimer-Demenz zugelassen.

■ **Ginkgo biloba**

Ginkgo biloba hat im Tiermodell und in vitro verschiedene pharmakologische Wirkungen gezeigt. Dabei stehen Radikalfängereigenschaften, PAF(Platelet activating factor)-Antagonismus und eine Normalisierung des zerebralen Energiemetabolismus nach hypoxischen Schäden im Vordergrund. Gleichzeitig wurden auch hämodynamische, vaskuläre und hämorheologische Eigenschaften nachgewiesen.

■ **Sogenannte Nootropika**

Die Gruppe der sog. Nootropika wurden bereits vor mehr als 40 Jahren entwickelt. Der für die antidementive Wirkung letztendlich verantwortliche Mechanismus bleibt unklar, ein Nachweis der Wirksamkeit dieser Substanzen insbesondere bei Alzheimer-Demenz fehlt. Zu den Nootropika zählen Substanzen wie Nimodipin, Piracetam oder Pyritinol. Nootropika besitzen keine Zulassung zur Therapie der Alzheimer-Demenz.

■ **Neue Therapieansätze**

Neue – noch nicht zugelassene – Therapieansätze zielen auf die grundlegenden pathologischen Vorgänge der Alzheimer-Krankheit bzw. die Modulation der Amyloidablagerung. Studien werden derzeit insbesondere zu sog. Immunisierung („Alzheimer-Impfstoffe") und zu sog. Sekretasehemmern durchgeführt. Die letztgenannten Substanzen sollen sog. Beta- und Gamma-Sekretasen, die zur Ablagerung unlöslicher Eiweißstoffe (Amyloidmonomere) führen, inhibieren, sodass sich die gefährlichen Amyloide nicht bilden können.

> ❯ Die Antidementiva verzögern das Fortschreiten der Abbauprozesse bei Demenzen vom Alzheimer-Typ. Ihre Wirkung ist allerdings befristet und in der Regel nach wenigen Jahren (meist 1–2 Jahren) erschöpft.

21.4 Grundzüge der Behandlung

Trotz vielfältiger Bemühungen bedeutet die Diagnose „Alzheimer" derzeit eine chronisch fortschreitende Krankheit, deren Hauptmerkmale Gedächtnisstörungen, Verwirrtheit und Orientierungsstörungen sind und die über kurz oder lang zu völliger Hilfs- und Pflegebedürftigkeit

21

führt. Den Krankheitsphasen „leichte Demenz, mittelschwere und schwere Demenz" wird im Schnitt jeweils ein Zeitraum von etwa 3 Jahren zugeordnet, sodass die Krankheit ab dem Zeitpunkt der sicheren Diagnose gerechnet im Durchschnitt nach ca. 10 Jahren zum Tode führt.

Trotzdem ist ein therapeutischer Nihilismus, der verneint, dass eine Behandlung überhaupt sinnvoll ist, nicht angebracht. Bereits ein Stillstand der Symptome über einen gewissen Zeitraum oder eine Verlangsamung des Fortschreitens der Erkrankung ist angesichts der Schwere des Krankheitsbildes als Behandlungserfolg zu werten. Der Erfolg der medikamentösen Therapie scheint umso größer zu sein, je früher sie begonnen wird und je geringer der Schweregrad der Erkrankung ist. Eine Therapie mit Antidementiva erst in einem weit fortgeschrittenen Stadium der Demenz zu beginnen, ist weitgehend ineffektiv. Heute versucht man, mithilfe eines Behandlungsmodells, das den kombinierten Einsatz von Medikamenten, Bewegungstherapie und Gedächtnistraining vorsieht, das Fortschreiten der Krankheit zu bremsen. Zielvorgaben für die Therapie sind, die Alltagskompetenz und Lebensqualität zu erhalten und die Pflegebedürftigkeit so lange wie möglich hinauszuzögern.

Derzeit sind **Acetylcholinesterasehemmer**, der NMDA-Antagonist **Memantin** und das Phytopharmakon **Ginkgo biloba** zur Behandlung der Alzheimer-Demenz zugelassen. Neuere klinische Studien sprechen aber auch für eine Wirksamkeit bei vaskulärer Demenz und bei Demenz im Rahmen der Parkinson-Erkrankung.

Alle Antidementiva sollten einschleichend in der höchsten zugelassenen oder verträglichen Dosierung angewandt werden. Die Wirkung der Acetylcholinesterasehemmer tritt verzögert über Wochen ein, Memantin wirkt ohne Verzögerung. In ❏ Tab. 21.2 werden Dosierung und Einnahmehinweise zu den Antidementiva vergleichend dargestellt.

Die Behandlung sollte über einen ausreichend langen Zeitraum durchgeführt werden, in der Regel mindestens 3–6 Monate. Gerade im Hinblick auf die Compliance des Patienten und seiner Angehörigen ist eine Aufklärung über diesen Punkt besonders wichtig. Lässt sich nach dieser Zeit keine Wirkung erkennen, sollte die Gabe des Medikaments beendet oder eventuell ein Versuch mit einer anderen Substanz, möglichst mit einem anderen Wirkmechanismus, begonnen werden. Bei erfolgreicher Therapie sollte ein Monitoring entsprechender Parameter in halbjährlichen Abständen erfolgen. Eine

❏ **Tab. 21.2**   Antidementiva: Dosierung und Einnahmehinweise

	Donepezil (Aricept)	Rivastigmin (Exelon)	Galantamin (Reminyl)	Memantin (Axura, Ebixa)
Dosierung	Zu Beginn 1 × 5 mg; frühestens nach 1 Monat, falls notwendig, auf 1 × 10 mg steigern	Zu Beginn 2 × 1,5 mg, dann alle 2 Wochen um 2 × 1,5 mg steigern bis max. 2 × 6 mg	Zu Beginn 1 × 8 mg, dann alle 4 Wochen um 1 × 8 mg steigern bis max. 24 mg	Zu Beginn 1 × 5 mg, dann wöchentliche Erhöhung um jeweils 5 mg bis zur Erhaltungsdosis von 20 mg
Einnahmezeitpunkt	Dosis 1-mal tgl. abends kurz vor dem Schlafengehen einnehmen	Dosis 2-mal tgl. mit dem Frühstück und dem Abendessen einnehmen; bzw. 1 Pflaster 4,6 mg/Tag über 4 Wochen, dann Steigerung auf 1 Pflaster 9,5 mg/Tag	Dosis 1-mal tgl. mit dem Frühstück einnehmen	Dosis 1-mal tgl., jeweils zur gleichen Zeit

ausbleibende Verschlechterung des kognitiven Leistungsniveaus ist als Therapieerfolg zu bewerten.

In Anbetracht des zunehmenden Stellenwerts der Gerontopsychiatrie kommt der Forschung und Entwicklung neuer, wirksamer Antidementiva in Zukunft große Bedeutung zu.

Auch die Prävention (vorbeugende Behandlung) der Alzheimer-Demenz ist Grundlage zahlreicher Untersuchungen. Aktuell richtet sich die Aufmerksamkeit insbesondere auf Studien zur Erprobung eines Impfstoffes; auch Untersuchungen zu Cholesterinsynthesehemmern und Entzündungshemmern sind weitere Ansätze.

Mittel gegen das Altern?
Antidementiva werden gelegentlich mit sog. **Geriatrika** verwechselt. Darunter versteht man Arzneimittel, die zur Vorbeugung und Behandlung einer verminderten körperlichen und psychischen Leistungsfähigkeit im Alter dienen sollen. Dazu gehören etliche Phytopharmaka wie Ginseng oder Knoblauch, chemische Verbindungen wie Procain oder Lezithin, Vitamine und Spurenelemente. Typische Geriatrika sind häufig Kombinationspräparate, die pflanzliche und chemische Stoffe zusammen mit einer Palette von Vitaminen und Spurenelementen enthalten. Allen diesen Präparaten ist gemeinsam, dass im wissenschaftlichen Sinne bisher kein Nachweis für ihren therapeutischen Wert gegen das Altern erbracht wurde. Abgesehen davon ist wohl generell anzuzweifeln, ob eine Beeinflussung des sehr wahrscheinlich genetisch determinierten Alterns eines Individuums überhaupt möglich ist.

21.5 Unerwünschte Wirkungen/ Nebenwirkungen

- **Acetylcholinesterasehemmer**
Alle 3 Acetylcholinesterasehemmer zeigen ein ähnliches Nebenwirkungsprofil. Am häufigsten sind Übelkeit, Erbrechen, Durchfall, Appetitlosigkeit und Schwindel. Die gastrointestinalen Nebenwirkungen sind in der Aufdosierungsphase häufiger als unter Erhaltungsmedikation. Es können auch neuropsychiatrische Symptome wie Schlaflosigkeit, Agitiertheit und aggressives Verhalten auftreten, die sich nach Dosisreduktion bzw. Absetzen zumeist zurückbilden.

- **Memantin**
Zum Nebenwirkungsprofil von Memantin zählen vor allem Unruhe, Schlaflosigkeit, Schwindel, Kopfschmerzen und Obstipation. Am häufigsten im Vergleich zu Plazebo treten Unruhezustände auf.

- **Ginkgo-Extrakte**
Sie zeigen nur eine sehr geringe Inzidenz von Nebenwirkungen. Zu beachten ist eine mögliche erhöhte Blutungsneigung wegen der Hemmung der Thrombozytenaggregation.

21.6 Gegenanzeigen

- **Acetylcholinesterasehemmer**
Alle 3 Substanzen sollten bei schwerer Leberinsuffizienz nicht zum Einsatz kommen. Galantamin ist zusätzlich auch bei schweren Nierenfunktionsstörungen kontraindiziert.

- **Memantin**
Memantin sollte bei Patienten mit Krampfanfällen oder Halluzinationen in der Anamnese zurückhaltend eingesetzt werden.

21.7 Wichtige Wechselwirkungen

- **Acetylcholinesterasehemmer**
Vorsicht bei der Gabe von Medikamenten, die die Herzfrequenz herabsetzen (Cave: insbesondere Betablocker). Acetylcholinesterasehemmer können die Wirkung von Muskelrelaxanzien vom Succinylcholintyp herabsetzen. Cholinomimetika (wie z. B. Neostigmin, Pyridostigmin) können sich bei Kombination mit Acetylcholinesterasehemmern gegenseitig in Wirkungen und Nebenwirkungen verstärken, mit Anticholinergika kommt es dagegen zu wechselseitiger Abschwächung. Bei Antipsychotika kann es durch die cholinerge Wirkung der Acetylcholinesterasehemmer zu einer Verstärkung antipsychotikainduzierter extrapyramidaler Syndrome (EPS) kommen.

- **Memantin**
Cave: gemeinsame Anwendung mit anderen NMDA-Antagonisten wie Amantadin, Ketamin, Dextromethorphan. Es kann zu potenziell

21

verstärkten zentralen Nebenwirkungen kommen. In Kombination mit Antikoagulanzien wurde in Einzelfällen von erhöhten INR-Werten berichtet. Eine engmaschige Überwachung ist ratsam.

- **Ginkgo biloba**

Bei Kombination von Ginkgo mit Gerinnungshemmern kann es zu Blutungen kommen. Eine verstärkte Überwachung im Hinblick auf entsprechende Effekte ist empfehlenswert.

21.8 Pflegerische Aspekte

Die Hauptsymptome der Demenzerkrankung, etwa die Beeinträchtigungen der Alltagskompetenz, können gut durch Antidementiva beeinflusst werden.

Gerade zu Beginn der Erkrankung kommt es häufig zusätzlich zu depressiven Verstimmungen, die durch die Wahrnehmung der eigenen Defizite verursacht werden. Eine Behandlung mit Antidepressiva (▶ Kap. 16) kann dann sinnvoll sein. Schwierig ist oft auch die Abgrenzung der Demenz zu einer Depression.

> **❯** Schlafstörungen, Ängste und Unruhe sind häufige Symptome der Demenz, die oft durch Desorientiertheit und Wahrnehmungsprobleme ausgelöst werden. Aber auch traumatische Erlebnisse, Schmerzen, Sprachstörungen oder Hunger können Unruhe verursachen, sodass die Behandlung dieser Probleme sich nicht auf die sofortige Gabe von sedierenden Medikamenten fokussieren sollte.

Neben Analgetika, dem Angebot von Zwischenmahlzeiten, Toilettengängen, Gesprächen und Zuwendung werden verschiedene demenzspezifische Therapien eingesetzt, um den Einsatz von Psychopharmaka auf ein Minimum zu reduzieren oder besser komplett zu vermeiden.

21.8.1 Herausforderndes Verhalten

Besonders belastend für das soziale Umfeld sind sog. herausfordernde Verhaltensweisen. Dazu

gehört eine Vielzahl von unterschiedlichen Auffälligkeiten, die vom Umfeld des Betroffenen als Herausforderung betrachtet werden und üblicherweise auch eine Reaktion hervorrufen.

Herausfordernde Verhaltensweisen
- Jammern
- Schreien, Rufen
- Weinen
- Schweigen
- Schlagen
- Beißen
- Spucken
- Kratzen
- Zielloses Umhergehen
- Gezieltes Umherlaufen
- Nächtliches Gehen
- Ständiges Wiederholen von bestimmten Handlungen
- Hin- oder Weglaufen
- Verfolgen und dergleichen mehr

Verständlicherweise ist das Auftreten derartiger Verhaltensweisen für die Umgebung irritierend und kann zum einen dazu führen, dass der Betroffene Ablehnung erfährt, oder zum anderen bewirken, dass eine Medikation mit beruhigenden Präparaten als Lösung und Entlastung betrachtet wird.

> **❯** Beide Möglichkeiten können allerdings auch dazu führen, dass sich das herausfordernde Verhalten sogar noch verstärkt.

Etliche Studien haben sich mit unangemessenen Verhaltensweisen beschäftigt, um Gründe dafür zu finden und daraus mögliche Handlungsmöglichkeiten und angemessene Maßnahmen abzuleiten. Verschiedene Ergebnisse werden in den folgenden Abschnitten erläutert.

21.8.2 Expertenstandard „Beziehungsgestaltung in der Pflege von Menschen mit Demenz"

Im Jahr 2017 wurde vom DNQP (Deutsches Netzwerk für Qualitätssicherung in der Pflege) der Expertenstandard „Beziehungsgestaltung in der Pflege von Menschen mit Demenz" erstellt und 2018 modellhaft implementiert. Im März 2019 erfolgte die Veröffentlichung, sodass der Standard nun für alle Einrichtungen in der Pflege verpflichtend umzusetzen ist. Dabei sollen folgende Punkte berücksichtigt werden:

Inhalte des Expertenstandards
- Identifikation von Menschen mit Demenz und potenziellen kognitiven Beeinträchtigungen
- Beziehungsgestaltung
- Planung geeigneter personzentrierter Maßnahmen
- Information, Beratung und Schulung von Betroffenen und Bezugspersonen
- Gestaltung eines geeigneten Milieus
- Angebot von Orientierungshilfen
- Einsatz spezieller Interventionen, etwa Musik, Puppen, Stofftiere
- Bildung einer Verstehenshypothese, z. B. in Fallbesprechungen
- Evaluation

Die Umsetzung des Standards soll in einem Konzept und einer Verfahrensanweisung festgehalten werden, dabei ist vor allem die Zusammenarbeit in einem multiprofessionellen Team zu berücksichtigen.

Durch eine geeignete Beziehungsgestaltung und den Versuch, die Ursache und die Funktion von herausforderndem Verhalten zu verstehen, können sedierende Medikamente oft komplett vermieden werden.

21.8.3 Alternativen

Bevor es zu einer Medikation mit Psychopharmaka kommt, stehen eine Vielzahl von alternativen Verfahren zur Verfügung. Dabei gilt folgender Grundsatz:

> Der erste Schritt ist immer das Abwägen zwischen den beiden Fragestellungen: „Welche Gefahren entstehen für den Betroffenen, wenn keine Psychophar-

maka verabreicht werden?" und „Welche Gefahren entstehen für den Betroffenen durch die Medikation?"

In diesem Abschnitt werden zunächst therapeutische Verfahren vorgestellt, die der S3-Leitlinie „Demenzen" der DGPPN entnommen sind, anschließend werden weitere nichtmedikamentöse Verfahren beschrieben, die dazu beitragen können, eine Verordnung zu verhindern bzw. im Falle einer Medikation dazu beitragen können, dass für den Betroffenen keine Gefahren entstehen oder diese möglichst schnell erkannt werden.

21.8.4 S3-Leitlinie „Demenzen"

Die Deutsche Gesellschaft für Psychiatrie, Psychotherapie und Nervenheilkunde (DGPPN), die Deutsche Gesellschaft für Neurologie (DGN) und weitere Fachgesellschaften haben in Zusammenarbeit mit der Deutschen Alzheimer Gesellschaft e.V. – Selbsthilfe Demenz im November 2009 eine Leitlinie zur Behandlung der Demenzen herausgegeben. Neben der Beschreibung der medikamentösen Therapie beinhaltet die Leitlinie zahlreiche Verfahren zur nichtmedikamentösen Behandlung von Menschen mit Demenz.

21.8.4.1 Psychosoziale Interventionen

Dabei handelt es sich um einen sehr wichtigen Bestandteil der Betreuung von dementen Menschen unter Einbezug ihrer Angehörigen, da diese im Alltag eine wichtige Rolle spielen. Zum Einsatz kommen beispielsweise zum einen psychotherapeutische Verfahren, die angewendet werden, um eine Depression beim Erkrankten zu behandeln, zum anderen verhaltenstherapeutische Verfahren, um die Belastung der pflegenden Angehörigen zu reduzieren.

Kognitive Verfahren

Dabei handelt es sich um verschiedene Methoden des kognitiven Trainings bzw. Interventionen zur Aktivierung kognitiver Funktionen, etwa Gedächtnis, Aufmerksamkeit oder Spra-

21

che. Unter Berücksichtigung des aktuellen Forschungsstandes werden unterschiedliche Methoden eingesetzt:

- Kognitives Training: Übungen zur Verbesserung der kognitiven Funktionen
- Kognitive Stimulation: Anregung kognitiver Fähigkeiten durch Aktivierung und Gespräche
- Kognitive Rehabilitation: Kombination aus den ersten beiden Methoden
- Realitätsorientierungstraining: Verbesserung der Orientierung durch Orientierungshilfen
- Reminiszenz bzw. autobiografische Arbeit: Aktivierung durch emotional positiv besetzte autobiografische Inhalte

Dabei kommen die Trainings- und Rehabilitationsverfahren vor allem zu Beginn der Erkrankung zum Einsatz, die biografieorientierten Methoden können im gesamten Verlauf der Erkrankung eingesetzt werden.

Auch wenn die Effekte des Trainings gering sind, tragen sie zu einer Verbesserung der Alltagsfunktionen bei, bei den anderen Verfahren ist vor allem ein Einfluss auf das Wohlbefinden der Betroffenen erkennbar.

Ergotherapie

Ergotherapie dient der Verbesserung oder dem Erhalt von alltäglichen Aktivitäten mit dem Ziel einer größtmöglichen Autonomie und Selbstständigkeit und dadurch auch der Erhaltung der gesellschaftlichen Teilhabe und der Lebensqualität.

Die Wirksamkeit der Ergotherapie konnte vor allem im häuslichen Umfeld der Betroffenen beobachtet werden und vor allem dann, wenn Angehörige oder Bezugspersonen in die Behandlung mit einbezogen werden.

Körperliche Aktivität

Die körperliche Aktivierung beeinflusst nicht nur die Beweglichkeit und den Gleichgewichtssinn, sie hat auch Auswirkungen auf kognitive Fähigkeiten, auf Alltagsfunktionen, auf das Schlafverhalten, auf das Verhalten im Allge-

meinen und auf die Ausprägung einer depressiven Stimmungslage.

Dabei spielt es keine Rolle, welche Art der körperlichen Aktivierung zum Einsatz kommt, vielmehr sollte sich das Angebot an den individuellen Vorlieben des Betroffenen orientieren.

> **Praxistipp**
>
> Sportliche Aktivitäten, die der Betroffene früher regelmäßig ausgeübt hat, können jederzeit abgerufen werden. Wer immer gern getanzt hat, kann durch Tanzen aktiviert werden, der passionierte Radfahrer fühlt sich auch im Verlauf der Demenz auf dem Fahrrad wohl und Betroffene, die früher regelmäßig schwimmen gegangen sind, werden dies auch mit einer fortgeschrittenen Demenz noch mit Vergnügen machen.

Künstlerische Therapien

Bei diesen Therapieformen werden Ressourcen aktiviert, die unabhängig von der Sprachfähigkeit des Betroffenen vorhanden sind. Menschen mit Demenz profitieren von der Möglichkeit, auf nonverbaler Ebene aktiviert zu werden und dadurch die Wahrnehmung und andere Ressourcen zu stärken.

Die häufigsten Formen der künstlerischen Therapien können sowohl im stationären als auch im ambulanten Bereich eingesetzt werden.

▪ Musiktherapie

Der Vorteil der Musiktherapie ist die Möglichkeit, biografische Elemente in der Therapie zu berücksichtigen. Dabei kann entweder Musik aus der Vergangenheit des Betroffenen vorgespielt werden und dadurch das Wohlbefinden gesteigert und Aggressionen reduziert werden oder der demente Mensch bekommt die Möglichkeit, selbst Musik zu machen, indem ihm verschiedene Instrumente angeboten werden.

Auch das Singen ist ein Bestandteil der Musiktherapie, da es nachgewiesenermaßen das Wohlbefinden steigert. Ohne Aufwand kann alleine oder in einer Gruppe gesungen werden.

■ Kunsttherapie

Auch wenn die Studienlage nicht eindeutig ist, kann man davon ausgehen, dass ein Teil der Betroffenen von der Kunsttherapie profitiert. Die Möglichkeit, durch Kreativität und verschiedene Materialien die eigenen Gefühle zum Ausdruck zu bringen, ohne kommunizieren zum müssen, ist für manche Betroffene hilfreich.

Ein weiterer Vorteil der Kunsttherapie ist, dass das dabei entstehende Produkt für ein positives Feedback sorgen kann und man außerdem die Möglichkeit hat, darüber ins Gespräch zu kommen.

■ Tanztherapie

Durch Initiativen wie „Wir tanzen wieder" und die spezifische Weiterbildung von Tanzlehrern hat sich die Tanztherapie in einigen Regionen bereits etabliert. Zum einen konnte festgestellt werden, dass auch Menschen, die nicht mehr gut gehen können oder gar im Rollstuhl sitzen, dennoch tanzen können und Freude an der Bewegung empfinden. Zum anderen werden mittlerweile auch Tanzveranstaltungen für Menschen mit Demenz und deren Angehörige angeboten, von denen beide Gruppen profitieren, da sie dadurch aus dem oft „festgefahrenen" Pflegealltag ausbrechen können und gemeinsam ein positives Erlebnis teilen.

■ Theatertherapie

Die Theatertherapie ist noch nicht sehr verbreitet, sodass es bisher auch keine eindeutigen Ergebnisse zum Nutzen dieser Therapieform gibt. Dennoch können damit sicherlich einige Betroffene emotional erreicht werden, insbesondere dann, wenn es in der Biografie schon einen eindeutigen Bezug zum Theater gab. Manche Menschen profitieren auch von dem Gefühl, einer Gruppe anzugehören.

Sensorische Verfahren

Darunter werden alle Interventionen zusammengefasst, die die gezielte Aktivierung von Sinnesorganen beinhalten. Auch hier sind kommunikative Fähigkeiten keine Voraussetzung, jedoch sollte der Betroffene keine Einschränkungen des Hörens, des Riechens bzw. Veränderungen des taktilen Empfindens haben.

■ Aromatherapie

Die Beeinflussung des Wohlbefindens durch Gerüche ist bei vielen Menschen möglich. Auch hier ist es von Vorteil, biografische Kenntnisse über Vorlieben und Abneigungen des Betroffenen zu erheben.

■ Snoezelen

Beim Snoezelen handelt sich um ein multisensorisches Verfahren, bei dem gleichzeitig mehrere Sinne angesprochen werden. Snoezelen ist ein Kunstwort aus dem Niederländischen, das sich aus den Begriffen „snuffelen" (schnüffeln) und „doezelen" (dösen) zusammensetzt. Es wurde in den 1970 er-Jahren in den Niederlanden in Einrichtungen für schwer behinderte Menschen entwickelt. Hinter Snoezelen steht ein multifunktionales Konzept: In einem ansprechend gestalteten Raum werden über Licht-, Klang- und Tonelemente, Aromen und Musik Sinnesempfindungen ausgelöst. Diese wirken auf die verschiedensten Wahrnehmungsbereiche nach Bedarf entspannend, aber auch aktivierend.

Viele stationäre Einrichtungen hatten Snoezelen-Räume eingerichtet, was durch die technische Ausstattung mit einem Wasserbett und einem Projektor relativ kostspielig war. Man stellte dann jedoch fest, dass die Räume nicht von allen Betroffenen in Anspruch genommen wurden.

> ❯ Demente Menschen haben oftmals Ängste, Snoezelen-Räume zu betreten. Alternativ werden heute oft sog. Sinnesecken oder mobile Einheiten zum Snoezelen genutzt.

Massagen

Massagen und körperliche Berührungen haben einen nachweislich beruhigenden Effekt und dienen in diesem Fall als Kommunikationsmittel. Dabei ist jedoch zu berücksichtigen,

21

dass das individuelle Empfinden von Nähe und Distanz eines jeden Betroffenen variabel ist.

Berührungen sind im Umgang mit dementen Menschen immer ein wichtiges Element. Es ist allerdings zu bedenken, dass die Berührung für beide Interaktionspartner angenehm oder unangenehm sein kann.

> ❗ Berührungen dürfen bei dementen oder psychisch veränderten Menschen niemals unangekündigt bzw. unvorbereitet stattfinden.

Einige Demenzerkrankte reagieren abwehrend oder gar aggressiv, wenn sie unvorbereitet angefasst werden.

Demente Menschen können häufig die Person, die ihnen gegenübersteht, nicht einordnen und fühlen sich bedroht, wenn eine ihnen fremde Person sie unangekündigt berührt. Alltägliche und sozial akzeptierte Körperkontakte, etwa Händeschütteln zur Begrüßung oder jemanden anerkennend auf die Schulter klopfen, werden normalerweise toleriert.

Praxistipp

Rumpfferne Berührungen werden besser toleriert als rumpfnahe Körperkontakte!

Bei ungewünschten Körperkontakten kommt es jedoch häufig zu Abwehrreaktionen durch den Betroffenen, die sich in Schreien, Schlagen oder Weglaufen zeigen. Dazu zählt beispielsweise das unvorhersehbare In-den-Arm-Nehmen oder das Streicheln im Gesicht.

Bei allen körperlichen Kontakten muss immer berücksichtigt werden, dass die Maßnahmen für den Betroffenen nicht als Bedrohung empfunden werden.

Lichttherapie

Helles Licht soll bei dementen Menschen einen positiven Einfluss auf Verhalten, Wohlbefinden und den Schlaf-Wach-Rhythmus haben.

Die Studienlage ist diesbezüglich jedoch nicht eindeutig, sodass eine Empfehlung in der S3-Leitlinie nicht ausgesprochen wird.

21.8.4.2 Psychosoziale Interventionen bei spezieller Indikation

Vor allem bei psychischen und Verhaltenssymptomen kommen psychosoziale Interventionen zum Einsatz.

Mögliche Interventionen:
- Patientenzentriertes Verhaltensmanagement
- Schulungsprogramme für Mitarbeiter in Pflegeeinrichtungen
- Angehörigenedukation
- Kognitive Stimulation

Die Leitlinie führt an dieser Stelle auch die Rahmenempfehlungen des Bundesministeriums für Gesundheit (BMG) im Bereich der stationären Pflege für den Umgang mit psychischen und Verhaltenssymptomen bei Demenzerkrankten auf.

Übersicht über die Inhalte der Rahmenempfehlung des BMG:
- Verstehende Diagnostik zur Identifizierung von Bedingungsfaktoren
- Einsatz von Assessment-Instrumenten zur systematischen Aufdeckung und Dokumentation von herausforderndem Verhalten
- Validierendes Verhalten
- Erinnerungspflege
- Basale Stimulation, Snoezelen, körperliche Berührung
- Bewegungsförderung
- Handeln in Krisensituationen mit Selbst- und Fremdgefährdung

Verbesserung der Nahrungsaufnahme

Für den Bereich Ernährung werden zahlreiche Maßnahmen beschrieben, die dazu beitragen können, einen Gewichtsverlust zu verhindern. An dieser Stelle findet lediglich eine Aufzählung der möglichen Interventionen statt, da die geeigneten Maßnahmen im individuellen Fall variabel sind.

Mögliche Maßnahmen zur Verbesserung der Nahrungsaufnahme
- Gewichtskontrollen
- Hochkalorische Nahrungsmittel
- Schulung von Angehörigen
- Positive Verstärkung während der Mahlzeiten, verbale Aufforderung
- Familienähnliche Essenssituation
- Visuelle Kontraste der Nahrungsmittel
- Behandlung von Schluckstörungen
- Einsatz von Hilfsmitteln
- „Führen" beim Essen statt das Essen anzureichen
- Kooperation mit Logopäden
- Angebot von Nahrung mit appetitanregendem Charakter
- Angebot von Nahrungsmitteln, die gut schluckfähig sind

Verbesserung des Schlafrhythmus

Die wichtigste Maßnahme zur Verbesserung eines angemessenen Tag-Nacht-Rhythmus sind Aktivierungsangebote im Tagesverlauf, wobei in der Leitlinie angeführt wird, dass diese Angebote über etwa 1–2 Stunden pro Tag stattfinden sollen. Dabei ist jedoch zu bedenken, dass der Zeitrahmen von den individuellen Bedürfnissen des Betroffenen geprägt wird. Bei Fortschreiten der Demenz mit kürzeren Phasen von Konzentration und Ausdauer sollten die Angebote entsprechend in kürzere Intervalle aufgeteilt werden, beispielsweise im Rahmen der 10-Minuten-Aktivierung.

Entlastung pflegender Angehöriger

Hilfreich sind alle Maßnahmen, die dazu beitragen, Angehörige aufzuklären, zu unterstützen, zu entlasten, zu beraten oder psychotherapeutisch zu betreuen. Besonders effektiv sind aufsuchende oder telefonbasierte Interventionen, da viele Angehörige ihren Betroffenen nicht alleine lassen möchten. Auch Internetangebote werden zunehmend genutzt.

Praxistipp

Sämtliche Interventionen zur Vermeidung einer Psychopharmakamedikation sind nur dann erfolgreich, wenn auch die Angehörigen in die Maßnahmen einbezogen werden

In der Leitlinie wurden bereits sensorische Interventionen zur basalen Stimulation angeführt, die im Folgenden noch mit alltäglichen Beispielen ergänzt werden.

21.8.5 Einsatz von Reizen

Bei einer sehr schweren Demenz ist das Ziel der Beschäftigung vor allem das Wohlbefinden des Betroffenen. Demenzerkrankte, die unter einer Reizarmut leiden, da sie Reize kaum noch aufnehmen oder verarbeiten können, sollten eine Behandlung erhalten, bei der Reize gezielt eingesetzt werden.

Menschen, die unter einer Reizverarmung leiden, versuchen sich selbst durch immer wiederkehrende Handlungen Reize zuzuführen. Diese Handlungen sind für die Umwelt meist störend und belastend.

Ersatzhandlungen
- Bestreichen von Flächen, etwa dem Tisch
- Klopfen, etwa auf den Tisch, auch mit Gegenständen
- Kontinuierliches Rufen von Worten oder Satzteilen
- Umherwandern
- Kaubewegungen
- Selbstgespräche
- Halluzinationen
- Jammern
- Schreien

Der gezielte Einsatz von Reizen, etwa bei der Aromatherapie, ermöglicht es, Ersatzhandlungen

21

zu reduzieren. Reize aus allen Bereichen der Sinneswahrnehmung können eingesetzt werden.

> **Praxistipp**
>
> Werden dem Demenzerkrankten andere Reize angeboten, sind die Ersatzhandlungen nicht mehr erforderlich. Das Jammern oder Schreien löst eine Vibration des Brustkorbs aus und kann deshalb als Ersatzhandlung für taktile Reize betrachtet und deshalb oft durch Berührungsreize reduziert werden.

- **Optische Reize**

Das Betrachten von Fotoalben, Bildern oder Erinnerungsalben ist ein positiver Reiz, der das Auftreten von Ersatzhandlungen reduziert. Der Einsatz von optischen Reizen ist zeitlich begrenzt und kann deshalb mit anderen Reizen kombiniert werden.

- **Akustische Reize**

Zu den akustischen Reizen, die der Reizverarmung entgegenwirken, zählt jede Art von Musik und Gesang. Auch Vorlesen und Gespräche stellen akustische Reize dar, die bei Demenzerkrankten eine vorübergehende Beruhigung bewirken können, aber nicht müssen.

> **Praxistipp**
>
> Wichtig ist immer die Beobachtung, wie der Betroffene auf den angebotenen Reiz reagiert. Dabei spielt auch der Musikgeschmack eine große Rolle.

- **Berührungsreize**

Berührungsreize können problemlos in verschiedene Situationen integriert werden. Das Berühren, Beklopfen, Streicheln und Massieren von rumpffernen Körperteilen trägt häufig zur Beruhigung des Betroffenen bei.

Demenzerkrankte können auch von sich aus Gegenstände berühren, dabei sollten ihnen verschiedene Gegenstände angeboten werden, die man gut in die Hand nehmen kann und die sich gut anfühlen.

> **Praxistipp**
>
> Bohnenkiste: Eine Kiste, gefüllt mit getrockneten Bohnen und kleinen Gegenständen, etwa Murmeln, Knöpfen und Perlen, lädt ein zum Fühlen, Tasten und Suchen.

- **Geruchsreize**

Gerüche wecken häufig Assoziationen zu vergangenen Erlebnissen und tragen zum Wohlbefinden bei, wenn der Geruch als angenehm empfunden wird. Kochgerüche wirken beispielsweise appetitanregend. Geruchsreize können aus allen Bereichen des Lebens eingesetzt werden.

> **Praxistipp**
>
> Mögliche Geruchsreize:
> - Kräuter und Gewürze
> - Obst, duftende Lebensmittel
> - Düfte aus der Natur, etwa Blumen, Laub, Holz
> - Seife, Parfüm
> - Duftöle
> - Massageöle

- **Geschmacksreize**

Geschmacksreize werden nicht nur beim Essen und Trinken aufgenommen, sie können auch gezielt zur Reduktion von Ersatzhandlungen oder zur Anregung des Appetits eingesetzt werden. Geschmacksreize können auch bei Abwehr, etwa beim Verweigern der Körperpflege hilfreich sein.

> **Praxistipp**
>
> Dabei sollte bedacht werden, dass demente Menschen den süßen Geschmack meistens, aber nicht immer, bevorzugen.

21.8.6 Weitere Maßnahmen

- **Biografiearbeit**

Eine wichtige Maßnahme ist die biografieorientierte Beschäftigung. Die Angebote nehmen Bezug auf die Biografie des Betroffenen und greifen frühere Kenntnisse und Vorlieben wieder auf. Da das Altgedächtnis länger erhalten bleibt, können Demenzerkrankte solche Fähigkeiten problemlos abrufen und sind in diesem Bereich Experte, was das Selbstwertgefühl steigert.

Zu diesem Zweck hat die Alzheimer Gesellschaft Baden-Württemberg e. V einen Biografiebogen entwickelt, der auf der Homepage (▶ https://www.alzheimer-bw.de/fileadmin/AGBW_Medien/Dokumente/Nachlesen/2010/Biografiebogen.pdf) heruntergeladen werden kann. Betroffene können zu Beginn der Erkrankung den Bogen selbst ausfüllen, wenn dies nicht möglich ist, sollten Angehörige oder Bezugspersonen die Informationen festhalten, damit der Betroffene im Verlauf der Erkrankung davon profitieren kann.

Im Rahmen dieses Buches können die folgenden Maßnahmen nur kurz angerissen werden:

- **Alltagstraining**

Im sog. Alltagstraining werden alltägliche Aufgaben, etwa aus den Bereichen Körperpflege, Hauswirtschaft oder Ernährung gemeinsam mit dem Betroffenen durchgeführt.

Trainingsmöglichkeiten sind u. a. Ankleiden, Betten machen, Mahlzeiten zubereiten, Einkaufen, Wäsche waschen, Bügeln oder Gartenarbeit.

- **Tagesstruktur**

Demente Menschen kommen im Alltag besser zurecht, wenn Sie sich auf bestimmte Aktivitäten vorbereiten können. Deshalb ist eine individuelle, regelmäßige Tagesstruktur sinnvoll, um die Betroffenen durch immer wiederkehrende Rituale zu unterstützen und ihnen den Tagesablauf zu erleichtern.

- **Milieugestaltung und Orientierungshilfen**

Zur Verbesserung des Wohlbefindens von demenzerkrankten Menschen muss sich die Umgebung an die Bedürfnisse des Betroffenen anpassen, da dieser nicht mehr in der Lage ist, sich an die Umgebung anzupassen (sog. Milieugestaltung). Hierzu gehört auch die Unterstützung durch sog. Orientierungshilfen, die sowohl die räumliche als auch zeitliche Orientierung erleichtern helfen sollen.

Psychostimulanzien

© Springer-Verlag GmbH Deutschland, ein Teil von Springer Nature 2019
O. Dietmaier et al., *Pflegewissen Psychopharmaka*, https://doi.org/10.1007/978-3-662-58427-9_22

22

22.1 Einteilung

Psychostimulanzien sind Medikamente, die die psychische Aktivität (vorübergehend) steigern können. Diese Substanzen wirken kurzzeitig leistungs- und konzentrationsstimulierend; mit ihrer Hilfe können Erschöpfungszustände oder Gefühle der Müdigkeit überbrückt werden. Haupteinsatzgebiet der Psychostimulanzien ist die Behandlung der Aufmerksamkeitsdefizit-/ Hyperaktivitätsstörung (ADHS) bei Kindern, Jugendlichen und Erwachsenen. Teilweise werden sie auch zur Therapie der Narkolepsie verwendet. Da einige von ihnen das Hungergefühl unterdrücken, werden sie auch als **Appetitzügler** verwendet. In höheren Dosen können sie euphorische Zustände erzeugen.

Die Gruppe der Psychostimulanzien bildet keine einheitliche Substanzklasse. Koffein, Alkohol (in niedrigen Dosen) und Nikotin als sozial tolerierte sog. Genussgifte sind hier ebenso zu nennen wie die heutige „Modedroge" Kokain. Die meisten Medikamente dieser Substanzklasse leiten sich vom **Amphetamin** ab, wobei die Leitsubstanz Methylphenidat ist.

Derzeit sind als Psychostimulanzien in Deutschland verfügbar:
- Methylphenidat
- Modafinil
- Dexamfetamin
- Lisdexamfetamin

Die beiden Substanzen Atomoxetin und Guanfacin sind genaugenommen keine Psychostimulanzien, werden aber ebenfalls in der ADHS-Therapie eingesetzt.

22.2 Präparateübersicht

❏ Tab. 22.1 zeigt eine Übersicht der zurzeit im Handel erhältlichen Psychostimulanzien bzw. ADHS-Therapeutika inklusive des üblichen Dosierungsbereiches. Die Substanzen sind in alphabetischer Reihenfolge aufgelistet.

❏ **Tab. 22.1**   Im Handel erhältliche Psychostimulanzien bzw. ADHS-Therapeutika

Freiname (INN)	Handelsname (Beispiel)	Substanzklasse	Dosierung (mg/Tag)
D,L-Amfetamin	Nur als Rezeptursubstanz verfügbar	Amphetamin	0,5 mg/kg KG initial
Atomoxetin	Strattera	Selektiver Noradrenalin-Wiederaufnahmehemmer, ADHS-Therapeutikum	0,5 mg/kg KG initial / 40–100
Dexamfetamin	Attentin	Amphetaminderivat	5–20, bis max. 40
Guanfacin	Intuniv	Antihypertonikum, ADHS-Therapeutikum	1–7
Lisdexamfetamin	Elvanse	Amphetaminderivat	30–70
Methylphenidat	Ritalin	Amphetaminderivat	10–60
Modafinil	Vigil	Psychostimulanzien	200–400 (bei Narkolepsie)

22.3 Pharmakologische Wirkung

■ **Amphetamin/Dexamfetamin/Lisdexamfetamin**

Amphetamin selbst ist in Deutschland nicht als Fertigarzneimittel verfügbar, jedoch die Amphetaminderivate Dexamfetamin und Lisdexamfetamin. Lisdexamfetamin ist ein sog. Prodrug, d. h., dass es selbst pharmakologisch inaktiv ist, jedoch nach Einnahme zum wirksamen Dexamfetamin umgewandelt wird. Die Amphetamine sind indirekt wirkende Sympathomimetika und führen über eine erhöhte Freisetzung von Noradrenalin zu einer verstärkten Aktivität des Sympathikus.

■ **Guanfacin**

Guanfacin ist ein selektiver, zentral wirksamer adrenerger Alpha-2-Agonist. Über diesen Mechanismus soll eine erhöhte noradrenerge Aktivität an zentralen Synapsen erfolgen. Der genaue Wirkmechanismus von Guanfacin ist nicht vollständig geklärt. Die Substanz wurde bisher als Antihypertonikum eingesetzt, aktuell kommt nun die Verwendung bei ADHS dazu. Guanfacin ist kein Psychostimulans und daher auch nicht BtM-pflichtig.

■ **Methylphenidat**

Methylphenidat bewirkt eine reversible Blockade des Dopamintransporters und mit geringerer Affinität auch des Noradrenalin- und Serotonintransporters. Dies hat eine deutliche Erhöhung des extrazellulären Dopamins vor allem im Striatum zur Folge. Die Substanz zeichnet sich durch rasch einsetzende Wirkung (nach ca. 30–60 min), kurze Halbwertszeit von ca. 2,5 h und entsprechend kurze Wirkdauer aus. Es gibt auch retardierte Methylphenidatformulierungen (u. a. Ritalin LA, Medikinet retard, Concerta), die eine Wirkung bis in den Nachmittag hinein garantieren und die erneute Einnahme des Präparates z. B. während der Unterrichtszeiten in der Schule nicht mehr notwendig machen. Mittlerweile sind auch verschiedene Präparate für die Behandlung von ADHS im Erwachsenenalter zugelassen worden.

■ **Atomoxetin**

Das ursprünglich als Antidepressivum konzipierte Atomoxetin ähnelt in seiner Struktur dem SSRI Fluoxetin, es besitzt keine direkte Wirkung auf den Dopamintransporter, sondern agiert präsynaptisch als selektiver Noradrenalin-Wiederaufnahmehemmer. Indirekt beeinflusst es dadurch auch die Dopaminaktivität im präfrontalen Kortex (Frontalhirn). Atomoxetin ist nicht zu der Gruppe der Psychostimulanzien vom Amphetamintyp zu zählen und nicht BtM-pflichtig. Die maximale Plasmakonzentration wird nach 1–2 h erreicht, die Bioverfügbarkeit liegt bei 63–94 %, die Halbwertszeit bei ca. 4–21 h je nach Stoffwechselaktivität. Der Wirkungseintritt ist wie bei Antidepressiva verzögert und tritt erst nach ca. 2–3 Wochen Therapiedauer ein.

■ **Modafinil**

Die Substanz unterscheidet sich chemisch und pharmakologisch von den amphetaminartigen Substanzen vom Typ des Methylphenidat. Der Wirkmechanismus von Modafinil ist noch nicht vollständig aufgeklärt. Eine Hemmung verschiedener GABAerger Systeme auf der Basis von zentralen alpha-1-adrenergen sowie serotonergen Mechanismen, nicht jedoch des dopaminergen Systems wie bei Amphetaminen wird diskutiert. Die Substanz wird nach oraler Gabe gut, aber langsam resorbiert (aufgenommen). Die maximale Plasmakonzentration wird 2–3 h nach der Einnahme erreicht. Aufgrund der langen Eliminationshalbwertszeit von 10–12 h kann Modafinil 1- oder maximal 2-mal pro Tag appliziert werden.

■ **Sonstige**

Natriumoxybat

Das als Narkolepsie-Therapeutikum zugelassene Natriumoxybat ist kein Psychostimulans und auch kein ADHS-Therapeutikum, sondern ein Narkotikum.

Appetitzügler

Klassische, vom Amphetamin abgeleitete Psychostimulanzien enthalten in ihrem chemischen Gerüst Phenylethylamin, das sich auch

22

in den Neurotransmittern Dopamin und Noradrenalin findet. Medikamente aus dieser Gruppe (Amfepramon, Cathin, Phenylpropanolamin) wirken pharmakodynamisch als indirekte Sympathomimetika und werden als sog. Appetitzügler eingesetzt.

22.4 Grundzüge der Behandlung

- **Methylphenidat**

Die klinisch am besten untersuchte Substanz aus der Gruppe der Stimulanzien ist Methylphenidat (Ritalin, Concerta u. a.). Seine Indikationen sind vor allem ADHS und hyperkinetische Syndrome im Kindesalter. Hier gibt es eine ganze Reihe wissenschaftlich abgesicherter Untersuchungen über seine Wirksamkeit (ca. 70 % Responder). Die Kinder sollen z. B. im Schulunterricht motorisch ruhiger, aufmerksamer und insgesamt leistungsfähiger werden. Eine Suchtgefahr ist für hyperaktive Kinder selbst nach mehrjähriger Stimulanzienbehandlung nicht gegeben. Bei älteren Jugendlichen und Erwachsenen existiert allerdings ein gewisses Risiko der Entwicklung einer Abhängigkeit. Die Substanz unterliegt deshalb dem **Betäubungsmittelgesetz**. Die Methylphenidattherapie wird mit einer niedrigen Dosis begonnen und dann individuell schrittweise erhöht. Nach der Einnahme stellt sich nach ca. 30 min eine Wirkung ein, die ungefähr 2–4 h anhält. Dies ist teilweise problematisch, vor allem beim Schulbesuch von Kindern und Jugendlichen. Wegen der kurzen Halbwertszeit ist eine mehrmals tägliche Einnahme, auch in der Schule, notwendig. Durch die an- und absteigenden Blutspiegelkonzentrationen kommt es zu einer schwankenden Wirkung mit evtl. möglichen überschießenden Reaktionen bezüglich der Impulsivität und des Affekts. Seit der Einführung retardierter Methylphenidatpräparate (z. B. Concerta, Ritalin LA, Medikinet ret., Equasym) ist diese Problematik wesentlich besser in den Griff zu bekommen. Die Wirkdauer liegt je nach Präparat zwischen 6 und 8 h, sodass eine morgendliche Einmalgabe die Schulzeit überbrücken kann. Die Retardpräparate enthalten auch einen Anteil an nichtretardierter Substanz, der die Latenzzeit bis zur Freisetzung des Retardanteils ausgleicht. Für jedes Präparat müssen dabei die unterschiedlichen kinetischen Daten berücksichtigt werden.

- **Atomoxetin**

Es wird gewichtsadaptiert und einschleichend dosiert, die Initialdosis beträgt üblicherweise 0,5 mg/kg KG, die empfohlene Dauerbehandlungsdosis etwa 1,2 mg/kg KG (max. Tagesdosis 100 mg). Nach morgendlicher Einnahme wirkt es über den ganzen Tag. Atomoxetin weist eine Responderrate von ca. 80 % auf. Wichtig ist der Hinweis, dass Atomoxetin, im Gegensatz zu Methylphenidat, das einen sofortigen Wirkungseintritt vorweisen kann, verzögert wirkt. Die volle Wirkung von Atomoxetin tritt erst nach 2–3 Wochen ein.

- **Appetitzügler**

Der Einsatz der Psychostimulanzien als Appetitzügler ist kritisch zu beurteilen. Zum einen nimmt ihre Wirkung bei längerer Anwendung deutlich ab, zum anderen bedeutet ihre Anwendung ein erhebliches Abhängigkeitsrisiko. Auch Nebenwirkungen wie massive Blutdrucksteigerungen sind zu beachten.

- **Modafinil**

Es wird üblicherweise mit 2–4 Tabletten (200–400 mg) täglich dosiert, wobei der Dosisschwerpunkt am Morgen liegt und ab dem Spätnachmittag keine Substanz mehr verabreicht werden sollte. In klinischen Studien erhöhten 200–400 mg Modafinil pro Tag signifikant die Schlaflatenz tagsüber und reduzierten deutlich die exzessive Tagesschläfrigkeit. Allerdings scheint die Wirkung auf die Kataplexie eher gering zu sein. Modafinil ist zur Therapie der Narkolepsie mit und ohne Kataplexie zugelassen. Die Substanz unterliegt in Deutschland neuerdings nicht mehr der Betäubungsmittelverschreibungsverordnung.

- **Natriumoxybat**

Speziell für die Behandlung der Narkolepsie mit Kataplexie ist Natriumoxybat (z. B. Xyrem) zugelassen. Die Substanz besitzt neben der

Wirkung auf die Tagesschläfrigkeit und Kataplexie auch Effekte auf den unterbrochenen Nachtschlaf. Das Medikament wird einschleichend dosiert; z. B. 1,5 g pro Nacht initial, dann Steigerung um jeweils 1,5 g alle 1–2 Wochen, bis das Wirkungsoptimum mit 6–9 g pro Nacht erreicht wird. Natriumoxybat wird gemäß einer ungewöhnlichen Einnahmevorschrift dosiert. Das Mittel wird in 2 gleich großen nächtlichen Dosen eingenommen; die erste Dosis unmittelbar vor dem Schlafengehen, die zweite ca. 2,5–4 h später. Dies bedeutet, dass der Patient aufwachen oder geweckt werden muss, bevor er seinen Schlaf fortsetzen kann.

22.5 Unerwünschte Wirkungen/ Nebenwirkungen

- **Methylphenidat, D,L-Amfetamin, Dexamfetamin, Lisdexamfetamin**

Die häufigsten Nebenwirkungen von Methylphenidat und der Amphetamine sind Schlaflosigkeit bzw. Schlafstörungen und Appetitminderung. Weniger häufig sind Kopfschmerzen, Schwindel, Übelkeit, vegetative Nebenwirkungen wie Tachykardie und psychische Symptome wie Ängstlichkeit oder Depressivität. Neuerdings gibt es Hinweise, dass der Einsatz von Methylphenidat mit einem erhöhten Risiko für Herzrhythmusstörungen sowie auch Blutdruckerhohungen verbunden ist. Eine weitere Nebenwirkung ist die Wachstumsverzögerung: Amphetamine und Methylphenidat können einen signifikant hemmenden Einfluss auf das Längenwachstum ausüben, wenn sie über längere Zeit genommen werden. Aus diesem Grunde sollten bei hyperaktiven Kindern, die Stimulanzien erhalten, das Längenwachstum überwacht und die Dosierung im Einzelfall bei vermindertem Längenwachstum reduziert werden. Es wird allerdings diskutiert, dass der wachstumshemmende Effekt möglicherweise kompensatorisch in medikationsfreien Intervallen wieder ausgeglichen wird. Offensichtlich hat Methylphenidat keine Auswirkungen auf die Endgröße im Erwachsenenalter. Eine Suchtgefahr ist bei hyperaktiven Kindern selbst nach mehrjähriger Behandlung mit Psychostimulanzien nicht gegeben. Bei älteren Jugendlichen und Erwachsenen existiert ein gewisses Risiko der Entwicklung einer Abhängigkeit. Bei ADHS-Patienten sowie unter einer maximalen Tagesdosis von 60 mg scheint dieses allerdings nur gering zu sein.

- **Atomoxetin**

Die häufigsten Nebenwirkungen unter Atomoxetin sind Magen-Darm-Beschwerden, Erbrechen und Appetitlosigkeit. Diese Symptome sind vor allem während des ersten Therapiemonats zu beobachten und verbessern sich mit Fortdauer der Therapie. Die häufige Appetitlosigkeit kann zu einem anfänglichen Gewichtsverlust führen. Allerdings zeigen Atomoxetin-Patienten in der Langzeittherapie einen durchschnittlichen Gewichtsanstieg. Wachstumsraten (Gewicht und Größe) von Kindern und Jugendlichen sind nach 2-jähriger Behandlung nahezu normal. Trotzdem sollte das Längenwachstum während einer Langzeittherapie überwacht werden.

- **Guanfacin**

Häufigste Nebenwirkungen sind insbesondere Schläfrigkeit und Sedierung sowie Blutdruckabfall und Bradykardie. Guanfacin kann zu QT-Zeit-Verlängerungen im EKG führen. Über Gewichtszunahme liegen Berichte vor.

- **Modafinil**

Häufigste Nebenwirkung sind Kopfschmerzen, daneben auch verminderter Appetit, Nervosität, Schlafstörungen, Angst, Depression, Verwirrtheit, verschwommenes Sehen, Tachykardie, Herzklopfen, gastrointestinale Beschwerden sowie Asthenie und Brustschmerzen.

Die Substanz besitzt ein Abhängigkeitspotenzial. Sie ist in den internationalen Dopinglisten aufgeführt und kann bei Dopingkontrollen zu einem positiven Ergebnis führen.

- **Appetitzügler**

Als häufige Nebenwirkungen der Appetitzügler sind neben Schwitzen vor allem Herz-Kreislauf-

22

Störungen zu nennen. Es ist besonders auf Blutdrucksteigerungen, Rhythmusstörungen und pektanginöse Beschwerden zu achten. Beim zu schnellen Absetzen treten Rebound(Rückschlag)-Phänomene wie Heißhunger, Kreislaufstörungen, Stimmungsschwankungen und Depressionen auf.

22.6 Gegenanzeigen

■ **Methylphenidat und Amphetamine (incl. Appetitzügler)**

Methylphenidat und Amphetamine dürfen nicht eingesetzt werden
- bei Glaukom, Phäochromozytom, Hyperthyreose oder Thyreotoxikose, Diagnose oder Anamnese von schwerer Depression, Anorexia nervosa/anorektischen Störungen, Suizidneigung, psychotischen Symptomen, schweren affektiven Störungen, Manie, Schizophrenie, psychopathischen/Borderline-Persönlichkeitsstörungen
- bei Diagnose oder Anamnese von schweren und episodischen (Typ I) bipolaren affektiven Störungen (die nicht gut kontrolliert sind)
- bei vorbestehenden Herz-Kreislauf-Erkrankungen (falls nicht der Rat eines Kinderkardiologen eingeholt wurde), einschließlich schwerer Hypertonie, Herzinsuffizienz, arterieller Verschlusskrankheit, Angina pectoris, hämodynamisch signifikantem angeborenem Herzfehler, Kardiomyopathien, Myokardinfarkt, potenziell lebensbedrohenden Arrhythmien
- bei vorbestehenden zerebrovaskulären Erkrankungen, wie z. B. zerebralen Aneurysmen, Gefäßabnormalitäten einschließlich Vaskulitis oder Schlaganfall
- während der Behandlung mit nichtselektiven irreversiblen Monoaminoxidase(MAO)-Hemmern oder innerhalb von mindestens 14 Tagen nach Absetzen solcher Substanzen, da dann das Risiko einer hypertensiven Krise besteht

❗ **Bei Vorliegen einer Psychose kann diese bei gleichzeitiger Gabe von Stimulanzien exazerbieren (wiederaufleben). Schizophrene Psychosen stellen deshalb neben einer ganzen Reihe weiterer Erkrankungen eine absolute Kontraindikation für Stimulanzien dar.**

■ **Atomoxetin**

Die gemeinsame Verabreichung mit MAO-Hemmern ist kontraindiziert. Atomoxetin darf bei Kindern unter 6 Jahren wegen fehlender Untersuchungen nicht eingesetzt werden. Eine Fortsetzung der im Kindes- und Jugendalter begonnenen Therapie bei Erwachsenen ist möglich.

■ **Guanfacin**

Es liegen keine absoluten Kontraindikationen vor. Vorsicht ist geboten bei kardial vorbelasteten Patienten, bei Hypotonie und insbesondere bei Behandlung mit Antihypertensiva.

■ **Modafinil**

Modafinil ist kontraindiziert bei mittelschwerer bis schwerer Hypertonie und bei Herzrhythmusstörungen. Besondere Vorsicht ist bei psychiatrischen Erkrankungen wie schizophrenen Psychosen, Manien, Depressionen, bipolaren Störungen, Angststörungen, Substanzmissbrauch in der Anamnese notwendig.

Cave Schwangerschaft. Es existieren aktuelle Berichte über fetale Fehlbildungen

22.7 Wichtige Arzneimittelwechselwirkungen

■ **Methylphenidat, D,L-Amfetamin, Dexamfetamin, Lisdexamfetamin**

Methylphenidat und Amphetamine dürfen nicht zusammen mit MAO-Hemmern gegeben werden. Die Therapie mit einem MAO-Hemmer muss seit mindestens 2 Wochen beendet sein, bevor Psychostimulanzien angesetzt werden. Umgekehrt müssen Psychostimulanzien seit mindestens 2 Wochen abgesetzt sein, bevor die Behandlung mit einem MAO-Hemmer begonnen wird.

Vorsicht ist geboten bei Kombination mit Arzneimitteln, die den Blutdruck erhöhen. Genauso sollten bei gemeinsamer Gabe mit Substanzen, die QT-Zeit-Verlängerungen am Herzen auslösen können, die kardialen Funktionen überwacht werden.

Die Sicherheit einer Langzeitanwendung von Methylphenidat zusammen mit Clonidin ist nicht untersucht worden und wird deshalb nicht empfohlen.

Methylphenidat und Amphetamine können die Wirkungen von dopaminergen Arzneimitteln (u. a. Antipsychotika oder Parkinsonmittel) abschwächen bzw. verstärken.

■ **Atomoxetin**

Die gemeinsame Gabe mit MAO-Hemmern ist kontraindiziert, und es sind bei Therapieumstellungen Wartezeiten einzuhalten. Die Therapie mit einem MAO-Hemmer muss seit mindestens 2 Wochen beendet sein, bevor Atomoxetin angesetzt wird. Umgekehrt muss Atomoxetin seit mindestens 2 Wochen abgesetzt sein, bevor die Behandlung mit einem MAO-Hemmer begonnen wird.

CYP2D6-Inhibitoren (z. B. Paroxetin, Fluoxetin, Bupropion, Duloxetin) können den Metabolismus von Atomoxetin verlangsamen und zu deutlich erhöhten Plasmaspiegeln führen. Vorsicht bei der Kombination von Atomoxetin mit anderen Arzneimitteln, die QT-Zeit-Verlängerungen im EKG auslösen, sowie bei Kombination mit Medikamenten, die die Krampfschwelle herabsetzen können (z. B. Antipsychotika, Antidepressiva, hier vor allem Bupropion).

■ **Guanfacin**

CYP3A4-Inhibitoren wie z. B. Clarithromycin oder Grapefruitsaft können zu einem deutlichen Anstieg der Guanfacinblutspiegel führen. Umgekehrt können CYP 3A4-Induktoren wie Carbamazepin oder Johanniskraut die Guanfacinspiegel absenken. Vorsicht bei Behandlung mit anderen Antihypertensiva, da es zu verstärkter Blutdrucksenkung kommen kann. Die Substanz sollte nicht mit anderen die QT-Zeit verlängernden Substanzen kombiniert werden.

■ **Modafinil**

CYP-Induktoren wie Carbamazepin können den Plasmaspiegel von Modafinil herabsetzen. Umgekehrt kann Modafinil Phenytoin sowie hormonelle Kontrazeptiva in ihrer Wirkung beeinträchtigen. Aus letzterem Grund werden alternative bzw. begleitende empfängnisverhütende Methoden während der Modafiniltherapie und für mindestens 2 Monate nach Absetzen empfohlen. Modafinil kann die Warfarin-Clearance herabsetzen. Die Prothrombinzeit muss bei Kombination mit Antikoagulanzien regelmäßig überwacht werden.

22.8 Pflegerische Aspekte

22.8.1 ADHS bei Kindern

Neben der **Pharmakotherapie** ist die **multimodale Psychotherapie** ein wichtiges Instrument zur Behandlung der Erkrankung.

Folgende Elemente kommen zum Einsatz:
- Verhaltenstraining sozialer Kompetenzen und Problemlösetrainings
- Elterntraining
- Familientraining
- Antiaggressionstraining
- Schultraining

Dabei werden verschiedene Auswirkungen der Erkrankung, etwa oppositionelles Verhalten, Lernschwierigkeiten, Schulprobleme, soziale Isolation, Probleme mit Gleichaltrigen und familiäre Probleme, parallel bearbeitet, um eine soziale Isolation zu vermeiden.

Betroffene Kinder erlernen, ihr Interaktionstempo zu reduzieren, sich zu fokussieren und Konflikte zu vermeiden. Wenn psychotherapeutische Interventionen und Elterntraining nicht ausreichen, kommen Medikamente zum Einsatz.

ADHS wird in der Öffentlichkeit teilweise als gesellschaftliches Problem, als Versagen der Eltern bei der Erziehung oder als Anzeichen für soziale Probleme betrachtet und kann deshalb auch die Einstellung von Lehrern dem Kind gegenüber beeinflussen.

22

> ❯ Wichtig ist deshalb auch die Aufklärungsarbeit zum Thema ADHS von Lehrern und Erziehern.

Besonders schwierig ist der Umgang von Kindern mit ADS ohne Hyperaktivität, da dieses Problem in der Schule häufig nicht erkannt wird und dadurch auftretende Leistungsdefizite oft als Lernschwäche oder Unwille bewertet werden.

Sowohl die ADHS-Erkrankung als auch die Medikation wird immer wieder mit weiteren Faktoren in Zusammenhang gebracht, etwa mit einer Zunahme von Suchterkrankungen, einer Zunahme von Kriminalität oder mit Impfungen. Da die Studienlage diesbezüglich nicht einheitlich ist und unklar ist, ob die unbehandelte Erkrankung oder die Medikation größeren Anteil an Folgeerkrankungen hat, sollte eine Medikation immer streng geprüft werden. Nicht vergessen werden sollte, dass die Diagnose ADHS und die Einnahme von Medikamenten zu einer Stigmatisierung der betroffenen Kinder und ihrer Eltern führen können.

> ❯ Die Verordnung von Psychostimulanzien bei Kindern und Jugendlichen erfolgt grundsätzlich nach einer genauen Diagnostik und durch einen Facharzt für Kinder- und Jugendpsychiatrie.

22.8.2   ADHS bei Erwachsenen

Etwa 50–80 % der im Kindesalter Betroffenen weisen auch als Erwachsene noch ADHS-Symptome auf und ein Drittel zeigt sogar noch das Vollbild der Störung.

Von ADHS betroffene Erwachsene erreichen einen niedrigeren Ausbildungsstand, ein geringeres Einkommen und einen niedrigeren sozioökonomischen Status, haben ein erhöhtes Risikoverhalten, sind häufiger in Verkehrsunfälle verwickelt und begehen häufiger Gesetzesübertretungen.

Probleme werden jedoch oft nicht mit ADHS in Zusammenhang gebracht, insbesondere bei Erwachsenen, bei denen in der Kindheit keine ADHS-Diagnose gestellt wurde. Häufig werden andere psychische Erkrankungen diagnostiziert und der Betroffene entsprechend behandelt.

> ❯ Bei Erwachsenen sollte deshalb zunächst eine diagnostische Abklärung durch einen Facharzt für Psychiatrie und Psychotherapie, Facharzt für Neurologie, Facharzt für psychosomatische Medizin oder durch ärztliche oder psychologische Psychotherapeuten vorgenommen werden. Dabei sollte auch die Einschränkung der Lebensqualität erfragt und berücksichtigt werden.

Anschließend wird durch den jeweiligen Facharzt ein Behandlungsplan erstellt. Psychosoziale und psychotherapeutische Interventionen bei ADHS im Erwachsenenalter sollen der Aufklärung über ADHS sowie der Erhöhung der Akzeptanz der Störung als Voraussetzung für Verhaltensänderungen, der Entwicklung von Bewältigungsstrategien und der Verbesserung der Alltagsfunktionen dienen.

> ❯ Eine Medikation sollte nur durch einen erfahrenen Facharzt und nach ausführlicher Aufklärung verordnet werden.

22.8.3   Einnahme von Psychostimulanzien bei Gesunden

In den letzten Jahren hat sich die Verschreibung von Psychostimulanzien dahingehend verändert, dass auch Gesunde zunehmend Medikamente konsumieren. Gerade Menschen, die in ihrer Kindheit und Jugend ein Medikament eingenommen haben, kennen den Effekt in Stresssituationen, aber auch Menschen ohne Vorerfahrung verwenden Psychostimulanzien als „Smart Drug" zur Verbesserung der Leistungsfähigkeit.

Durch die Freisetzung von Dopamin sind die Effekte ähnlich wie bei Kokain und führen zu einer Euphorie. Aufgrund akuter und chronischer unerwünschter Wirkungen und der Entstehung einer Abhängigkeit muss von einer

Einnahme ohne medizinische Indikation dringend abgeraten werden. Beim Absetzen können Entzugserscheinungen wie Lethargie, Apathie, Depression und Paranoia auftreten.

> ❯ **Von einer missbräuchlichen Anwendung von Psychostimulanzien ist unbedingt abzuraten.**

Entzugs- und Entwöhnungsmittel

© Springer-Verlag GmbH Deutschland, ein Teil von Springer Nature 2019
O. Dietmaier et al., *Pflegewissen Psychopharmaka*, https://doi.org/10.1007/978-3-662-58427-9_23

23

23.1 Einteilung

Bei der Pharmakotherapie von Abhängigkeiten muss zwischen der Akutbehandlung von Entzugssymptomen (Entgiftung) und der Langzeittherapie in Form der Entwöhnungs- und Substitutionstherapie unterschieden werden.

Beim Entzug handelt es sich um eine zeitlich begrenzte Erscheinung; dementsprechend darf die Pharmakotherapie auch nur kurzfristig erfolgen.

Zur Behandlung von **Alkoholentzugssyndromen** stehen Benzodiazepine, Carbamazepin, Clonidin und Clomethiazol (Distraneurin, nur stationär) zur Verfügung. Neben den spezifischen **Entzugs- bzw. Entgiftungsmitteln** können bei leichteren Entzugssyndromen auch sedierende Antidepressiva, Benzodiazepine oder sedierende Neuroleptika eingesetzt werden. Allerdings ist zu beachten, dass Antidepressiva und Neuroleptika möglicherweise die Krampfschwelle herabsetzen, während bei den Benzodiazepinen das Risiko einer Abhängigkeitsentwicklung besteht. Alternativ können Patienten, die früher bereits Krampfanfälle hatten, mit Carbamazepin behandelt werden.

Zur Pharmakotherapie der Alkoholabhängigkeit gibt es Medikamente zur Erhaltung einer durch Entzugsbehandlung erzielten Abstinenz **(Entwöhnungsmittel)**. Diese Anti-Craving-Mittel (Acamprosat, Nalmefen, Naltrexon) werden in Deutschland wenig verordnet und haben an der massiven Unterversorgung der Alkoholabhängigen nichts verändert – das traditionelle Therapieziel der Abstinenz scheint für viele Alkoholabhängige eine zu hohe Hürde zu sein.

Die Möglichkeiten, eine **Entwöhnungsbehandlung** pharmakologisch zu unterstützen, wurden in den letzten Jahren erweitert. Goldstandard ist das Erreichen von **Abstinenz**, neuerdings wird auch die **Alkoholkonsumreduktion** als Therapieziel akzeptiert. Die Reduktion der schweren Trinktage (Heavy Drinking Days – HDD) und der Gesamtmenge des konsumierten Alkohols (Total Alcohol Consumption – TAC) gilt nun als anerkanntes Therapieziel im Sinne einer Schadensminimierung

(„harm reduction") bei Alkoholabhängigkeit. Die Substanz Nalmefen besitzt hierfür die Zulassung.

Die Therapie erstreckt sich in der Regel über einen mehrmonatigen Zeitraum. Eine weitere Möglichkeit der Behandlung ist die **Substitutionstherapie**. Sie kommt dann zum Einsatz, wenn eine längerfristige Abstinenz aufgrund der Schwere oder Dauer der Störung sowie psychosozialer und medizinischer Komplikationen nicht erwartet werden kann. Klinisch bedeutend ist die Substitutionsbehandlung nur im Rahmen der Opiatsubstitution, eingesetzt werden Methadon/Levomethadon und Buprenorphin.

Die medikamentöse **Raucherentwöhnung** kann mittels Nikotinersatzmitteln, Bupropion oder Vareniclin erfolgen. Eine medikamentös unterstützte Raucherentwöhnung verdoppelt die Abstinenzwahrscheinlichkeit.

23.2 Präparateübersicht

☐ Tab. 23.1 führt die Medikamente auf, die zur Entzugs- (Entgiftungs-), Entwöhnungs- und Substitutionsbehandlung eingesetzt werden (in alphabetischer Reihenfolge):

23.3 Pharmakologische Wirkung

- **Acamprosat**

Acamprosat soll die inhibitorische GABAerge Neurotransmission stimulieren sowie antagonistische Effekte auf NMDA-(Glutamat-)Rezeptoren ausüben. Dadurch wird die Funktion exzitatorischer Neurotransmitter reduziert und das Entzugs-Craving soll vermindert werden.

- **Buprenorphin**

Buprenorphin, ein halbsynthetisches Opioid, ist ein partieller Opiatrezeptoragonist/-antagonist und bindet vorwiegend an die My- und Kappa-Opiatrezeptoren. Seine Wirkung wird vor allem über die langsam reversible Bindung an die My-Rezeptoren vermittelt. Die Substanz ist auch als Kombination mit dem reinen Opiatantagonisten Naloxon im Handel.

◻ Tab. 23.1   Übersicht Entzugs- (Entgiftungs-), Entwöhnungs- und Substitutionsmittel

Freiname (INN)	Handelsname (Beispiel)	Substanzklasse
Acamprosat	Campral	Entwöhnungsmittel bei Alkoholabhängigkeit
Buprenorphin	Subutex	Substitutionsmittel bei Opiatabhängigkeit; auch zur Entzugsbehandlung bei Opiatabhängigkeit
Bupropion	Zyban	Entwöhnungsmittel zur Raucherentwöhnung; auch als Antidepressivum zugelassen
Clomethiazol	Distraneurin	Entgiftungsmittel bei schweren Alkoholentzugssyndromen; wird auch als Reservehypnotikum in der Gerontopsychiatrie verwendet
Clonidin	Paracefan, Catapresan	Entgiftungsmittel im Rahmen von Alkohol- und Opiatentzugssyndromen
Disulfiram	Antabus (in D außer Handel); im Ausland verfügbar, z. B. Esperal	Entwöhnungsmittel bei Alkoholabhängigkeit (Aversionsmittel)
Levomethadon/ Methadon	Methaddict (Methadon)	Substitutionsmittel bei Opiatabhängigkeit
	L-Polamidon (Levomethadon)	
Nalmefen	Selincro	Opiatantagonist zur Entwöhnungsbehandlung (Trinkmengenreduktion) bei Alkoholabhängigkeit
Naltrexon	Nemexin	Opiatantagonist zur Entwöhnungsbehandlung bei Alkohol- und Opiatabhängigkeit
	Adepend	
Nikotin	Nicotinell	Substitutionsmittel; zur Behandlung von Nikotinentzugssyndromen und zur Raucherentwöhnung
Vareniclin	Champix	Entwöhnungsmittel zur Raucherentwöhnung

▪ Bupropion

Bupropion ist ein zentraler Noradrenalin- und Dopamin-Wiederaufnahmehemmer (NDRI) mit deutlich aktivierendem Wirkprofil. Durch seine dopaminerge Wirkung unterstützt (imitiert) es die dopaminergen Belohnungs- und Verstärkungseffekte beim Rauchen.

▪ Clomethiazol

Clomethiazol leitet sich chemisch vom Vitamin-B_1-Molekül ab. Die Substanz besitzt sedative, hypnotische und antikonvulsive Eigenschaften. Sie soll die elektrophysiologische Reaktion auf den inhibitorischen Neurotransmitter GABA verstärken.

▪ Clonidin

Clonidin ist ein zentrales Alpha-2-Sympathomimetikum, das vorwiegend die postsynaptischen Alpha-2-Rezeptoren stimuliert. Die Substanz dämpft die Überaktivität noradrenerger Neurone, die beim Entzug besonders im Locus coeruleus für die Entzugssymptomatik verantwortlich gemacht wird. Die Substanz wirkt deutlich antihypertensiv.

▪ Disulfiram

Disulfiram wirkt über eine irreversible Hemmung der Aldehyd-Dehydrogenase. Dadurch kommt es im Fall eines Alkoholkonsums zu einem massiven (bis auf das 10-Fache) Anstieg des

23

Alkoholabbauproduktes Acetaldehyd. Die Symptome der sog. Disulfiram-Alkohol-Reaktion sind individuell unangenehm bis in Extremfällen auch lebensbedrohlich (Aversionsprinzip). Es kommt zu vegetativen Unverträglichkeitsreaktionen mit Übelkeit, Brechreiz, Schwindel, Hautrötung ("Flush") mit Hitzegefühl, Herzjagen (Tachykardie) und Blutdruckabfall; im Extremfall kann ein Schock mit Atemlähmung auftreten.

- **Levomethadon/Methadon**

Levomethadon/Methadon sind synthetische My-Opiatrezeptoragonisten und NMDA-Rezeptor-Antagonisten. Levomethadon ist das linksdrehende Enantiomer des Methadons; Methadon stellt das razemische D,L-Methadon dar. Die Wirkstärke von Levomethadon ist etwa 2-mal so hoch wie die des D,L-Methadons. (Cave Dosierung!)

- **Nalmefen**

Die Substanz ist ein Opioidantagonist mit zusätzlicher agonistischer Wirkung an sog. Opioid-Kappa-Rezeptoren. Hierdurch sollen spezifische alkoholvermittelte Effekte auf das Belohnungssystem vermindert und damit die Neurobiologie der Alkoholerkrankung beeinflusst werden. Der Druck, Alkohol zu konsumieren, wird verringert, dieses soll in einer Trinkmengenreduzierung resultieren.

- **Naltrexon**

Naltrexon hemmt kompetitiv die Bindung von Morphin und anderen Opiaten und Opioiden an die Opiatrezeptoren und verhindert bzw. hebt deren agonistische Wirkungen wie z. B. Euphorie, Miosis und Entwicklung von Abhängigkeit auf. Naltrexon gilt als reiner Antagonist; evtl. eigene agonistische Effekte sind klinisch nicht relevant. Die Wirkung bei Alkohol- und Opiatabhängigkeit soll durch hemmende Einflüsse auf das Belohnungssystem über die Blockade von My-Opioidrezeptoren vermittelt werden.

- **Nikotin**

Hauptwirkungsort von Nikotin sind die Acetylcholinrezeptoren in den vegetativen Ganglien. Neben diesen peripheren Wirkungen besitzt Nikotin auch direkte zentrale Effekte. Daraus leiten sich auch die pharmakologischen Wirkungen der Substanz ab. In niedrigen Dosen kommt es durch die ganglionäre Stimulation zur Freisetzung von Katecholaminen und damit zu Blutdrucksteigerung, verstärkter Magensaftsekretion und einer Tonuserhöhung im Magen-Darm-Trakt. Nach hohen Dosen hingegen sinkt der Blutdruck unter der Ganglienblockade langanhaltend ab. Erregende Effekte im ZNS zeigen sich in Tremor, Dämpfung von Emotionen und Steigerung des Konzentrationsvermögens; in hohen Dosen können Krämpfe und eine Atemlähmung auftreten.

- **Vareniclin**

Die Substanz besitzt einen dualen Wirkmechanismus. Zum einen ist sie – mit geringerer intrinsischer Wirkung als Nikotin – ein partieller Agonist des nikotinischen $\alpha_4\beta_2$-Acetylcholinrezeptors, zum anderen zeigt sie in Gegenwart von Nikotin antagonistische Effekte an diesem Rezeptor. Die agonistische Wirkung von Vareniclin reicht aus, um die Symptome des Verlangens nach Rauchen und des Entzugs zu lindern, die antagonistische Blockade bewirkt hingegen eine Unterdrückung des dopaminergen Belohnungs- und Verstärkungseffekts beim Rauchen

23.4 Grundzüge der Behandlung

Missbrauch und Abhängigkeit von Alkohol stellen ein großes medizinisches und sozialpolitisches Problem dar; etwa 8–10 % der Bevölkerung sind alkoholkrank. Chronischer Alkoholkonsum kann zu zahlreichen Organschäden führen, nicht nur im Nervensystem.

Der Konsum von Drogen ist historisch betrachtet ein sehr altes Phänomen, in allen Kulturen verbreitet und oft auch religiös gefärbt. Während ältere Drogen vorwiegend aus Pflanzen gewonnen wurden, nimmt in den letzten Jahren der Anteil synthetischer, im Labor hergestellter Drogen zu.

Häufig konsumiert werden gegenwärtig vor allem Drogen wie Cannabis, Heroin, Kokain und Ecstasy, die in unterschiedlichem Maße zu körperlicher und/oder psychischer

Abhängigkeit führen, sodass es bei Beendigung ihres Gebrauchs zu charakteristischen Entzugssymptomen kommt.

Ein wachsendes Problem ist die illegale Verbreitung von neuen synthetischen Drogen („Kräuter- oder Räuchermischungen", „Badesalze", „Legal Highs") aus obskuren Laboren mit unterschiedlichster Zusammensetzung (diverse synthetische Cannabinoide und Stimulanzien), die zu kaum vorhersehbaren, gefährlichen Entzugssyndromen führen.

23.4.1 Alkoholentzug und -entwöhnung

23.4.1.1 Entzugssyndrome

Zur Behandlung von Entzugssyndromen stehen verschiedene Medikamente zur Verfügung:

- Clomethiazol (nur stationär!)
- Benzodiazepine
- Carbamazepin (nur zur Anfallsprophylaxe, 600–800 mg/Tag 1 Woche lang)
- bei produktiv-psychotischer Symptomatik (Halluzinationen oder Wahn) Haloperidol oder Risperidon (evtl. zusätzlich Tiapridex)
- Clonidin bei starker vegetativer Symptomatik (z. B. Tachykardie)

Die Therapie mit **Clomethiazol** (Distraneurin) sollte nur stationär erfolgen, insbesondere bei schwerem Entzugssyndrom bzw. Delir. Alternativ zu Clomethiazol kann Diazepam (3 × 10–20 mg) zum Einsatz kommen. Carbamazepin wird zur Anfallsprophylaxe mit 600–800 mg/Tag 1 Woche lang gegeben. Bei starker vegetativer Symptomatik (z. B. Tachykardie) und Bluthochdruck ist Clonidin 4 × 150 µg eine wirksame Therapie. Bei psychotischer Begleitsymptomatik wird Haloperidol (5–10 mg/Tag) oder Risperidon (3–6 mg/Tag) verwendet. Bei evtl. depressiver Stimmung Doxepin (3 × 25 mg) sowie bei leichteren vegetativen Entzugssyndromen Tiaprid (3 × 100 mg).

23.4.1.2 Entwöhnung

Im Rahmen der Alkoholentwöhnung bestand früher lediglich die Möglichkeit, Disulfiram einzusetzen. Seit einigen Jahren werden sog.

„Anti-Craving-Substanzen" zur Minderung des zwanghaften Suchtdruckes eingesetzt. Hierzu zählen Nalmefen, Naltrexon und Acamprosat, Letzteres zeichnet sich durch gute Verträglichkeit aus.

- **Acamprosat (Campral)**

Es wird zur Unterstützung der Aufrechterhaltung der Abstinenz beim alkoholabhängigen Patienten, also zur medikamentösen Rückfallprophylaxe der Alkoholabhängigkeit eingesetzt. Als Anti-Craving-Substanz reduziert es das Verlangen nach Alkohol, was zu einer erhöhten Abstinenzrate bzw. zur Reduktion (Verminderung) von Rückfällen führt. In kontrollierten Studien konnte eine Verdopplung der Abstinenzrate gegenüber Placebo gezeigt werden, auch die Anzahl trinkfreier Tage war unter Acamprosat signifikant größer als unter Placebo. Die Substanz wird unmittelbar nach Abschluss der Entgiftungsbehandlung verordnet, üblicherweise in einer Dosis von 4–6 Tabletten à 333 mg pro Tag, je nach Körpergewicht. Die empfohlene Dauer der Behandlung wird gegenwärtig auf etwa 1 Jahr veranschlagt, wobei die psychotherapeutische Betreuung darüber hinausgehend fortgeführt werden sollte.

- **Disulfiram (Antabus)**

Es war die erste medikamentöse Behandlungsmöglichkeit bei Alkoholabhängigkeit. Gegenwärtig spielt Disulfiram in Deutschland (nicht im Handel) nur eine geringe Rolle in der medikamentösen Entwöhnungsbehandlung (schwere Fälle). Von Disulfiram wird unter absoluter Alkoholabstinenz in den ersten 10 Tagen 1 g pro Tag verabreicht, anschließend alle 2–3 Tage 0,2–0,5 g.

- **Nalmefen (Selincro)**

Für die Substanz ist eine Reduktion der Trinkmenge im Sinne einer Schadensbegrenzung belegt. In kontrollierten Studien konnte Nalmefen über 6–12 Monate im Vergleich zu Placebo die Trinkmenge eindeutig reduzieren

Nalmefen wird zur Reduktion des Alkoholkonsums bei Erwachsenen mit hohem Alkoholkonsum ohne körperliche Entzugserscheinungen in Verbindung mit kontinuierlicher

23

psychosozialer Unterstützung verschrieben, wenn das Erreichen von Abstinenz aktuell nicht möglich ist. Die Verordnung darf nur für 3–6 Monate durch einen erfahrenen Arzt erfolgen.

Verspürt der Patient den Drang, Alkohol zu trinken, sollte Nalmefen möglichst 1–2 Stunden vor dem voraussichtlichen Alkoholkonsum eingenommen werden.

- **Naltrexon (Adepend)**

Zur Reduktion des Rückfallrisikos und zur Minderung des Verlangens nach Alkohol (rückfallverhütende und trinkmengenreduzierende Wirkung) kann Naltrexon unterstützend eingesetzt werden. Die empfohlene Dosis beträgt 50 mg pro Tag.

23.4.2 Drogenentzug, -entwöhnung und Substitutionsbehandlung

23.4.2.1 Behandlung von Entzugssymptomen

Leichtere Entzugssymptome können – wie beim Alkoholentzug – insbesondere durch sedierende Antidepressiva, Benzodiazepine und sedierende Neuroleptika behandelt werden, psychotische Zustände auch durch hochpotente Neuroleptika wie Haloperidol.

Bei einem akuten Entzugssyndrom von Opiatabhängigen kann **Clonidin** eingesetzt werden. Diese Substanz (ein sog. zentraler α_2-Adrenozeptoragonist) führt zu einer Verminderung der peripheren Sympathikusaktivität und daher zu einer Dämpfung der vegetativen Entzugssymptome. Anfangs werden bei oraler Medikation 3-mal täglich 0,1 mg eingenommen, als Tageshöchstdosis 0,8 mg in 4 Einzeldosen. Intravenös können 0,15–0,4 mg/Tag verabreicht werden. Die Substanz muss ausschleichend abgesetzt werden.

23.4.2.2 Entwöhnung mit Naltrexon

Als medikamentöse Hilfe bei der Entwöhnung kann Opiatabhängigen die Substanz Naltrexon verordnet werden.

Eingesetzt wird die Substanz bei Opiatabhängigen als „Hilfe zur Nüchternheit"; das bedeutet, dass mit Naltrexon behandelte Opiatabhängige, wenn sie erneut Opiate wie Heroin nehmen, keine typischen Opiateffekte wie etwa Euphorie verspüren. Umgekehrt führt die Gabe von Naltrexon bei nicht entgifteten Opiatabhängigen zu schweren Entzugssyndromen. In Deutschland ist die Substanz seit 1990 für die medikamentöse Unterstützung einer psychotherapeutisch-psychologischen Entwöhnungsbehandlung vormals Opiatabhängiger zugelassen (Voraussetzung ist eine vorangegangene Entgiftung).

In einer Reihe klinischer Studien zeigte sich, dass durch eine Behandlung mit Naltrexon bei einem Teil der Patienten sowohl der Gebrauch von Opiaten, vor allem Heroin, als auch das Craving (heftiges Verlangen) nach Drogen deutlich vermindert werden konnten. Allerdings waren die Abbruchraten in vielen Studien sehr hoch. Die Akzeptanz oder Durchhaltequote liegt meist zwischen 10 und höchstens 40 %. Naltrexon eignet sich im Wesentlichen zur Rückfallprophylaxe in Fällen, in denen die Heroinabhängigkeit nicht länger als 6 Jahre bestand, sowie bei Drogenabhängigen, die hoch motiviert sind. Nicht indiziert ist es dagegen bei Langzeitkonsumenten oder mehrfach Abhängigen (Polytoxikomanen).

Wichtig ist, dass eine Behandlung mit Naltrexon erst begonnen werden darf, wenn der Patient mindestens 7–10 Tage opiatfrei ist (zur Überprüfung: Narcanti-Test und Urinkontrolle). Angewendet werden meist 50 mg täglich, wobei wegen der lang anhaltenden Blockade der Opiatrezeptoren durch Naltrexon (72–108 h) auch eine Gabe von 100 oder 150 mg alle 2–3 Tage möglich ist.

Da Naltrexon, vor allem in höherer Dosierung, zu einer Erhöhung der Lebertransaminasen führen kann, sind regelmäßige Kontrollen der Leberfunktionswerte empfehlenswert.

23.4.2.3 Substitutionsbehandlung

Die Substitutionstherapie ist zurzeit die wichtigste Behandlungsform Opiatabhängiger. Ihr Prinzip besteht darin, den abhängigen Konsum von Heroin in eine medizinisch kontrollierte

Abgabe zugelassener Medikamente überzuleiten. Dabei sollen diese Mittel in richtiger Dosierung Entzugsbeschwerden und Heroinverlangen unterdrücken. Wichtigstes Ziel der Substitutionsbehandlung ist die Reduktion des Heroinkonsums und der damit verbundenen Risiken wie z. B. Beschaffungskriminalität, Hygieneverhältnisse und entsprechendes Infektionsrisiko bei der Verabreichung. Die Substitutionstherapie soll den Zyklus aus Heroinkonsum und -beschaffung durchbrechen und dadurch einen deutlich positiven Einfluss auf die psychosoziale Integration von Opiatabhängigen ausüben.

❯ Neben Methadonrazemat stehen Levomethadon und Buprenorphin zur Verfügung. Sämtliche Substanzen unterstehen dem Betäubungsmittelgesetz und besitzen ein Abhängigkeitspotenzial. Indikation und Durchführung dieser Therapie sind deshalb an strenge Auflagen gekoppelt.

▪ **Methadon**

Die Substanz ist ein synthetischer My-Opiatrezeptoragonist. Zwei Formen spielen in der medikamentösen Therapie eine Rolle: das razemische D,L-Methadon und das linksdrehende Levomethadon (L-Polamidon). Wichtig ist zu beachten, dass die Wirkstärke des L-Methadons etwa doppelt so hoch wie die des D,L-Methadons ist.

▪ **Buprenorphin**

Es ist ein halbsynthetisches Opiatderivat mit relativ langer Halbwertszeit, das sublingual (unter der Zunge) verabreicht wird. Es gibt auch ein Kombinationspräparat aus Buprenorphin und dem Opiatrezeptorantagonisten Naloxon (Suboxone). Eine missbräuchliche parenterale (unter Umgehung des Magen-Darm-Kanals) Anwendung anstelle der vorgeschriebenen sublingualen Therapie soll auf diese Weise verhindert werden. Aktuell wurde ein Buprenorphin-Präparat als Depot-Injektionslösung (Buvidal) zugelassen. Es kann wöchentlich (8–32 mg) bzw. monatlich (64–128 mg) appliziert werden.

23.4.2.4 Therapeutisches Konzept

In der Entwöhnungstherapie stehen psychotherapeutische Verfahren und aktive Teilnahme an Selbsthilfegruppen eindeutig im Vordergrund. Die genannten Medikamente kommen allenfalls zur Abstinenzunterstützung zum Einsatz.

Bei Drogenentzug und -entwöhnung bedarf es häufig neben psychotherapeutischen Maßnahmen auch einer kurz dauernden medikamentösen Unterstützung. Für schwer Abhängige kommt als Alternative die Substitution mit Methadon oder Buprenorphin in Betracht.

❯ Oberstes Ziel bei der Behandlung von Drogenabhängigen ist ihre völlige Freiheit von der abhängigkeitserzeugenden Substanz.

23.4.3 Raucherentwöhnung

23.4.3.1 Häufigkeit der Nikotinabhängigkeit

Etwa 30 % der erwachsenen deutschen Bevölkerung raucht (überwiegend Zigaretten), etwa 50–70 % davon sind als abhängig zu bezeichnen. Die Tabakabhängigkeit ist die häufigste stoffgebundene Abhängigkeit (◗ Abb. 23.1); sowohl das Risiko einer dauerhaften Gewöhnung als auch das Risiko einer körperlichen Schädigung ist umso höher, je früher mit dem Rauchen begonnen wird. Häufig sind Alkoholkonsum und

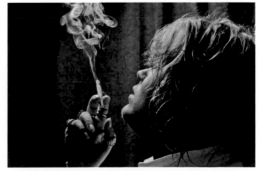

◗ **Abb. 23.1** Nikotinabhängigkeit ist verantwortlich für eine Vielzahl von Krankheiten und Todesfällen, trotzdem rauchen weltweit mehr als 1 Mrd. Menschen. (Quelle: dancerP, photocase.com)

Rauchen miteinander kombiniert. So trinken 3 von 4 jugendlichen Rauchern regelmäßig oder gelegentlich Alkohol; bei den Nichtrauchern sind es nur halb so viele.

23.4.3.2 Folgekrankheiten

Konsum und Abhängigkeit von Tabak(rauchen) sind für eine Vielzahl von Krankheiten und Todesfällen verantwortlich. Mehr als ein Drittel aller Todesfälle im Alter zwischen 35 und 69 Jahren in den Industrieländern soll durch Rauchen verursacht sein. Vermutet wird auch, dass die Lebenserwartung eines Rauchers um 8 Jahre kürzer als die eines Nichtrauchers ist. Zu den typischen Raucherkrankheiten mit Todesfolge zählen Herz-Kreislauf-Erkrankungen, Schlaganfälle sowie Atemwegs- und Krebserkrankungen. Man schätzt, dass Rauchen die Ursache für 80–90 % der Todesfälle infolge einer chronisch-obstruktiven Atemwegserkrankung sowie für 80–90 % aller Krebserkrankungen von Lunge, Mundhöhle, Kehlkopf und Speiseröhre ist.

Rauchen ist nicht nur schädlich für das Zellwachstum, die Gefäße, die Atemwege und das Herz-Kreislauf-System. Tabakschadstoffe greifen auch massiv in die Fortpflanzungsfähigkeit ein und führen zu Menstruationsstörungen, Unfruchtbarkeit und Impotenz. Tabakrauch enthält über 4000 verschiedene Stoffe, gesundheitsschädigend sind in erster Linie Teer, polyzyklische Kohlenwasserstoffe und Kohlenmonoxid.

23.4.3.3 Nikotinwirkung

Entscheidend für die Abhängigkeitsentwicklung bei Rauchern ist der Bestandteil Nikotin im Tabak. Nikotin ist eine psychoaktive Substanz, deren **Suchtpotenzial** vergleichbar ist mit dem harter Drogen wie Kokain oder Heroin. Nikotin gelangt nach Inhalation des Rauches sehr schnell (innerhalb von Sekunden) in das zentrale Nervensystem (ZNS) und wirkt sich dort stimulierend aus. Es werden u. a. bestimmte Überträger- oder Botenstoffe, wie z. B. Adrenalin, Noradrenalin und Dopamin, freigesetzt, und dadurch kommt es zu einem Gefühl gesteigerter Aufmerksamkeit und Energie sowie verringerter Stressanfälligkeit mit nachlassender Anspannung und Aggressivität. Bei längerem Rauchen stellt sich ein Gewöhnungseffekt ein, die Empfindlichkeit der Neurorezeptoren nimmt ab. Um trotzdem die gleiche Wirkung zu erreichen, muss also mehr geraucht bzw. tiefer inhaliert werden. Sinkt die Konzentration der genannten Botenstoffe im Gehirn, treten sehr schnell **Entzugserscheinungen** auf, z. B. Nervosität, Reizbarkeit, Kopfschmerzen, Schlafstörungen, Konzentrationsschwäche und Kreislaufbeschwerden. Diese versuchen Raucher durch den Griff zur nächsten Zigarette umgehend zu beseitigen. Das größte Problem ist jedoch das starke Verlangen (Craving) nach erneutem Nikotingenuss, das ca. 24 h nach einem Rauchstopp seinen Höhepunkt erreicht.

Nikotinabhängigkeit wird von der WHO (Weltgesundheitsorganisation) im Diagnose-Index ICD-10 als Krankheit eingestuft. Man schätzt, dass in der deutschen Bevölkerung ca. 15 % zu dieser Kategorie zählen. Die besondere Schwierigkeit bei der Entwöhnung von Rauchern besteht darin, dass es nicht nur die Nikotinabhängigkeit, sondern auch das abhängige Verhalten in den Griff zu bekommen gilt. Durch die Gewohnheit, sich vor oder in bestimmten Situationen eine Zigarette anzuzünden, und das Gefühl, sich selbst zu belohnen (psychischer Belohnungseffekt), wird Rauchen zu einem zwanghaften Verhaltensritual, aus dem „auszusteigen" nur mit großen Schwierigkeiten möglich ist.

23.4.3.4 Methoden der Raucherentwöhnung

Rauchern, die „aufhören" wollen, stehen verschiedene Möglichkeiten zur Verfügung. Viele versuchen es erst einmal auf eigene Faust. Allerdings hat die sog. Schlusspunktmethode (ab einem festen Zeitpunkt keine Zigarette mehr anzurühren) leider nur selten anhaltenden Erfolg. Maximal 5 % der Raucher schaffen es auf diese Weise. Durch professionelle Verfahren zur Raucherentwöhnung steigen die Chancen für eine langfristige Abstinenz deutlich. ◻ Tab. 23.2 gibt einen Überblick über die einzelnen Methoden und deren Erfolgsquoten nach einem Jahr.

Akupunktur und Hypnose konnten trotz ihrer großen Popularität keinen anhaltenden

◘ Tab. 23.2 Erfolgschancen verschiedener Verfahren zur Raucherentwöhnung

Methode	Erfolgsquote (1 Jahr nach Therapie)
Nichtmedikamentöse Verfahren	
Schlusspunktmethode	ca. 3–5 %
Akupunktur	ca. 3–5 %
Suggestive Verfahren (Hypnose)	ca. 3–5 %
Verhaltenstherapie (Gruppentherapie)	ca. 25 %
Medikamentöse Verfahren	
Nikotinsubstitution (Pflaster, Kaugummi, Nasenspray)	ca. 11 %
Bupropion	ca. 16 %
Vareniclin	ca. 23 %
Kombinierte Verfahren	
Verhaltenstherapie + Nikotinsubstitution	bis zu 35 %

Wirksamkeitsbeleg liefern. Ein Nachteil der Akupunktur- wie auch der Hypnosebehandlung von Rauchern ist vermutlich, dass nicht gelernt wird, selbstständig Situationen mit hoher Rückfallgefahr zu meistern.

Bei einer **Verhaltenstherapie** lernt der Raucher typische Situationen zu kontrollieren, um nicht wieder in Versuchung zu geraten, und kann dadurch seine Einstellung zum Rauchen ändern und Rückfällen vorbeugen. Die Erfolgsquote liegt mit bis zu 25 % deutlich höher als bei den anderen genannten Methoden. In Kombination mit Nikotinsubstitution lässt sich durch eine Verhaltenstherapie sogar in bis zu 35 % der Fälle anhaltende Abstinenz nach einem Jahr erreichen.

23.4.3.5 Medikamentöse Methoden

Medikamentös kann eine Raucherentwöhnung mithilfe von Nikotinpräparaten, Bupropion oder Vareniclin erfolgen.

■ **Nikotinersatzmittel**

Nikotinpräparate sorgen für einen vorübergehenden Nikotinersatz (Nikotinsubstitution) und unterdrücken so Entzugssymptome. Auf diese Weise helfen sie, das Rauchverlangen zu reduzieren und die Voraussetzungen für einen größeren inneren Abstand zur Sucht zu schaffen. Bei dieser Methode wird langsam immer weniger Nikotin zugeführt, damit sich der Körper schrittweise daran gewöhnen kann, ohne Nikotin zu funktionieren. Nach der derzeitigen Datenlage scheinen alle Patienten von einer Nikotinsubstitution zu profitieren. Die Ergebnisse sind am besten, wenn die Nikotinpräparate in Kombination mit Verfahren wie der Verhaltenstherapie angewendet werden. Welche Darreichungsform (Pflaster, Kaugummi, Nasenspray) geeignet ist, muss individuell entschieden werden.

Nikotinpflaster werden auf die Haut geklebt und bewirken einen gleichmäßigen Nikotinspiegel im Körper. Ein Pflaster stellt etwa 2/3 des Nikotins bereit, das sonst mit Zigaretten zugeführt wird. Dies reicht in der Regel aus, um körperliche Entzugserscheinungen zu mildern. Wenn in Stresssituationen das Verlangen nach Nikotin erhöht ist, genügt dieser Nikotinspiegel jedoch nicht. Hier lassen sich die benötigten Blutspiegel mit Nikotinkaugummis oder -spray erreichen.

■ **Bupropion**

Bei Bupropion (Zyban) handelt es sich um einen sog. Noradrenalin- und Dopamin-Wiederaufnahmehemmer, der eine erhöhte Konzentration dieser Neurotransmitter im Gehirn bewirkt und auch als Antidepressivum verfügbar ist. Die Effektivität wurde in mehreren klinischen Studien nachgewiesen (Abstinenzquoten etwa doppelt so hoch wie unter Placebo).

Die genaue Funktionsweise von Bupropion bei der Raucherentwöhnung ist noch unklar. Man vermutet, dass die Substanz ähnliche Begleitwirkungen wie Nikotin hervorruft und so wahrscheinlich das Verlangen (Craving) und die Entzugssymptome mildert. Die Therapie mit Bupropion sollte einschleichend beginnen, bis ein ausreichender Wirkstoffspiegel im Blut

23

erreicht ist; innerhalb der ersten 8–14 Tage darf noch geraucht werden. Die Gesamttherapiedauer beträgt 7–9 Wochen. Parallel dazu empfiehlt sich eine Verhaltenstherapie.

■ **Vareniclin**

Vareniclin (Champix) wirkt am Nikotinrezeptor (partieller Nikotinagonist) und simuliert hierdurch Nikotineffekte. Es lindert das Rauchverlangen und Entzugssymptome. Gleichzeitig bewirkt es, dass durch Zigaretten zugeführtes Nikotin am Rezeptor keine Wirkung entfalten kann und reduziert so den Belohnungs- und Verstärkungseffekt beim Rauchen.

Die Wirksamkeit ist durch klinische Studien gut belegt, Nebenwirkungen limitieren allerdings den Einsatz.

❯ Eine medikamentös unterstützte Raucherentwöhnung verdoppelt die Abstinenzwahrscheinlichkeit.

23.5 Unerwünschte Wirkungen/ Nebenwirkungen

Es werden nur Nebenwirkungen angegeben, die sehr häufig auftreten können.

■ **Acamprosat**

Sehr häufig können Diarrhöen auftreten.

■ **Buprenorphin**

Sehr häufig sind Schlaflosigkeit, Asthenie und Entzugssyndrome.

■ **Bupropion**

Nebenwirkungen sind relativ häufig; es gibt Berichte über Krampfanfälle, Schlaflosigkeit, Erregungszustände und paranoide Reaktionen.

❗ Die Anwendung von Bupropion ist mit einem dosisabhängigen Risiko für Krampfanfälle verbunden. Bei Dosen bis zur empfohlenen täglichen Höchstdosis von 300 mg beträgt die Häufigkeit ca. 0,1 %, darüber steigt das Risiko deutlich.

■ **Clomethiazol**

Sehr häufige Nebenwirkungen sind starke Speichelsekretion und eine Zunahme der Bronchialsekretion.

❗ Wegen der Gefahr des Missbrauchs und der Abhängigkeit sollte die Behandlung von Alkoholikern und anderen suchtgefährdeten Personen nicht länger als 8–14 Tage mit dieser Substanz durchgeführt werden.

■ **Clonidin**

Sehr häufig sind Sedierung, Müdigkeit, Benommenheit, Bradykardie, Hypotonie, Mundtrockenheit, Obstipation.

■ **Disulfiram**

Sehr häufig sind Müdigkeit, unangenehmer Mund- und Körpergeruch, diffuse Oberbauchbeschwerden, Schweregefühl im Kopf und Blutdruckabfall.

❯ Die Anwendung von Disulfiram darf nie ohne Wissen des Alkoholkranken erfolgen.

■ **Levomethadon/Methadon**

Schwindel, Kopfschmerzen, Schwitzen, Urtikaria, Juckreiz, Stimmungsveränderungen (meist Euphorie), Veränderungen der Aktivität (meist Dämpfung), Sedierung, Atemdepression und zerebrale Krampfanfälle.

■ **Nalmefen**

Häufigste unerwünschte Reaktionen sind Übelkeit, Schwindel, Schlaflosigkeit und Kopfschmerzen.

■ **Naltrexon**

Sehr häufig sind Schlafstörungen, Angstzustände, Nervosität, Antriebsminderung, Kopfschmerzen, abdominale Beschwerden, Übelkeit, Erbrechen, Muskel- und Gelenkschmerzen.

■ **Nikotinersatzmittel**

Sehr häufig sind Erkältungs- und grippeartige Symptome sowie Kopfschmerzen, beim Pflaster zusätzlich Hautreaktionen, beim Kaugummi zusätzlich gastrointestinale Störungen.

> Die dem Nikotin zugeschriebenen Nebenwirkungen können auch Folgen von Entzugserscheinungen im Zusammenhang mit der Raucherentwöhnung sein.

■ **Vareniclin**

Sehr häufig sind Übelkeit, Kopfschmerzen, abnorme Träume, Schlaflosigkeit. Es liegen Einzelfallberichte über Depressionen und Suizidgedanken vor. Es scheint auch ein erhöhtes Risiko für kardiovaskuläre Ereignisse zu bestehen.

23.6 Gegenanzeigen

Bei den Kontraindikationen werden nur absolute Gegenanzeigen aufgeführt.

■ **Acamprosat**

Kontraindikationen sind Nieren- und schwere Leberinsuffizienz. Die Substanz eignet sich nicht zur Behandlung der Entzugssymptomatik.

■ **Buprenorphin**

Kontraindikationen sind schwere respiratorische Insuffizienz, schwere Leberinsuffizienz, akuter Alkoholismus und Delirium tremens, schwere Kopfverletzungen und erhöhter Hirndruck.

■ **Bupropion**

Kontraindikationen sind Krampfanfälle (sowohl aktuell als auch in der Anamnese), ZNS-Tumoren, Bulimie, Anorexie (sowohl aktuell als auch in der Anamnese), schwere Leberzirrhose, bipolare Erkrankungen sowie die gemeinsame Gabe mit MAO-Hemmern.

■ **Clomethiazol**

Kontraindikationen sind Asthma bronchiale und andere Atemwegserkrankungen sowie akute Alkoholintoxikationen und Intoxikationen mit anderen ZNS-dämpfenden Substanzen.

■ **Clonidin**

Kontraindikationen sind bestimmte Erregungsbildungs- und Erregungsleitungsstörungen des Herzens (z. B. Sinusknotensyndrom oder AV-Block 2. oder 3. Grades), Bradykardie (< 50), Major Depression, ausgeprägte Hypotonie.

■ **Disulfiram**

Disulfiram ist kontraindiziert bei koronarer Herzkrankheit, schweren Herzrhythmusstörungen, klinisch manifester Kardiomyopathie, zerebralen Durchblutungsstörungen, fortgeschrittener Arteriosklerose, Ösophagusvarizen, Hyperthyreose.

■ **Levomethadon/Methadon**

Kontraindiziert ist die Anwendung im 1. Trimenon der Schwangerschaft. Es liegen keine weiteren absoluten Kontraindikationen vor, jedoch eine Vielzahl an relativen Gegenanzeigen.

■ **Nalmefen**

Kontraindikationen sind schwere Leber- oder Niereninsuffizienz, Patienten, die Opioidanalgetika bzw. -agonisten (z. B. Methadon) erhalten, Patienten mit positivem Opioidnachweis im Urin, Patienten mit akuter Opioidentzugssymptomatik, Patienten mit bestehender oder kurz zurückliegender Opioidabhängigkeit, Patienten mit in jüngster Vergangenheit aufgetretenen akuten Alkoholentzugserscheinungen sowie Kinder und Jugendliche.

■ **Naltrexon**

Kontraindikationen sind schwere Leberinsuffizienz, akute Hepatitis, Patienten, die Opioidanalgetika bzw. -agonisten (z. B. Methadon) erhalten, Patienten mit positivem Opioidnachweis im Urin, Patienten, die auf Naloxon-Injektionen (= Provokationstest) mit Entzugserscheinungen reagieren, Kinder und Jugendliche sowie ältere Menschen.

■ **Nikotinersatzmittel**

Kontraindikationen sind instabile oder sich verschlechternde Angina pectoris, Status unmittelbar nach Myokardinfarkt, schwere Arrhythmien, vor Kurzem aufgetretener Schlag-

23

anfall, Vasospasmen, Phäochromozytom sowie bei Pflaster systemische Hauterkrankungen.

- **Vareniclin**

Außer Überempfindlichkeit gegen den Wirkstoff oder sonstige Bestandteile liegen keine weiteren absoluten Kontraindikationen vor.

23.7 Wichtige Arzneimittelwechselwirkungen

- **Acamprosat**

Es sind keine klinisch relevanten Interaktionen mit anderen Arzneimitteln bekannt.

- **Buprenorphin**

Die Kombination mit MAO-Hemmern ist kontraindiziert. Vorsicht bei der gemeinsamen Gabe mit Benzodiazepinen. Diese Kombination kann eine zentral ausgelöste Atemdepression verstärken und lebensgefährlich sein. Buprenorphin sollte nicht zusammen mit Antiarrhythmika der Klassen I und III gegeben werden.

- **Bupropion**

Die Kombination mit MAO-Hemmern ist kontraindiziert. Zwischen dem Ende einer Therapie mit irreversiblen MAO-Hemmern und dem Beginn einer Behandlung mit Bupropion müssen mindestens 14 Tage vergehen. Bei reversiblen MAO-Hemmern ist ein Zeitraum von 24 h ausreichend.

Vorsicht bei der gleichzeitigen Verabreichung von Medikamenten, die die Krampfschwelle herabsetzen (z. B. Antidepressiva, Antipsychotika).

Pharmakokinetisch ist Bupropion ein Substrat des CYP2B6 sowie ein Inhibitor von CYP2D6.

- **Clomethiazol**

Die gemeinsame Gabe mit Alkohol und anderen zentral dämpfenden Stoffen sollte unbedingt vermieden werden.

- **Clonidin**

Durch die antisympathikotone Wirkung von Clonidin (Bradykardie, AV-Blockierungen) können kardiale Nebenwirkungen (QT-Zeit-Verlängerungen) von vor allem trizyklischen Neuroleptika und Antidepressiva, Betablockern und Herzglykosiden verstärkt werden. Auch Bradykardien unter Betablockern und Herzglykosiden können vermehrt auftreten.

Die blutdrucksenkende Wirkung von Antihypertonika, Vasodilatanzien und Diuretika kann verstärkt werden. Trizyklische Antidepressiva, Antihypotonika und NSAR können zu einer Abschwächung der blutdrucksenkenden Wirkung von Clonidin führen.

Generell können sich zentral dämpfende Pharmaka (z. B. Hypnotika, Sedativa) und Alkohol zusammen mit Clonidin gegenseitig in ihrer sedierenden Wirkung verstärken.

- **Disulfiram**

Vorsicht bei Kombination mit Phenytoin, oralen Antikoagulanzien, Diazepam und Chlordiazepoxid. Diese Substanzen können durch Disulfiram in ihrer Wirkung verstärkt werden.

Disulfiram sollte nicht zusammen mit einigen Antibiotika (z. B. Cephalosporinen), Isoniazid, Metronidazol, Biguanid-Antidiabetika und Amitriptylin gegeben werden, da es zu verstärkten Nebenwirkungen kommen kann.

Antihistaminika, Neuroleptika, Tranquilizer und Barbiturate können das Acetaldehydsyndrom abschwächen oder aufheben.

- **Levomethadon/Methadon**

Levomethadon/Methadon dürfen nicht gemeinsam mit MAO-Hemmern (MAO-A- bzw. MAO-B-Hemmern) gegeben werden. Während der Behandlung mit Levomethadon/Methadon dürfen keine Narkotika-Antagonisten (Naloxon, Naltrexon) oder Agonisten/Antagonisten (z. B. Buprenorphin, Pentazocin) angewendet werden.

Vorsicht bei der Therapie mit Antiarrhythmika der Klasse I und III und anderen Substanzen, die zu QT-Zeit-Verlängerungen im EKG führen können.

Mit zentraldämpfenden und atemdepressiven Substanzen kann es zur gegenseitigen Verstärkung entsprechender Effekte kommen. Hierunter fallen z. B. stark wirkende Analgetika, Phenothiazine, trizyklische Antidepressiva, Hypnotika, Benzodiazepine und Alkohol.

■ **Nalmefen**

Vorsicht bei gleichzeitiger Gabe von starken UGT2B7-Inhibitoren (u. a. Diclofenac, Fluconazol, Medroxyprogesteronacetet, Meclofenaminsäure).

Gleichzeitige Gabe von UGT2B7-Induktoren (u. a. Omeprazol, Dexamethason, Phenobarbital, Rifampicin) kann zur Wirkungsabschwächung von Nalmefen führen.

Vorsicht bei gleichzeitiger Gabe von Opioidagonisten (können in Husten- und Erkältungsmitteln, Antidiarrhoika und Analgetika enthalten sein!).

■ **Naltrexon**

Bei Patienten, die Opioidanalgetika oder Opiatagonisten erhalten, darf Naltrexon nicht angewandt werden. Vorsicht vor der gleichzeitigen Anwendung von Opioiden (z. B. in Hustenmitteln, Antidiarrhoika).

🛇 **Es besteht Lebensgefahr bei der Selbstverabreichung hoher Mengen von Opiaten.**

■ **Nikotin**

Tabakrauch (nicht Nikotin) induziert CYP1A2. Dadurch werden einige Arzneimittel wie z. B. Clozapin, Olanzapin, Duloxetin, Melatonin oder Agomelatin in ihrer Wirkung abgeschwächt. Problematisch kann dies werden, wenn das Rauchen aufgegeben wird und der induktive Effekt entfällt. Folge davon kann ein massiver Anstieg der Plasmaspiegel der genannten Substanzen sein. Da Nikotinpräparate keine induktiven Wirkungen besitzen, ist es empfehlenswert, bei Tabakentwöhnung mittels dieser Präparate die Plasmaspiegel der betroffenen Arzneimittel zu kontrollieren und ggf. deren Dosierung zu senken.

■ **Vareniclin**

Vareniclin kann zusammen mit Nikotinpräparaten eine statistisch signifikante Abnahme des systolischen Blutdrucks (durchschnittlich 2,6 mmHg) bewirken.

23.8 Pflegerische Aspekte

Aufgaben der Pflege im Zusammenhang mit Suchterkrankungen betreffen einerseits die Entgiftung oder Entzugsbehandlung, die normalerweise innerhalb von einigen Tagen abgeschlossen ist, und andererseits die Entwöhnungsbehandlung. Dabei handelt es sich um zwei vollkommen verschiedene Aspekte, wobei die Entgiftung eine Voraussetzung für die Entwöhnung darstellt.

23.8.1 Entgiftung

Viele Patienten befürchten, dass eine Entgiftung eine schwere Beeinträchtigung des Wohlbefindens darstellt, sie fürchten einen „kalten" Entzug, den es in dieser Form früher gab.

Heute kann eine Entgiftung so gesteuert werden, dass der Patient diese Phase gut überstehen kann. Meistens wird für die Steuerung des Entzugs ein Instrument gewählt, mit dem Symptome und Veränderungen regelmäßig erfasst werden, um rechtzeitig handeln zu können und ein Delirium tremens als gefürchtete Komplikation zu vermeiden.

Eines dieser Instrumente ist die CIWA-Skala (Clinical Institute Withdrawal Assessment for Alcohol, s. Anhang Formular 6). Der Score wird zunächst in 2-stündigen Intervallen erhoben, und abhängig vom Ergebnis wird dann eine Bedarfsmedikation verabreicht, die zuvor schon hinterlegt werden kann.

Im Verlauf der Entzugsbehandlung können dann die Intervalle verlängert werden, bis keine Entzugserscheinungen mehr vorhanden sind. Abhängig von der Motivation des Patienten könnte dann eine Entwöhnungsbehandlung begonnen werden.

23

❯ Viele Patienten beenden die Behandlung während oder nach der Entgiftung. Bei Entlassungswunsch von intoxikierten Patienten muss sichergestellt sein, dass der Patient handlungsfähig ist und sich nicht gefährdet, deshalb wird üblicherweise eine Promillegrenze festgelegt, bei der der Patient die Klinik verlassen kann.

23.8.2   Entwöhnungsbehandlung

Zunächst muss geklärt werden, ob der Patient eine längerfristige Entwöhnungsbehandlung überhaupt wünscht und aus welchen Gründen dies der Fall ist. Dabei kann sowohl Eigenmotivation als auch Fremdmotivation, etwa drohender Verlust von Führerschein, Arbeitsplatz, Wohnung, Vermeidung der Vollstreckung eines Strafbefehls, Verlust des Ehepartners bzw. Abwendung der Familie und Freunde, in Frage kommen.

❯ Diese Gründe muss der Patient in einem Motivationsschreiben festhalten bzw. bei der Antragsstellung an den Kostenträger darlegen. Als Kostenträger kommen die Krankenversicherung oder die Rentenversicherung in Frage. Im stationären Rahmen wird der Patient bei Bedarf bei der Antragsstellung durch den Sozialdienst unterstützt.

Außerdem wird in einem Therapievertrag die Dauer der Behandlung festgelegt und bestimmt, welche Verhaltensweisen zu einem Abbruch der Behandlung führen können, etwa fehlende Motivation, Beikonsum oder aggressives Verhalten.

Der Patient erklärt sich diesbezüglich zu Kontrollen des Atemalkohols bzw. zu regelmäßigen oder unangekündigten Urinkontrollen bereit.

23.8.2.1   Therapieformen

Abhängig von der Kostenzusage kommen stationäre Behandlungen von 3–8 Wochen Dauer in Form einer Kurzzeittherapie oder Langzeittherapien von 6–10 Monaten Dauer in Frage. Da die Rückfallquote weitgehend unabhängig von der Dauer der Therapie ist, kommt der Nachsorge eine große Bedeutung zu.

Im stationären Rahmen werden Einzel- und Gruppengespräche durchgeführt, Entspannungstechniken vermittelt und Beschäftigungs- bzw. Arbeitstherapien angeboten.

> **Praxistipp**
>
> Ziel der Behandlung ist es, einerseits eine Verhaltensänderung durch Reflexion zu erreichen und andererseits den Kontakt zu Selbsthilfegruppen herzustellen. Außerdem können während des stationären Aufenthalts auch die körperlichen Folgen der Suchterkrankung behandelt werden.

Zum Ende der Behandlung wird gemeinsam festgelegt, ob der Patient eine teilstationäre oder eine ambulante Behandlung benötigt oder ob eine Nachsorgeeinrichtung bzw. die Wiedereingliederung in einer Außenwohngruppe für eine dauerhafte Abstinenz vonnöten ist und welche Maßnahmen der Rückfallprophylaxe geeignet sind. Eine Substitutionstherapie wird auch in Schwerpunktpraxen durchgeführt.

Serviceteil

Formulare 1–6

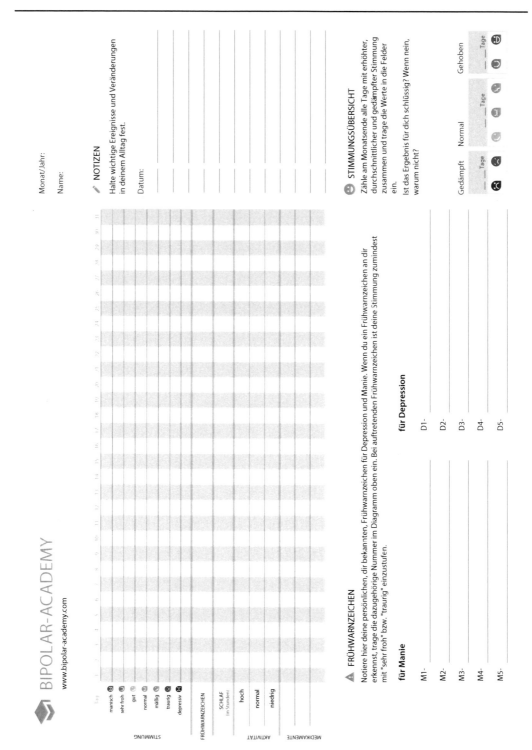

Monat/Jahr:

Name:

BIPOLAR-ACADEMY
www.bipolar-academy.com

✏ NOTIZEN

Halte wichtige Ereignisse und Veränderungen in deinem Alltag fest.

Datum:

▲ FRÜHWARNZEICHEN

Notiere hier deine persönlichen, dir bekannten, Frühwarnzeichen für Depression und Manie. Wenn du ein Frühwarnzeichen an dir erkennst, trage die dazugehörige Nummer im Diagramm oben ein. Bei auftretenden Frühwarnzeichen ist deine Stimmung zumindest mit "sehr froh" bzw. "traurig" einzustufen.

für Manie

M1-
M2-
M3-
M4-
M5-

für Depression

D1-
D2-
D3-
D4-
D5-

☺ STIMMUNGSÜBERSICHT

Zähle am Monatsende alle Tage mit erhöhter, durchschnittlicher und gedämpfter Stimmung zusammen und trage die Werte in die Felder ein.

Ist das Ergebnis für dich schlüssig? Wenn nein, warum nicht?

Gedämpft   Normal   Gehoben

_____ Tage   _____ Tage   _____ Tage

Sturzprophylaxe

Sturzrisikofaktoren	
Personenbezogene Risikofaktoren	❑ Beeinträchtigung funktioneller Fähigkeiten
	❑ z. B. Einschränkungen in den Aktivitäten des täglichen Lebens
	❑ Beeinträchtigung sensomotorischer Funktionen und/oder der Balance
	❑ z. B. Einschränkungen der Gehfähigkeit oder Balance-Störungen
	❑ Depression
	❑ Gesundheitsstörungen, die mit Schwindel, kurzzeitigem Bewusstseinsverlust oder ausgeprägter körperlicher Schwäche einhergehen
	❑ Kognitive Beeinträchtigungen (akut und/oder chronisch)
	❑ Kontinenzprobleme
	❑ Sehbeeinträchtigungen
	❑ Sturzangst
	❑ Stürze in der Vorgeschichte
Medikamenten-bezogene Sturzrisikofaktoren	❑ Antihypertensiva
	❑ Psychotrope Medikamente
	❑ Polypharmazie
Umgebungs-bezogene Sturzrisikofaktoren	❑ Freiheitsentziehende Maßnahmen
	❑ Gefahren in der Umgebung (z. B. Hindernisse auf dem Boden, zu schwache Kontraste, geringe Beleuchtung)
	❑ Inadäquates Schuhwerk

Einschätzung durchgeführt am:

Datum						
Risiko						

Individuelles Wiederholungsinte rvall: _____

Einschätzung nach Sturz: _____

Aktualisiertes Wiederholungsin tervall: _____

Planung prophylaktischer Maßnahmen in der Pflegeplanung?

Ja ❑   Nein ❑

Beratung des ❑ Patienten/Bewohners ❑ der Angehörigen/Bezugspers onen erforderlich?

Ja ❑   Nein ❑

Beratungsinhalte:

_____   _____

Hilfsmittel:

_____   _____

Wohnraum- bzw. Umfeldanpassung

_____   _____

Beratungsergebnis:

_____   _____

ZOPA© Zurich Observation Pain Assessment

Beobachtete Verhaltensmerkmale:

Lautäußerungen
- Stöhnen/Klagen
- Brummen

Gesichtsausdruck
- Verzerrter/gequälter Gesichtsausdruck
- Starrer Blick
- Zähne zusammenpressen (Tubus beißen)
- Augen zusammenkneifen
- Tränenfluss

Körpersprache
- Ruhelosigkeit
- Massieren oder Berühren eines Körperteils
- Angespannte Muskeln

Physiologische Indikatoren
- Änderungen in den Vitalzeichen:
  - Blutdruck/Puls
  - Atmung
- Veränderungen der Gesichtsfarbe
- Schwitzen/Röte

Individuelles Profil
für Wohlbefinden

Wohlbefinden-Profil für (Name):

Datum:

Erstellt durch:

Beim Ausfüllen des Profils orientieren Sie sich bitte an der Beschreibung der Indikatoren.

INDIKATOREN FÜR WOHLBEFINDEN:

0 = Fehlende Anzeichen
1 = Gelegentliche Anzeichen
2 = Eindeutige Anzeichen

INDIKATOR	0	1	2
1. Kommuniziert Wünsche, Bedürfnisse und Vorlieben			
2. Nimmt Kontakte zu anderen auf			
3. Zeigt Herzlichkeit und Zuneigung			
4. Zeigt Freude und Vergnügen			
5. Zeigt Wachsamkeit und Aktivitätsbereitschaft			
6. Nutzt verbliebene Fähigkeiten			
7. Findet kreative Ausdrucksmöglichkeiten			
8. Ist kooperativ und hilfsbereit			
9. Reagiert angemessen auf Menschen/Situationen			
10. Drückt der Situation entsprechende Gefühle aus			
11. Entspannte Körperhaltung oder Körpersprache			
12. Hat Sinn für Humor			
13. Zeigt Handlungsfähigkeit			
14. Hat Selbstrespekt			
Summen der Profilpunkte	0		
Profil-Punktzahl			

Checkliste Psychopharmaka	Seite
	1 von 1

Datum: _____

Name: _____ geb.: _____

Bisherige Medikation: _____

_____

Herausfordernde Ve rhaltensweisen

_____

_____

Alternative Interventionen

_____

Rücksprache: ☐ Hausarzt   ☐ Apotheke   ☐ Betreuer

                ☐ Bezugsperson   ☐ Therapeuten   ☐ Sonstige

Nebenwirkungen: _____

                            _____

                            _____

                            _____

Risiken   _____

                            _____

Weitere Maßnahmen:

    ☐ Vitalwerte   ☐ Gewichtskontrolle   ☐ Sturzprophylaxe

    ☐ Sonstiges: _____

Nächste Evaluation: _____

Alkoholentzugsskala gemäß CIWA-Ar (Clinical Institute Withdrawal Assessment for Alcohol)

ÜBELKEIT UND ERBRECHEN: Fragen Sie: „Ist Ihnen übel? Haben Sie erbrochen?" Beobachtung.

- ⦿ Keine Übelkeit und kein Erbrechen (0 Punkte)
- ○ Leichte Übelkeit ohne Erbrechen (1 Punkt)
- ○ (2 Punkte)
- ○ (3 Punkte)
- ○ Periodische Übelkeit mit trockenem Würgen (4 Punkte)
- ○ (5 Punkte)
- ○ (6 Punkte)
- ○ Ständige Übelkeit, häufiges trockenes Würgen und Erbrechen (7 Punkte)

TREMOR: Arme ausgestreckt und Finger gespreizt. Beobachtung.

- ⦿ Kein Tremor (0 Punkte)
- ○ Nicht sichtbar, jedoch an den Fingerspitzen fühlbar (1 Punkt)
- ○ (2 Punkte)
- ○ (3 Punkte)
- ○ Moderat bei ausgestreckten Armen des Patienten (4 Punkte)
- ○ (5 Punkte)
- ○ (6 Punkte)
- ○ Schwer, auch bei nicht ausgestreckten Armen (7 Punkte)

PAROXYSMALES SCHWITZEN: Beobachtung.

- ⦿ Kein erkennbares Schwitzen (0 Punkte)
- ○ Kaum erkennbares Schwitzen, Handinnenflächen feucht (1 Punkt)
- ○ (2 Punkte)
- ○ (3 Punkte)
- ○ Sichtliche Schweißtropfen auf der Stirn (4 Punkte)
- ○ (5 Punkte)
- ○ (6 Punkte)
- ○ Schwitzen mit Durchnässung (7 Punkte)

ANGST: Fragen Sie: „Sind Sie nervös?" Beobachtung.

- ⦿ Keine Ängstlichkeit, entspannt (0 Punkte)
- ○ Leicht ängstlich (1 Punkt)
- ○ (2 Punkte)
- ○ (3 Punkte)
- ○ Moderate Angst oder übermäßige Vorsicht, die auf Angst deutet (4 Punkte)
- ○ (5 Punkte)
- ○ (6 Punkte)
- ○ Akute Panikzustände, ähnlich wie bei schwerem Delirium oder akuten schizophrenen Reaktionen (7 Punkte)

AGITATION: Beobachtung.

- ⦿ Normale Aktivität (0 Punkte)
- ○ Leicht gesteigerte Aktivität (1 Punkt)
- ○ (2 Punkte)
- ○ (3 Punkte)
- ○ Moderate Unruhe und Ruhelosigkeit (4 Punkte)
- ○ (5 Punkte)
- ○ (6 Punkte)
- ○ Läuft während des Interviews die meiste Zeit auf und ab oder schlägt ständig um sich (7 Punkte)

TAKTILE STÖRUNGEN: Fragen Sie: „Haben Sie Juckreiz oder Empfindungen von Nadelstichen, Brennen, Taubheit oder Ameisenlaufen auf oder unter der Haut?" Beobachtung.

- ⦿ Keine (0 Punkte)
- ○ Sehr leichter Juckreiz, Nadelstiche, brennendes Gefühl oder Taubheit (1 Punkt)
- ○ Leichter Juckreiz, Nadelstiche, brennendes Gefühl oder Taubheit (2 Punkte)
- ○ Moderater Juckreiz, Nadelstiche, brennendes Gefühl oder Taubheit (3 Punkte)
- ○ Mittelschwere Halluzinationen (4 Punkte)
- ○ Schwere Halluzinationen (5 Punkte)
- ○ Extrem schwere Halluzinationen (6 Punkte)
- ○ Ständige Halluzinationen (7 Punkte)

AKUSTISCHE STÖRUNGEN: Fragen Sie: „Sind Sie sich der Geräusche in der Umgebung verstärkt bewusst? Sind sie schrill? Erschrecken Sie diese Geräusche? Hören Sie etwas, das Sie beunruhigt? Hören Sie Dinge, von denen Sie wissen, dass sie nicht existieren? Beobachtung.

- (●) Nicht vorhanden (0 Punkte)
- ( ) Ein klein wenig schrill oder erschreckend (1 Punkt)
- ( ) Etwas schrill oder erschreckend (2 Punkte)
- ( ) Mäßig schrill oder erschreckend (3 Punkte)
- ( ) Mittelschwere Halluzinationen (4 Punkte)
- ( ) Schwere Halluzinationen (5 Punkte)
- ( ) Extrem schwere Halluzinationen (6 Punkte)
- ( ) Ständige Halluzinationen (7 Punkte)

VISUELLE STÖRUNGEN: Fragen Sie „Erscheint Ihnen das Licht zu grell?" Hat es eine andere Farbe? Tut es Ihren Augen weh? Sehen Sie etwas, das Sie beunruhigt? Sehen Sie Dinge, von denen Sie wissen, dass sie nicht existieren?" Beobachtung.

- (●) Nicht vorhanden (0 Punkte)
- ( ) Sehr leichte Empfindlichkeit (1 Punkt)
- ( ) Leichte Empfindlichkeit (2 Punkte)
- ( ) Mäßige Empfindlichkeit (3 Punkte)
- ( ) Mittelschwere Halluzinationen (4 Punkte)
- ( ) Schwere Halluzinationen (5 Punkte)
- ( ) Extrem schwere Halluzinationen (6 Punkte)
- ( ) Ständige Halluzinationen (7 Punkte)

KOPFSCHMERZEN, BEENGTHEIT: Fragen Sie: „Fühlt sich Ihr Kopf anders an? Fühlt es sich so an, als wenn ein Band um Ihren Kopf gebunden ist?" Beziehen Sie Schwindel und Benommenheit nicht in die Beurteilung ein. Beurteilen Sie ansonsten den Schweregrad.

- (●) Nicht vorhanden (0 Punkte)
- ( ) Sehr geringfügig (1 Punkt)
- ( ) Leicht (2 Punkte)
- ( ) Mittelschwer (3 Punkte)
- ( ) Mittelgradig (4 Punkte)
- ( ) Schwer (5 Punkte)
- ( ) Sehr schwer (6 Punkte)
- ( ) Extrem schwer (7 Punkte)

ORIENTIERUNG UND GETRÜBTES SENSORIUM: Fragen Sie:" Welchen Tag haben wir heute? Wo sind Sie? Wer bin ich?" Zählen Sie in Dreierschritten vorwärts.

    ⊙   Orientiert und kann mehrere Zahlen addieren (0 Punkte)

    ○   Ist nicht in der Lage, mehrere Zahlen zu addieren, oder ist unsicher über das Datum (1 Punkt)

    ○   Zeitliche Desorientierung mit höchstens zwei Kalendertagen Abweichung (2 Punkte)

    ○   Zeitliche Desorientierung mit mehr als zwei Kalendertagen Abweichung (3 Punkte)

    ○   Räumliche und/oder persönliche Desorientierung (4 Punkte)

Gesamtpunktzahl Kriterien: ☐

Interpretation des CIWA-Scores

0 - 9 Punkte:	Sehr leichter Entzug
10 - 15 Punkte:	Leichter Entzug
16 - 20 Punkte:	Moderater Entzug
21 - 67 Punkte:	Schwerer Entzug

Präparate- und Substanzverzeichnis

Substanz	Psychopharmakagruppe	Präparatebeispiele (nur Monopräparate; jeweils 1 Beispiel für A, CH, D)
Acamprosat	Entzugs- und Entwöhnungsmittel	A: Campral CH: Campral D: Campral
Agomelatin	Antidepressivum	A: Valdoxan CH: Valdoxan D: Valdoxan
Alprazolam	Tranquilizer	A: Xanor CH: Xanax D: Alprazolam Ratiopharm
Amisulprid	Antipsychotikum	A: Solian CH: Solian D: Solian
Amitriptylin	Antidepressivum	A: Saroten CH: Saroten D: Saroten
Amitriptylinoxid	Antidepressivum	A: - CH: - D: Amioxid neuraxpharm
Aripiprazol	Antipsychotikum	A: Abilify CH: Abilify, Abilify Maintena D: Abilify, Abilify Maintena
Asenapin	Antipsychotikum	A: Sycrest CH: Sycrest D: Sycrest
Atomoxetin	Psychostimulans	A: Strattera CH: Strattera D: Strattera
Benperidol	Antipsychotikum	A: - CH: - D: Glianimon
Bromazepam	Tranquilizer	A: Lexotanil CH: Lexotanil D: Lexostad
Bromperidol	Antipsychotikum	A: - CH: - D: Impromen
Brotizolam	Hypnotikum	A: Lendorm CH: - D: Lendormin

(Fortsetzung)

(Fortsetzung)

Substanz	Psychopharmakagruppe	Präparatebeispiele (nur Monopräparate; jeweils 1 Beispiel für A, CH, D)
Buprenorphin	Entzugs- und Entwöhnungsmittel	A: Subutex CH: Subutex D: Subutex
Bupropion	Antidepressivum	A: Wellbutrin CH: Wellbutrin D: Elontril
Buspiron	Tranquilizer	A: - CH: - D: Busp
Carbamazepin	Stimmungsstabilisierer	A: Tegretol CH: Tegretol D: Tegretal
Cariprazin	Antipsychotikum	A: - CH: - D: Reagila
Chloralhydrat	Hypnotikum	A: - CH: Nervifene D: Chloraldurat
Chlordiazepoxid	Tranquilizer	A: - CH: - D: Librium
Chlorprothixen	Antipsychotikum	A: Truxal CH: Truxal D: Chlorprothixen neuraxpharm
Citalopram	Antidepressivum	A: Seropram CH: Seropram D: Cipramil
Clobazam	Tranquilizer	A: Frisium CH: Urbanyl D: Frisium
Clomethiazol	Hypnotikum	A: - CH: Distraneurin D: Distraneurin
Clomipramin	Antidepressivum	A: Anafranil CH: Anafranil D: Anafranil
Clozapin	Antipsychotikum	A: Leponex CH: Leponex D: Leponex
Dexamfetamin	Psychostimulans	A: - CH: - D: Attentin

(Fortsetzung)

Substanz	Psychopharmakagruppe	Präparatebeispiele (nur Monopräparate; jeweils 1 Beispiel für A, CH, D)
Diazepam	Tranquilizer	A: Gewacalm CH: Valium D: Diazepam Ratiopharm
Dikaliumclorazepat	Tranquilizer	A: - CH: Tranxilium D: Tranxilium
Diphenhydramin	Hypnotikum	A: Calmaben CH: Benocten D: Betadorm D
Disulfiram	Entzugs- und Entwöhnungsmittel	A: Antabus CH: Antabus D: -
Donepezil	Antidementivum	A: Aricept CH: Aricept D: Aricept
Doxepin	Antidepressivum	A: - CH: Sinquan D: Aponal
Doxylamin	Hypnotikum	A: - CH: Sanalepsi D: Gittalun
Duloxetin	Antidepressivum	A: Cymbalta CH: Cymbalta D: Cymbalta
Escitalopram	Antidepressivum	A: Cipralex CH: Cipralex D: Cipralex
Flunitrazepam	Hypnotikum	A: Rohypnol CH: Rhypnol D: Rohypnol (BTM!)
Fluoxetin	Antidepressivum	A: Fluctine CH: Fluctine D: Fluoxetin Hexal
Flupentixol	Antipsychotikum	A: Fluanxol CH: Fluanxol D: Fluanxol
Fluphenazin	Antipsychotikum	A: - CH: - D: Fluphenazin neuraxpharm D
Flurazepam	Hypnotikum	A: - CH: Dalmadorm D: Dalmadorm

(Fortsetzung)

(Fortsetzung)

Substanz	Psychopharmakagruppe	Präparatebeispiele (nur Monopräparate; jeweils 1 Beispiel für A, CH, D)
Fluspirilen	Antipsychotikum	A: - CH: - D: Imap
Fluvoxamin	Antidepressivum	A: Floxyfral CH: Floxyfral D: Fevarin
Galantamin	Antidementivum	A: Reminyl CH: Reminyl D: Reminyl
Guanfacin	Psychostimulans	A: Intuniv CH: Intuniv D: Intuniv
Haloperidol	Antipsychotikum	A: Haldol CH: Haldol D: Haldol
Hydroxyzin	Tranquilizer	A: Atarax CH: Atarax D: Atarax
Hypericum	Antidepressivum	A: Jarsin CH: Jarsin D: Laif
Imipramin	Antidepressivum	A: - CH:Tofranil D: Imipramin neuraxpharm
Johanniskraut (s. Hypericum)		
Lamotrigin	Stimmungsstabilisierer	A: Lamictal CH: Lamictal D: Lamictal
Lavendelöl	Tranquilizer	A: - CH: Lasea D: Lasea
Levomepromazin	Antipsychotikum	A: Nozinan CH: Nozinan D: Neurocil
Levomethadon	Entzugs- und Entwöhnungsmittel	A: L-Polamidon CH: L-Polamidon D: L-Polamidon
Lisdexamfetamin	Psychostimulans	A: Elvanse CH: Elvanse D: Elvanse

(Fortsetzung)

Substanz	Psychopharmakagruppe	Präparatebeispiele (nur Monopräparate; jeweils 1 Beispiel für A, CH, D)
Lithium	Stimmungsstabilisierer	A: Quilonorm CH: Lithiofor D: Quilonum
Lorazepam	Tranquilizer	A: Temesta CH: Temesta D: Tavor
Lormetazepam	Hypnotikum	A: Noctamid CH: Noctamid D: Noctamid
Loxapin	Antipsychotikum	A: Adasuve CH: - D: Adasuve
Lurasidon	Antipsychotikum	A: - CH: Latuda D: -
Maprotilin	Antidepressivum	A: Ludiomil CH: - D: Ludiomil
Medazepam	Tranquilizer	A: - CH: - D: Rudotel
Melatonin	Hypnotikum	A: Circadin CH: Circadin D: Circadin
Melperon	Antipsychotikum	A: Buronil CH: - D: Melneurin
Methadon	Entzugs- und Entwöhnungsmittel	A: Methason CH: Ketalgin D: Methaddict
Memantin	Antidementivum	A: Axura CH: Axura D: Axura
Methylphenidat	Entzugs- und Entwöhnungsmittel	A: Ritalin CH: Ritalin D: Ritalin
Mianserin	Antidepressivum	A: Tolvon CH: Tolvon D: Mianserin neuraxpharm
Milnacipran	Antidepressivum	A: Ixel CH: - D: Milnaneurax

(Fortsetzung)

(Fortsetzung)

Substanz	Psychopharmakagruppe	Präparatebeispiele (nur Monopräparate; jeweils 1 Beispiel für A, CH, D)
Mirtazapin	Antidepressivum	A: Remeron CH: Remeron D: Remergil
Moclobemid	Antidepressivum	A: Aurorix CH: Aurorix D: Aurorix
Modafinil	Psychostimulans	A: Modasomil CH: Modasomil D: Vigil
Nalmefen	Entzugs- und Entwöhnungsmittel	A: Selincro CH: Selincro D: Selincro
Naltrexon	Entzugs- und Entwöhnungsmittel	A: Dependex CH: Naltrexin D: Adepend
Nitrazepam	Hypnotikum	A: Mogadon CH: Mogadon D: Mogadan
Olanzapin	Antipsychotikum	A: Zyprexa, Zypadhera (Depot) CH: Zyprexa D: Zyprexa, Zypadhera (Depot)
Opipramol	Tranquilizer	A: Insidon CH: Insidon D: Insidon
Oxazepam	Tranquilizer	A: Anxiolit CH: Anxiolit D: Adumbran
Paliperidon	Antipsychotikum	A: Invega, Xeplion (1-Monatsdepot), Trevicta (3-Monatsdepot) CH: Invega, Xeplion D: Invega, Xeplion, Trevicta
Paroxetin	Antidepressivum	A: Seroxat CH: Deroxat D: Paroxat
Perazin	Antipsychotikum	A: - CH: - D: Perazin neuraxpharm
Perphenazin	Antipsychotikum	A: - CH: - D: Perphenazin neuraxpharm
Pimozid	Antipsychotikum	A: - CH: - D: Orap

(Fortsetzung)

Substanz	Psychopharmakagruppe	Präparatebeispiele (nur Monopräparate; jeweils 1 Beispiel für A, CH, D)
Pipamperon	Antipsychotikum	A: - CH: Dipiperon D: Dipiperon
Prazepam	Tranquilizer	A: - CH: Demetrin D: Demetrin
Pregabalin	Tranquilizer	A: Lyrica CH: Lyrica D: Lyrica
Prothipendyl	Antipsychotikum	A: Dominal CH: - D: Dominal
Quetiapin	Antipsychotikum	A: Seroquel CH: Seroquel D: Seroquel
Reboxetin	Antidepressivum	A: Edronax CH: Edronax D: Solvex
Rivastigmin	Antidementivum	A: Exelon CH: Exelon D: Exelon
Risperidon	Antipsychotikum	A: Risperdal, Risperdal Consta (14-Tage-Depot) CH: Risperdal, Risperdal Consta (14-Tage-Depot) D: Risperdal, Risperdal Consta (14-Tage-Depot)
Sertindol	Antipsychotikum	A: Serdolect CH: Serdolect D: Serdolect
Sertralin	Antidepressivum	A: Gladem CH: Zoloft D: Zoloft
Sulpirid	Antipsychotikum	A: Dogmatil CH: Dogmatil D: Dogmatil
Temazepam	Hypnotikum	A: - CH: Normison D: Remestan
Thioridazin	Antipsychotikum	A: - CH: - D: Melleril

(Fortsetzung)

(Fortsetzung)

Substanz	Psychopharmakagruppe	Präparatebeispiele (nur Monopräparate; jeweils 1 Beispiel für A, CH, D)
Tianeptin	Antidepressivum	A: Stablon CH: - D: Tianeurax
Tranylcypromin	Antidepressivum	A: - CH: - D: Jatrosom
Trazodon	Antidepressivum	A: Trittico CH: Trittico D: Trazodon neuraxpharm
Triazolam	Hypnotikum	A: Halcion CH: Halcion D: Halcion
Trimipramin	Antidepressivum	A: - CH: Surmontil D: Stangyl
Tryptophan	Hypnotikum	A: - CH: - D: Kalma
Valproinsäure	Stimmungsstabilisierer	A: Depakine CH: Orfiril D: Orfiril
Vareniclin	Entzugs- und Entwöhnungsmittel	A: Champix CH: Champix D: Champix
Venlafaxin	Antidepressivum	A: Efectin CH: Efexor D: Trevilor
Vortioxetin	Antidepressivum	A: Brintellix CH: Brintellix D: -
Ziprasidon	Antipsychotikum	A: Zeldox CH: - D: Zeldox
Zolpidem	Hypnotikum	A: Ivadal CH: Stilnox D: Stilnox
Zopiclon	Hypnotikum	A: Somnal CH: Imovane D: Ximovan
Zuclopenthixol	Antipsychotikum	A: Cisordinol CH: Clopixol D: Ciatyl-Z

Weiterführende Literatur

Bücher, Zeitschriften

BMG (Hrsg) (2007) Rahmenempfehlungen des Bundesgesundheitsministeriums im Bereich der stationären Pflege für den Umgang mit psychischen und Verhaltenssymptomen bei Demenzerkrankten. Publikationen des BMG, Berlin

Deutsche Gesellschaft für Gerontopsychiatrie und -psychotherapie (2009) Stellungnahme der DGGPP Antipsychotika bei Demenz. DGGPP, Wiehl

Deutsche Gesellschaft für Psychiatrie, Psychotherapie und Nervenheilkunde (DGPPN), Deutsche Gesellschaft für Neurologie (Hrsg) (2010) Diagnose- und Behandlungsleitlinie Demenz. Springer, Berlin/Heidelberg

Deutsche Gesellschaft für Schlafforschung und Schlafmedizin (DGSM) (2009) S3-Leitlinie Nicht erholsamer Schlaf – Schlafstörungen, Supplement der Zeitschrift Somnologie, Bd 13. DGSM, Schwalmstadt

Deutsche Gesellschaft für Soziale Psychiatrie e.V. (DGSP) (2012) Memorandum der DGSP zur Anwendung von Neuroleptika. Eigenverlag, Köln

Deutsches Netzwerk für Qualitätsentwicklung in der Pflege (Hrsg) (2013) Expertenstandard Sturzprophylaxe in der Pflege, 1. Aktualisierung 2013. Schriftenreihe des Deutschen Netzwerks für Qualitätsentwicklung in der Pflege (DNQP), Osnabrück

DNQP Deutsches Netzwerk für Qualitätsentwicklung in der Pflege (DNQP) (2011) Expertenstandard Schmerzmanagement in der Pflege bei akuten Schmerzen, 1. Aktualisierung 2011. Schriftenreihe des Deutschen Netzwerks für Qualitätsentwicklung in der Pflege, Osnabrück

Döbele M, Schmidt S (2016) Demenzbegleiter, 3. Aufl. Springer, Berlin/Heidelberg

Feil N, de Klerck-Rubin V (2013) Validation. Ein neuer Weg zum Verständnis alter Menschen, 10. Aufl. Ernst Reinhardt, München

Gaßmann M, Marschall W, Utschakowski J (2006) Psychiatrische Gesundheits- und Krankenpflege. Springer, Berlin/Heidelberg

Haberstroh J, Pantel J (2015) Kommunikation bei Demenz – TANDEM Trainingsmanual, 2. Aufl. Springer, Berlin/Heidelberg

Holt S, Schmiedl S, Thürmann PA (2010) Potentially inappropiate medication in the elderly - PRISCUS list. Dtsch Aerztebl Int 107, 543

Mahler L, Jarchov-Jadi I, Montag C, Gallinat J (2013) Das Weddinger Modell: Resilienz- und Ressourcenorientierung im klinischen Kontext. Psychiatrie, Köln

Möller HJ, Laux G, Deister A 2015 Psychiatrie, Psychosomatik und Psychotherapie. Thieme, Stuttgart

Schloffer H, Gabriel I, Prang E (2014) 23 Stundenkonzepte für Menschen mit Demenz. Springer, Berlin/Heidelberg

Schwabe U, Paffrath D, Ludwig WD et al. (Hrsg.) (2018) Arzneiverordnungsreport. Springer, Heidelberg

Wehling M, Burkhardt H (2016) Arzneitherapie für Ältere, 4. Aufl. Springer, Berlin/Heidelberg

Internet

http://www.alzheimer-bw.de (Biographiebogen)

http://www.bfarm.de/DE/Home/home_node.html (Nebenwirkungen)

http://www.bmg.bund.de/ (Rahmenempfehlung)

http://www.bptk.de/ (vielfältige psychotherapeutische Informationen)

http://www.charite.de/dgsm/dgsm/index.php (Informationen zu Schlafstörungen)

http://www.demenz-leitlinie.de/ (Leitlinien)

http://www.demenz-ratgeber/dr_Rubriken_aktivieren.htm

http://www.demenz-service-nrw.de/ (Informationen zur Demenz)

http://www.deutsche-alzheimer.de/index.php?id=40#c772 (Interessante Links)

http://www.dgppn.de/ (vielfältige Informationen)

http://www.dgppn.de/publikationen/leitlinien/leitlinien0.html (Leitlinie)

http://www.evidence.de/Leitlinien/leitlinien-intern/Demenz_Start/DemenzHintergruende/demenzhintergruende.html (Leitlinie)

http://www.kda.de/files/tueren/tuerenoeffnenprobe2.pdf (Erstellen eines Erinnerungsalbums)

http://www.meemo-tec.de (Stimmungstagebuch für Betroffene)

https://www.gesundheit.bfh.ch/uploads/tx_frppublikationen/Vortrag-BK-2013.pdf (Evidenzbasierte Pflege von suizidalen Menschen?

Stichwortverzeichnis